Jessie Inchauspé

O método da glicose

Tradução
Bruno Fiuza

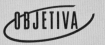

DEPOIMENTOS *de pessoas que experimentaram* O MÉTODO GLUCOSE GODDESS

"Deixar de ter compulsões foi uma grande virada. Não fico pensando em comida o dia inteiro. É como se um grilhão tivesse sido quebrado."

"Qualquer pessoa que tenha dificuldade de se ater a um programa alimentar deveria experimentar o Método. O jeito fácil e delicado de aplicar as dicas o torna muito praticável. A maioria das dietas é tão rígida que, quando alguém comete um erro (o que é 100% inevitável), a pessoa se sente péssima, e ou come compulsivamente para aliviar a decepção ou desiste. À medida que as dicas se tornam parte regular da nossa rotina, podemos lentamente adaptar a forma como comemos para conquistar o que precisamos sem a sensação de que estamos nos anulando."

"Eu me sinto incrível. E, para minha surpresa, perdi alguns centímetros de cintura — comendo mais do que antes, incluindo até sobremesa."

"Minha menstruação voltou, depois de vários anos ausente."

"Não tenho como agradecer o suficiente. Esse programa mudou minha vida por completo!"

"Eu me sinto muito melhor em todos os aspectos. É como se eu tivesse me tornado uma pessoa diferente, e não poderia estar mais contente! Perdi peso e minha depressão diminuiu muito. A sensação é incrível, além do fato de a névoa mental ter desaparecido completamente."

"Eu não ovulava há mais de cinco meses devido à síndrome do ovário policístico, e, seguindo o Método, consegui ovular e depois engravidar. Estava prestes a começar a tomar medicação para ovular (Clomid), mas, graças ao Método, tudo aconteceu naturalmente. Meu marido e eu estamos NAS NUVENS."

"Eu costumava planejar concluir minhas tarefas diárias até as duas horas da tarde, porque depois disso eu desabava. Mal conseguia me mexer, e muitas vezes tirava uma soneca. Agora tenho energia o dia inteiro! É incrível, não consigo acreditar no quanto consigo fazer agora."

"Eu tinha diabetes tipo 2. Minha nutricionista já havia me dito que, como tenho doença celíaca e também diabetes, ajustar meu metabolismo seria como mudar o curso de um navio-petroleiro. Mas percebi resultados com este Método em quatro dias. Fui além das quatro semanas, e minha hemoglobina glicada caiu de 9,6 para 4,7 em quatro meses. Não sou mais diabético. E perdi 25 quilos.

"Isso deveria ser disponibilizado pela rede pública de saúde para qualquer pessoa com pré-diabetes ou diabetes."

"Surpreendentemente, uma das maiores diferenças que notei foi na minha pele! Minha acne melhorou drasticamente. Um efeito colateral inesperado, mas ótimo :)"

"Tenho eczema e intolerância à histamina. Ambos provocam erupções no meu rosto e no meu corpo. Pude notar uma grande melhora nos dois já na primeira semana."

"O melhor deste Método foi perceber, aos 55 anos, que sou capaz mudar a minha dieta de um modo com que eu me sinta melhor, mas sem a impressão de que estou me punindo."

"A pressão arterial baixou, a queda de cabelo diminuiu e perdi peso, principalmente na região do abdômen. Sou muito grato por dicas como estas, capazes de mudar vidas! Conheço muitas pessoas que poderiam tirar proveito delas."

"Qualquer pessoa que se sinta um pouco desequilibrada mas não consegue identificar o motivo veria benefícios neste programa."

"Meu endocrinologista me perguntou o que eu tinha feito para melhorar minha saúde, porque ele não conseguia acreditar no quanto eu havia melhorado!"

"Este Método deveria se chamar: como mudar sua vida em quatro passos."

"Perdi 2,8 quilos em quatro semanas, e o incrível é que foi gordura na cintura e na barriga. Eu queria perder seis quilos por questões de saúde, e agora estou na metade do caminho. Tem sido fácil e agradável. Vou continuar a assimilar todas essas mudanças até torná-las completamente minhas. Obrigado."

"Não há uma única pessoa no planeta que não se beneficiaria ao pôr em prática este Método."

"Minha relação com a comida mudou completamente. ADORO o fato de que o Método não demoniza nenhum tipo de comida ou desejo. Nada precisa ser cortado."

"Meu corpo está ótimo. As articulações já não doem tanto. As compulsões diminuíram muito!"

"Estou atravessando a perimenopausa e sinto que as dicas fizeram diminuir os sintomas de cansaço, de falta de energia, de névoa mental e de sensação constante de fome."

"Muito obrigado por este Método. Eu me senti empacado por muito tempo, e agora algo finalmente deu certo e consigo ver os resultados!"

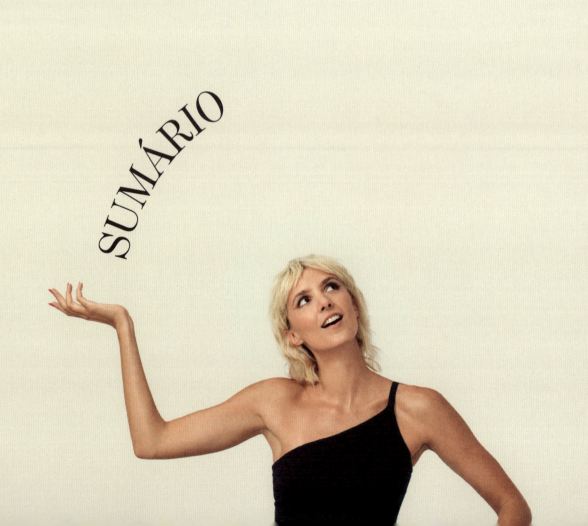

SUMÁRIO

O pedido que deu início a tudo 6

O experimento-piloto com 2700 pessoas 7

O Método Glucose Goddess é para você? 8

Primeiro, uma dose importante de ciência... 12

O programa de quatro semanas 21

Talvez você esteja se perguntando... 24

O diário 27

SEMANA 1. CAFÉ DA MANHÃ SALGADO 37

SEMANA 2. VINAGRE 95

SEMANA 3. ENTRADA VERDE 141

SEMANA 4. MEXA-SE 217

Pratos principais para toda hora 226

Sobremesas para toda hora 252

SOS: Compulsões 268

A Semana 4 acabou — e agora? 271

Referências científicas 277

Índice remissivo 278

O PEDIDO QUE
DEU INÍCIO A TUDO

"Jessie, você poderia vir morar comigo, por favor?" A primeira vez que me fizeram esse pedido foi em uma mensagem no Instagram em maio de 2022 — alguns dias após o lançamento do meu primeiro livro, *A revolução da glicose*. Nele, compartilhei os conhecimentos científicos sobre como o açúcar no sangue (também conhecido como *glicose*) afeta todos os aspectos das nossas vidas, e apresentei dez dicas fáceis para gerenciá-lo a fim de curar nosso corpo e recuperar a felicidade, a energia e a saúde.

Então, por que de repente todo mundo queria morar comigo? Porque muitos ansiavam por mais do que o meu primeiro livro oferecia. Vocês abraçaram de verdade as minhas pesquisas, mostrando que muitos de nós experimentamos picos de glicose — aumentos rápidos do açúcar no sangue depois de comer —, e que a maioria não sabe disso. Vocês identificaram os sinais de picos de glicose em si mesmos (compulsão, fadiga crônica, vício em açúcar, sono ruim, inflamação, névoa mental, síndrome do ovário policístico, diabetes e muito mais...). E vocês entenderam as dicas e adoraram ver o quanto elas eram fáceis, mas queriam um plano para poder começar.

Vocês me queriam ao seu lado para ajudá-los a colocar a ciência em prática, dia após dia, refeição após refeição. Queriam um diário, receitas, incentivo e inspiração. Queriam saber como outras pessoas se curaram. Queriam ajuda para transformar as dicas da glicose em hábitos para a vida inteira.

Eu abracei essa ideia fantástica, me sentei e comecei a trabalhar.

Refleti sobre como passei a seguir essas dicas quando minha jornada com a glicose começou, anos atrás. Pensei em como elaborei a primeira dica. E depois a segunda... Pensei em como escolhi o que comprar no mercado e nos primeiros pratos novos que preparei. Pensei sobre o que falo hoje para os amigos que me pedem um plano passo a passo para dar início a sua jornada glicêmica.

Pensei no tipo de receitas que recomendo a um parente que me liga em busca de inspiração. Pensei em como falava comigo mesma e no que me motivou ao longo dessa trajetória. Entrei em contato com leitores do meu primeiro livro, e perguntei àqueles que tinham conseguido transformar as dicas em hábitos o que os havia ajudado. Depois falei com aqueles que acharam mais difícil se manter fiel às dicas e perguntei do que precisavam.

Dessa pesquisa surgiram duas coisas: primeiro, muita empolgação da minha parte. Segundo, o livro que você tem em mãos. Apresento... (que rufem os tambores): *O método da glicose*.

Este companheiro prático de *A revolução da glicose* consiste em um guia de quatro semanas para ajudá-lo a incorporar no seu dia a dia as dicas de glicose mais importantes. Ele inclui um diário passo a passo, no qual você pode fazer anotações, cem das minhas receitas preferidas, fáceis e deliciosas, e respostas para todas as suas perguntas.

É o equivalente a eu morar com você por quatro semanas e mostrar como estabilizar sua glicose para se sentir melhor do que nunca. Aprender a reduzir os picos de glicose mudou minha vida. Juntos, vamos ajudar você a prosperar de dentro para fora, para que seu eu ideal aflore e você possa viver a melhor vida possível.

Parabéns por propor-se esse desafio, e obrigada por me receber. Juro que sou uma ótima colega de quarto.

O EXPERIMENTO-PILOTO COM 2700 PESSOAS

Desde o início do movimento Glucose Goddess, em 2019, a participação da comunidade tem sido fenomenal. Para este livro, eu queria realizar um projeto-piloto no qual as pessoas aplicariam o Método, fariam perguntas e compartilhariam seus resultados. Enquanto preparava o formulário de recrutamento, pensei que se cem pessoas se inscrevessem seria ótimo... mas, para minha surpresa e alegria, *milhares de vocês* se voluntariaram.

Dois mil e setecentos seres humanos incríveis experimentaram e testaram o Método Glucose Goddess e ajudaram a torná-lo o melhor possível. Antes de tudo, gostaria de agradecer a essas pessoas. Você pode encontrar os nomes delas nas páginas 272-6, junto com inúmeros comentários e dicas. Elas estavam espalhadas por 110 países e tinham idades entre os vinte e os setenta anos.

Durante o curso desse projeto-piloto, dezenas de mulheres que haviam parado de menstruar (um sintoma comum de picos de glicose) recuperaram sua menstruação, e três que tentavam engravidar há meses conseguiram! Recebi inúmeras mensagens sobre relacionamentos que se tornaram mais satisfatórios, indicadores de diabetes que melhoraram, vidas que mudaram. Você pode encontrar mais detalhes sobre o estudo em www.glucosegoddess.com/method-whitepaper.

Uma nota sobre a perda de peso

O Método Glucose Goddess não é uma dieta. Seu objetivo não é a perda de peso. Ele não é restritivo, não pede para contar calorias, e até pede para que se coma mais do que o normal. Ele tem a ver com saúde e com curar seu corpo de dentro para fora, sentir-se incrível em qualquer tamanho de corpo. Mas, para surpresa de muitas pessoas, elas de fato perdem peso quando adotam o Método, mesmo comendo mais do que o normal e sem contar calorias. Isso ocorre porque, quando achatamos nossas curvas de glicose, as compulsões se dissipam, os hormônios se reequilibram, e entramos no modo de queima de gordura com mais frequência e por mais tempo. A perda de peso é um efeito colateral comum da estabilização dos níveis de glicose. Dos 2700 participantes, **38% das pessoas que queriam perder peso de fato perderam naquelas quatro semanas.**

Após as quatro semanas do Método Glucose Goddess:

90%
dos participantes sentem menos fome

89%
dos participantes reduziram suas compulsões por doces

77%
dos participantes têm mais energia

67%
dos participantes estão mais felizes

58%
dos participantes que queriam dormir melhor estão dormindo melhor

58%
dos participantes com questões de saúde mental tiveram melhorias

46%
dos participantes que tiveram problemas de pele viram melhorias em sua pele

41%
dos participantes que buscavam melhorar seu quadro de diabetes conseguiram

35%
dos participantes que buscavam melhorar a saúde hormonal a melhoraram

E, por fim, 99% dos participantes do programa disseram que dariam continuidade às dicas depois que as quatro semanas chegassem ao fim. Eles criaram novos hábitos transformadores para a vida toda. E você vai criar também.

Antes de mergulharmos de cabeça, eis alguns dos princípios básicos de que você precisa saber.

O MÉTODO GLUCOSE GODDESS
é para você?

Eu costumava achar que apenas pessoas com diabetes precisavam se preocupar com seus níveis de glicose. Na verdade, todo mundo achava isso. Mas analisar progressos científicos mais recentes me mostrou o contrário (você pode encontrar as referências na página 277): a maior parte da população experimenta picos de glicose, e eles podem provocar uma ampla gama de sintomas e condições de saúde. Gosto de pensar que esses sintomas são nosso corpo falando conosco, tentando nos contar sobre a montanha--russa de glicose acontecendo dentro de nós.

Faça a si mesmo as perguntas a seguir para descobrir se você está tendo picos de glicose e se o Método Glucose Goddess pode ajudá-lo.

- Você tem compulsão por **doces**?
- Você é "viciado em **açúcar**"?
- Você se sente **cansado** ao longo do dia?
- Você acha difícil encontrar **energia** para fazer o que gostaria de fazer?
- Você precisa de **cafeína** para conseguir atravessar o dia?
- Você sofre de **névoa mental**?
- Você sente **sonolência** depois de comer?
- Você precisa **comer a cada poucas horas**?
- Você fica **inquieto** ou **irritado** quando está com fome?
- Você sente **dores extremas de fome** durante o dia?
- Você sente **tremores**, **falta de concentração** ou **tontura** se atrasa uma refeição?
- Você tem **acne**?
- Você tem **eczema**?
- Você tem **psoríase**?
- Você sofre de **inflamações**?

- Você tem **endometriose**?
- Você tem **síndrome do ovário policístico (SOP)** ou **parou de menstruar**?
- Você sofre de **tensão pré-menstrual** ou **sente dor quando menstrua**?
- Se você for mulher: está lidando com **calvície** ou **crescimento de pelos no rosto**?
- Você está tendo problemas de **fertilidade**?
- Você está tentando **perder peso**, mas acha difícil?
- Você tem **problemas para dormir** ou acorda com **palpitações**?
- Você tem **quedas de energia** em que começa a **suar** ou a sentir **enjoo**?
- Você sente **ansiedade**?
- Você sofre de **depressão**?
- Você apresenta algum outro sintoma relacionado **à saúde mental**?
- Você costuma ficar **irritado** com seus amigos e familiares sem motivo aparente?
- Seu **humor oscila**?
- Você fica **resfriado** com frequência?
- Você sofre de **refluxo** ou **gastrite**?
- Já lhe disseram que seus **níveis de glicose** estão **elevados**?
- Você tem **hipoglicemia reativa**?
- Você tem **resistência à insulina**?
- Você tem **pré-diabetes** ou **diabetes tipo 2**?
- Você tem dificuldade em controlar o **diabetes gestacional**?
- Você tem dificuldade em controlar o **diabetes tipo 1**?
- Você tem **doença hepática gordurosa não alcoólica**?
- Você tem alguma **doença cardíaca**?

E por último (mas talvez o mais importante)...

- Você acha que **poderia se sentir melhor** do que se sente atualmente?

Se você respondeu *sim* a alguma dessas perguntas, este Método é para você. Seja bem-vindo!

O que é GLICOSE MESMO?

A glicose é a fonte de energia preferida do nosso corpo. Cada célula dele utiliza a glicose para realizar suas funções: as células dos pulmões para respirar, as do cérebro para pensar, as do coração para bombear o sangue, as dos olhos para enxergar, e assim por diante. A glicose é importante, e a principal forma de fornecer glicose ao nosso corpo é ingerindo-a. Ela é encontrada principalmente nos alimentos que chamamos de "carboidratos": ricos em amido (pão, macarrão, arroz, batata) e que contêm açúcares (frutas, doces, sobremesas).

Você poderia pensar que, se precisamos de glicose para obter energia, mais glicose nos dará mais energia, e, sendo assim, deveríamos tentar consumir o máximo possível de alimentos com açúcar e ricos em amido, certo? Na verdade, não é bem assim: uma planta precisa de *um pouco* de água para viver, mas se dermos água demais, ela morre. De forma similar, dê glicose demais a um ser humano e coisas ruins começarão a acontecer.

Quando entregamos muita glicose rapidamente ao nosso corpo durante uma refeição, experimentamos o chamado *pico de glicose*. Isso não é algo que afeta apenas pessoas com diabetes. **A maioria de nós experimenta picos de glicose** (cerca de 80% da população, de acordo com algumas estimativas feitas nos Estados Unidos), e, infelizmente, esses picos trazem consigo consequências que podem prejudicar nossa saúde física e mental.

Quando temos muitos picos de glicose ao longo do dia, nossa curva de glicose fica assim:

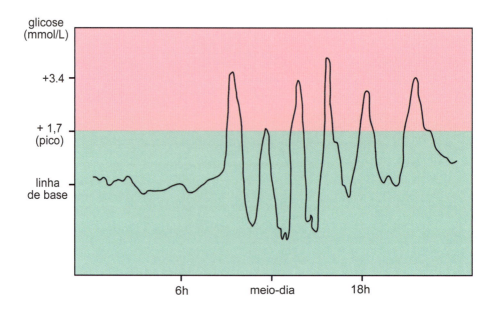

Esses picos e quedas nos deixam cansados, provocam fortes compulsões, nos fazem sentir fome a cada duas horas e causam inflamação, envelhecimento (e rugas!), humor deprimido, desequilíbrios hormonais que podem intensificar sintomas desagradáveis da menopausa, SOP, névoa mental... e, a longo prazo, condições como diabetes tipo 2 e Alzheimer. É assustador, eu sei. Mas a boa notícia é que não precisamos viver com eles.

Como sair dessa montanha-russa? Achatando a curva. E é aqui que entram as dicas deste livro.

Quando adotamos as dicas, nossa curva de glicose fica assim:

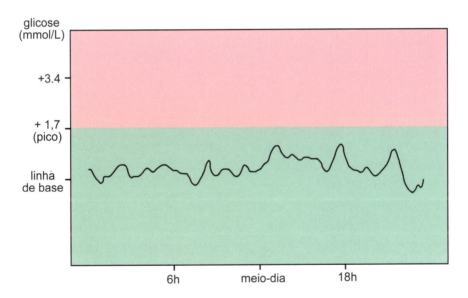

A beleza de tudo isso é que as dicas que nos permitem alcançar esses resultados sensacionais são fáceis. Elas não exigem que você faça dieta nem corte alimentos. São simples de implementar, e, uma vez que se tornarem hábitos, você se sentirá tão bem que nunca mais vai querer que o seu dia seja diferente.

PRIMEIRO, *uma dose* IMPORTANTE DE CIÊNCIA...

Antes de chegarmos às dicas, quero que você esteja ciente do que acontece exatamente em seu corpo quando você experimenta picos de glicose (e, se quiser mergulhar mais fundo, busque meu primeiro livro, *A revolução da glicose*).

Quando experimentamos picos de glicose, o pico não acontece apenas em nossa corrente sanguínea. Cada uma das nossas células, órgãos e partes do corpo o sente. A glicose se dispersa por todos os cantos do nosso organismo, e três importantes processos são acionados dentro de nós.

Mitocôndria

Primeiro, nossas **mitocôndrias** (as usinas de energia das nossas células) **ficam sobrecarregadas**. Essas organelas são responsáveis por transformar a glicose em energia para o corpo. Mas, durante um pico, a quantidade de glicose que chega é grande demais para administrarem. Elas ficam estressadas e desligam. Isso provoca inflamação e reduz sua capacidade de produzir energia adequadamente. Pista: fadiga crônica.

Glicação

Segundo, quanto mais picos de glicose experimentamos, mais rápido envelhecemos. Picos de glicose aceleram um processo chamado **glicação**, que é responsável pelo envelhecimento. Na prática, ele é semelhante ao processo de cozimento, da mesma forma que um frango assa no forno. Desde o momento em que um ser humano nasce, ele vai cozinhando lentamente (parece loucura, mas é verdade!) por meio do processo de glicação. Então, quando está completamente cozido, ele morre. Cada pico de glicose (sobretudo aqueles provocados por alimentos doces) acelera a glicação. Isso se manifesta em nossa pele com as rugas, bem como internamente, pois nossos órgãos vão aos poucos se deteriorando. A glicação também aumenta a inflamação, assim como o primeiro processo, relacionado à mitocôndria.

Insulina

Terceiro, falemos sobre a insulina. Nosso corpo tem um mecanismo de proteção inteligente para nos blindar de alguns dos danos causados pelos níveis elevados de glicose. Durante um pico de glicose, **nosso pâncreas libera um hormônio chamado insulina**, cuja função é retirar a glicose da corrente sanguínea para reduzir o dano mitocondrial e a glicação em curso. O que essa insulina faz com o excesso de glicose? Ela o armazena em nosso fígado, músculos e células adiposas. Essa é uma das formas pelas quais ganhamos gordura em nosso corpo. E devemos agradecer por isso, pois, sem a insulina, nosso corpo estaria em estado de crise permanente. O lado negativo é que, quando a insulina está presente, a queima de gordura é desativada. E, ao longo do tempo, o excesso de insulina traz consigo suas próprias consequências, como o desenvolvimento de problemas hormonais ou diabetes tipo 2.

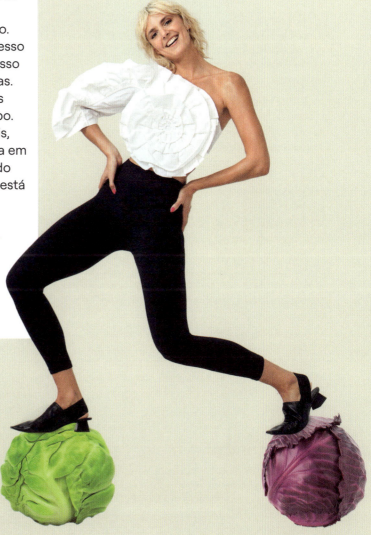

SINTOMAS *e* CONDIÇÕES LIGADOS AOS PICOS DE GLICOSE

A glicose é tão fundamental para o funcionamento do nosso corpo que o excesso dela tem repercussão em praticamente todos os aspectos da nossa saúde física e mental. Pode ser que você identifique alguns deles na sua própria vida.

Compulsões

"Fiquei surpreso com o quanto minhas compulsões diminuíram. Sempre senti necessidade de comer grandes quantidades de chocolate, todos os dias. Não sinto mais."

Em 2011, uma equipe de pesquisadores da Universidade Yale mudou nossa compreensão das compulsões por certos tipos de comida. Eles colocaram os participantes em um aparelho de ressonância magnética, mostraram fotos de alimentos dignos de compulsão em uma tela e, ao mesmo tempo, monitoraram seus níveis de glicose. O que os pesquisadores descobriram foi fascinante. Quando os níveis de glicose dos participantes eram estáveis, tudo parecia normal. No entanto, quando seus níveis de glicose estavam baixos, *o centro da compulsão de seus cérebros se acendia*, e eles deram notas muito mais altas aos alimentos que estavam vendo na escala "Quero comer". Isso é o que pode acontecer durante a queda subsequente a um pico de glicose; sentimos compulsão por alimentos aos quais, de outra forma, não daríamos importância. Estabilizar nossas curvas, evitando picos e quedas, mantém as compulsões sob controle.

Fadiga crônica

"Eu vinha sofrendo terrivelmente de fadiga crônica e, pela primeira vez em meses, desde que comecei a usar este Método, estou finalmente começando a me recuperar. Para mim, essas dicas são para a vida toda."

Voltemos às nossas mitocôndrias, as organelas responsáveis por produzir energia em nossas células. O excesso de glicose faz com que elas parem, o que compromete a produção de energia e, por fim, nos deixa cansados. Estudos nos mostram que dietas que provocam montanhas-russas de glicose levam a uma fadiga maior do que aquelas que achatam as curvas de consumo. Se você tem mitocôndrias danificadas, pegar seu filho no colo é mais desafiador, carregar as compras é cansativo, e você não será capaz de lidar com o estresse tão bem quanto antes. A energia gerada pelas mitocôndrias é necessária para consumar tarefas difíceis, sejam elas físicas ou mentais.

Fome constante

"Não estou com fome o tempo todo e me sinto satisfeito mais rápido. Minha comida é mais saborosa também — isso faz sentido?"

Você sente fome o tempo todo? Você não está sozinho. E aqui, mais uma vez, tem a ver com a glicose. Primeiro, o impacto de curto prazo: se você comparar duas refeições que contêm *o mesmo número de calorias*, aquela que provoca um menor pico de glicose o manterá saciado por mais tempo. Portanto, mesmo que você não mude a quantidade de calorias que ingere, o simples ato de se concentrar nos níveis de glicose o libertará da fome constante.

Segundo, os efeitos de longo prazo: após anos de picos de glicose, nossos hormônios da fome ficam confusos. A leptina, o hormônio que nos diz que estamos cheios e devemos parar de comer, tem seu sinal bloqueado, ao passo que a grelina, o hormônio que nos diz que estamos com fome, assume o controle. Embora tenhamos reservas de gordura, com muita energia disponível, nosso corpo nos diz que precisamos de mais — portanto, comemos.

À medida que comemos experimentamos mais picos de glicose, e a insulina corre para armazenar o excesso na forma de gordura, o que aumenta a ação da grelina. É um ciclo infeliz, vicioso e injusto. Quanto mais peso ganhamos, mais fome sentimos.

A resposta não é tentar comer menos; é diminuir nossos níveis de insulina achatando as curvas de glicose — e, alerta de spoiler, isso geralmente significa comer *mais*, como você vai ver em nossas semanas de Café da Manhã Salgado e Entrada Verde.

Ganho de peso

"Perdi cinco quilos até agora e me sinto com muito mais energia. Vou adotar esse Método para sempre, ele se tornou meu novo estilo de vida."

Muitos de nós temos sentimentos controversos em relação à gordura, mas, na verdade, ela é bastante útil: nosso corpo usa reservas de gordura como espaço de armazenamento para o excesso de glicose que flui em nossa corrente sanguínea. Essa é uma das razões pelas quais ganhamos peso. Portanto, como já mencionei, não devemos ficar bravos com nosso corpo por engordarmos; em vez disso, devemos agradecer-lhe por tentar nos proteger da glicação e da inflamação.

Dito isso, se você está tentando perder gordura corporal, focar os níveis de glicose é uma ótima forma de fazer isso. Quando você achata suas curvas de glicose, duas coisas importantes acontecem: primeiro, as compulsões e a fome diminuem; segundo, como você tem menos insulina circulando no seu organismo, você entra no modo de queima de gordura com mais frequência.

Embora a perda de peso não seja o objetivo principal do ato de equilibrar nossos níveis de glicose, muitas vezes é uma consequência.

Sono ruim

"Eu costumava levar cerca de uma hora para pegar no sono, mas agora adormeço rapidamente."

Sono e glicose estão intimamente ligados: quanto mais picos tivermos, pior será o nosso sono e, se estivermos em uma montanha-russa de glicose, vamos experimentar um sono profundo menos restaurador. Também se provou que ir para a cama com altos níveis de glicose ou logo após um grande pico de glicose está associado à insônia em mulheres na pós-menopausa e à apneia do sono em um segmento da população masculina. Por fim, um sintoma comum da glicose desregulada é acordar no meio da noite com palpitações. Isso pode ser o resultado de uma queda da glicose durante o sono. E não para aí: depois de uma noite maldormida, é mais provável que tenhamos grandes picos de glicose após o café da manhã no dia seguinte. É um ciclo vicioso. Para dar um fim nisso, comece achatando suas curvas.

Saúde mental

"Eu me sinto mais feliz, e a depressão e a ansiedade parecem mais sob controle. Ainda tenho altos e baixos, mas com melhor controle."

Seu cérebro não tem nervos sensoriais, então, quando algo está errado, ele não pode alertá-lo com a dor como outros órgãos fazem. Em vez disso, você experimenta distúrbios mentais — como ansiedade e mau humor. Quando as pessoas consomem uma dieta que leva a níveis erráticos de glicose, elas relatam mais sintomas depressivos em comparação com aquelas que seguem uma dieta com níveis de glicose mais estáveis. Os sintomas se agravam à medida que os picos se tornam mais extremos, então qualquer esforço para achatar a curva, mesmo que moderadamente, pode ajudar você a se sentir melhor.

Humor

"Eu me sinto muito menos deprimida e frustrada agora. A diferença é bastante notável. E meu relacionamento com o meu marido melhorou."

Você sabia que seus níveis de glicose podem influenciar sua personalidade e suas interações com outras pessoas? Em estudos recentes, os cientistas descobriram conexões fascinantes: quando nossos níveis de glicose estão irregulares, é mais provável ficarmos irritados com nosso parceiro e punirmos aqueles ao nosso redor quando eles cometem um erro. Isso ocorre porque as montanhas-russas de glicose podem influenciar determinadas moléculas em nosso cérebro, afetando nosso humor: grandes picos levam a níveis mais baixos de tirosina, um neurotransmissor que melhora o humor. E, se você já experimentou a sensação de estar com raiva e fome *ao mesmo tempo*, novamente, isso é mais comum em pessoas que têm grandes picos e quedas de glicose.

Névoa mental

"Menos névoa mental foi a maior melhora que senti. Isso me deixa superfeliz. O Método é agora o meu novo estilo de vida. Não uma dieta."

Embora a glicose seja uma fonte de energia essencial para o cérebro, seu excesso é prejudicial a ele. Primeiro, vários estudos mostraram que estar há décadas em uma montanha-russa de glicose resulta em danos aos vasos sanguíneos do cérebro e às células cerebrais (neurônios). Isso leva à diminuição da função cerebral e a um maior risco de acidente vascular cerebral. Segundo, as montanhas-russas de glicose reduzem a velocidade dos sinais entre os neurônios. Muitas vezes experimentamos isso como névoa mental (dificuldade de concentração, tontura, confusão), problemas de memória e má função cognitiva. Seu cérebro agradece por você achatar suas curvas.

Saúde intestinal

"Desde que adotei o Método, não tive problemas de digestão nem de inchaço. E minha barriga está mais lisa."

O intestino é onde o que comemos é processado. Não surpreende, portanto, que problemas intestinais — como síndrome do intestino permeável, síndrome do intestino irritável e trânsito intestinal lento — estejam ligados à nossa dieta. Lembra-se de que eu falei que os picos de glicose aumentam a inflamação em todo o nosso organismo? Bem, a inflamação é uma das coisas que podem provocar buracos no revestimento do intestino, o que significa a passagem de toxinas que não deveriam ser liberadas. Isso, por sua vez, pode levar a síndrome do intestino permeável, gases e inchaço, além de causar alergias alimentares e outras doenças autoimunes, como a doença de Crohn e a artrite reumatoide. A ciência também tem nos mostrado que, quando comemos de uma maneira que provoca muitos picos de glicose, as bactérias "ruins" em nosso intestino prosperam, e as bactérias "boas" diminuem em número. Isso pode dar origem a uma ampla gama de sintomas e a um desconforto intestinal geral. Se você está tendo problemas com a sua saúde intestinal, pode ser altamente benéfico achatar suas curvas de glicose!

Rugas e envelhecimento

"Eu vivia preocupado com o meu futuro porque estava envelhecendo mais rápido do que deveria. Era capaz de sentir isso. Todos os problemas que eu enfrentava desapareceram ou estão diminuindo bastante. Meus médicos ficaram chocados."

Dependendo de sua dieta, você pode ter passado por picos de glicose milhares de vezes mais do que o seu vizinho quando chegar aos oitenta anos. Isso influenciará não apenas a idade externa, mas também a *idade interna*. A glicação e a inflamação são responsáveis pela lenta degradação das nossas células: aquilo que chamamos de envelhecimento. Esses processos danificam o colágeno, provocando flacidez da pele e rugas, e potencialmente causando inflamação nas articulações, artrite reumatoide, degradação da cartilagem e osteoartrite. Quanto mais picos experimentamos, mais rápido envelhecemos.

Acne, rosácea, problemas de pele

"Eu tenho eczema. Isso provoca erupções no meu rosto e no meu corpo. Pude perceber uma grande melhora já na primeira semana do Método. Minha pele cicatriza muito mais rápido e minha barreira cutânea está mais forte."

Muitas doenças da pele (incluindo acne, rosácea, eczema e psoríase) são causadas por inflamação, que, como você aprendeu, é uma consequência dos picos de glicose. Quando comemos de forma a achatar nossas curvas de glicose, a inflamação fica sob controle, o que ajuda a eliminar a acne e a reduzir as espinhas. Em um estudo com homens de quinze a 25 anos, a dieta que resultou nas curvas de glicose mais achatadas levou a uma redução significativa na acne. Controlar os picos de glicose pode melhorar a saúde e a aparência da nossa pele.

Fertilidade, SOP e problemas hormonais

"Meus sintomas de TPM, endometriose e adenomiose diminuíram de forma INACREDITÁVEL durante o programa. E, depois de lutar contra a SOP para regular meu ciclo menstrual desde o início do ano... estou grávida!!"

Quer se trate de síndrome do ovário policístico (SOP), miomas, endometriose, sintomas da menopausa, sintomas da TPM, falta de menstruação etc., está tudo ligado ao fato de o nosso sistema hormonal não funcionar como deveria. E a primeira coisa a fazer para ajudar

nossos hormônios a funcionarem corretamente é garantir que nossos níveis de glicose estejam equilibrados. A SOP, em particular, está se tornando cada vez mais prevalente. Na maioria dos casos, é uma doença causada pelo excesso de insulina. Por quê? Porque a insulina diz aos ovários para produzir mais testosterona (o hormônio sexual masculino). Acima de tudo, diante do excesso de insulina, a conversão natural de hormônios masculinos para femininos é prejudicada — o que faz com que haja ainda mais testosterona no organismo. Por causa do excesso de testosterona, mulheres que sofrem de SOP podem apresentar traços masculinos como pelos em lugares indesejados (como o queixo) e calvície, além de acne e menstruação irregular ou ausente. Muitas mulheres com SOP também têm dificuldade para perder peso — porque, onde há muita insulina, há uma incapacidade de queimar gordura. A boa notícia? Em muitos casos, quando os níveis de insulina voltam a baixar, a testosterona diminui e os sintomas da SOP desaparecem.

Menopausa

"Meus sintomas da pré-menopausa (distúrbios do sono, falta de foco, ondas de calor) desapareceram. Também perdi os dois quilos que queria perder há bastante tempo — sem nenhum outro esforço além dessas dicas."

As mudanças provocadas pela queda drástica dos níveis hormonais na menopausa podem parecer um terremoto — tudo fica desequilibrado, e esse processo provoca efeitos como redução da libido, suores noturnos, insônia e ondas de calor. Níveis elevados ou instáveis de glicose e níveis elevados de insulina tornam essa fase ainda pior. Pesquisas mostram que ondas de calor e suores noturnos, sintomas comuns da menopausa, são mais prováveis em mulheres com altos níveis de glicose e insulina. Mas existe esperança: um estudo de 2020 da Universidade Columbia descobriu que o achatamento das curvas de glicose está associado a uma queda nos sintomas da menopausa.

Diabetes gestacional

"Fui diagnosticada com diabetes gestacional com 29 semanas de gravidez. Até agora, as mudanças foram enormes: me sinto melhor do que nunca. Não estou inchada, minha glicose está estável, meu médico está feliz, e, o mais importante, não estou mais com medo."

Durante a gravidez, os níveis de insulina no organismo sempre aumentam. Isso se dá porque a insulina é responsável por estimular o crescimento — tanto do bebê quanto do tecido mamário da mãe, para que ela possa se preparar para amamentar. Mas, às vezes, essa insulina extra pode levar ao que é chamado de diabetes gestacional. Ao achatar suas curvas de glicose, as gestantes podem reduzir a probabilidade de precisar de medicação, evitar que o feto ganhe peso em excesso no útero (o que é bom, porque facilita o parto e é mais saudável para o bebê), além de limitar seu próprio ganho de peso durante a gestação e reduzir o risco de precisar de uma cesariana.

Se você está esperando um bebê, confirme sempre com seu médico se este Método é seguro para você. E, durante a Semana 2 — a semana do vinagre —, certifique-se de procurar vinagre pasteurizado: a maioria dos vinagres é pasteurizada, mas o vinagre de maçã geralmente não é.

Às vezes, o diabetes gestacional indica que a mãe tinha níveis elevados de glicose antes da gravidez — o que não foi detectado até o teste de diabetes gestacional. É por isso que algumas mães acham que seus níveis de glicose continuam elevados mesmo após o parto: nesses casos, é ainda mais importante transformar as dicas de glicose em hábitos para resolver esse problema subjacente.

Diabetes tipo 1

"Tenho diabetes tipo 1 e meus exames estão ótimos! Obrigado!"

O diabetes tipo 1 é uma condição autoimune na qual as pessoas afetadas não têm capacidade de produzir insulina — as células do pâncreas que controlam sua produção não funcionam. Quando as pessoas com diabetes tipo 1 experimentam um pico de glicose, o corpo delas não consegue armazenar o excesso nas unidades de armazenamento habituais, porque não há insulina para ajudar no processo. Em consequência disso, elas precisam de injeções de insulina várias vezes ao dia. Mas grandes picos e quedas são um desafio diário e estressante. Ao achatar suas curvas de glicose, as pessoas com diabetes tipo 1 podem abrandar esse desafio. Se você tem diabetes tipo 1, é importante falar com seu médico antes de embarcar neste Método e certificar-se de que sua dosagem de insulina seja ajustada, se necessário.

Resistência à insulina, pré-diabetes e diabetes tipo 2

"Nessas quatro semanas, minha hemoglobina glicada passou de 6,3 (pré-diabética) para 5,7 (quase normal). Finalmente me sinto no controle."

O diabetes tipo 2 é a forma mais comum de diabetes, cuja principal causa é a resistência à insulina (excesso de insulina circulando no organismo por tempo demais). Devagar e sempre, ao longo de anos, cada pico de glicose que experimentamos contribuirá para aumentar nossa resistência à insulina e elevar o nível geral de glicose basal em nosso corpo. Se esse nível basal ficar muito elevado, ele leva a um diagnóstico de pré-diabetes e, depois, de diabetes tipo 2.

Faz sentido, portanto, que uma dieta que reduza a ingestão de glicose e, consequentemente, a produção de insulina ajude a reverter o diabetes tipo 2. Uma revisão de 23 ensaios clínicos feita em 2021 deixou claro que a maneira mais eficaz de reverter o diabetes tipo 2 é achatar suas curvas de glicose. Isso é mais eficaz do que dietas de baixa caloria ou de baixo teor de gordura, por exemplo (embora estas também possam dar resultado). Em 2019, a American Diabetes Association começou a recomendar dietas para achatar a curva de glicose à luz das crescentes e conclusivas evidências de que elas melhoram o quadro do diabetes tipo 2. Se você está procurando melhorar seu quadro de diabetes tipo 2, este Método vai ajudá-lo a reduzir seus níveis de insulina sem abrir mão de nenhum dos alimentos que ama. Fale com seu médico antes de começar.

Câncer

"Eu me sinto empoderada na minha batalha contra o câncer de mama. Tenho a sensação de que estou ajudando a combatê-lo com essa nova forma de me alimentar."

A má alimentação, juntamente com o tabagismo, é a principal causa de 50% dos cânceres. Para começar, pesquisas mostram que o câncer pode surgir com mutações no DNA desencadeadas por radicais livres, que, por sua vez, são produzidos por mitocôndrias estressadas e pela glicação. Em segundo lugar, a inflamação colabora com a proliferação do câncer. Por fim, quando há mais insulina presente, o câncer se espalha mais rapidamente. Ao reduzir os picos de glicose, retardamos esses três processos. A correlação entre câncer e excesso de insulina pode ser vista nos dados: pessoas sem diabetes têm metade da probabilidade de morrer de câncer em comparação com pessoas com pré-diabetes. Se você estiver lutando contra o câncer, fale sempre com sua equipe médica se desejar usar essas dicas para ajudá-lo nessa batalha.

Alzheimer e demência

"Eu me sinto mais lúcido, com menos névoa mental. Consigo me concentrar melhor nas tarefas."

De todos os órgãos, o cérebro é o que consome a maior quantidade de energia. É o lar de muitas mitocôndrias. Isso significa que, quando há

excesso de glicose no organismo, nosso cérebro fica muito vulnerável às consequências. Os neurônios em nosso cérebro sentem a inflamação, a glicação e a resistência à insulina provocadas pelos inúmeros picos de glicose. E, ao longo do tempo, os vasos sanguíneos do nosso cérebro também sofrem danos.

A doença de Alzheimer e os níveis de glicose estão tão intimamente ligados que o Alzheimer às vezes é chamado de "diabetes tipo 3" ou "diabetes do cérebro". Por exemplo, pessoas com diabetes tipo 2 têm quatro vezes mais chances de desenvolver Alzheimer do que pessoas sem diabetes. Os sinais são visíveis desde cedo: a glicose fora de controle em pessoas com diabetes tipo 2 está associada a déficits de memória e aprendizado. E uma nova pesquisa mostra que a resistência à insulina na meia-idade (já a partir dos 35 anos) é um preditor de declínio cognitivo no futuro. Assim, manter nossa glicose basal baixa no início da idade adulta pode diminuir nosso risco de desenvolver Alzheimer.

Como no caso dos outros sintomas e condições aqui mencionados, é possível que até mesmo o declínio cognitivo seja reversível: um número cada vez maior de estudos mostra melhorias de curto e longo prazos na memória e na cognição quando os pacientes são colocados em uma dieta estabilizadora da glicose.

AS QUATRO DICAS *deste* MÉTODO

Em *A revolução da glicose*, meu primeiro livro, compartilhei um total de dez dicas embasadas em dados científicos que nos ajudam a reduzir os picos de glicose (ver o quadro **abaixo**). Neste plano de quatro semanas, direciono o foco para as quatro dicas mais importantes na fase inicial. E por que elas são as mais importantes na fase inicial? Porque são elas que causarão o impacto mais poderoso nos seus níveis de glicose e na sua saúde. Falarei sobre as outras dicas nos capítulos adiante, mas essas quatro são as fundamentais. Elas vão afetar instantaneamente sua glicose para melhor — e tudo sem pedir que você mude seus hábitos alimentares de forma drástica, nem conte calorias, nem corte nada de sua vida. Elas são medidas de alto impacto que todos precisamos ter à mão sempre, nos conduzindo a grandes conquistas com relativamente pouco esforço.

As dez dicas da Glucose Goddess apresentadas no meu primeiro livro, *A revolução da glicose*

Coloquei em negrito aquelas que são o foco neste Método.

- Coma na ordem certa (fibra, depois proteínas e gorduras, depois amidos e açúcares)
- **Adicione uma entrada verde a uma refeição por dia**
- Pare de contar calorias
- **Adote o café da manhã salgado**
- Coma o açúcar que preferir — são todos iguais
- Em vez de lanches doces, coma sobremesa
- **Tome uma colher de sopa de vinagre antes da refeição com o maior teor de glicose**
- **Depois de comer, mexa-se**
- Se fizer uma boquinha, evite o doce
- "Vista" seus carboidratos (evite comer alimentos ricos em amido ou açúcar sozinhos — "vista-os" com proteínas, gorduras ou fibras para retardar a absorção da glicose. Por exemplo, coma iogurte grego com seu brownie, ou presunto com seu pão)

O PROGRAMA DE QUATRO SEMANAS

Na Semana 1, você vai começar a tomar um café da manhã salgado. Na Semana 2, vai continuar com seu novo café da manhã e dará as boas-vindas ao vinagre em sua vida. Na Semana 3, vai manter as duas primeiras dicas e adicionar as entradas verdes. Por fim, a Semana 4 trará a nossa quarta dica: mexer-se depois de comer.

Organizei as dicas dessa forma por um motivo — essa é a progressão mais eficaz para achatar seus picos de glicose e sentir os efeitos disso mais rapidamente.

Vou apresentar essas dicas uma por uma, a cada semana, e oferecer dezenas de receitas para te inspirar e ajudar você a incorporá-las à sua vida. **Mas, para além de adotar essas dicas, você pode comer e fazer o que quiser.** Repito: para além dessas dicas, você pode comer e fazer o que quiser. Você pode comer todas as suas comidas preferidas de sempre, consumir açúcar, beber álcool.

Ao final das quatro semanas, cabe a você decidir se vai continuar a aplicar as dicas. Aposto que as terá achado tão fáceis e poderosas que elas se tornarão essenciais em sua vida. Que tal conhecê-las em detalhes agora?

SEMANA 1	DIA 1	DIA 2	DIA 3	DIA 4	DIA 5	DIA 6	DIA 7
	CAFÉ DA MANHÃ SALGADO						

SEMANA 2	DIA 8	DIA 9	DIA 10	DIA 11	DIA 12	DIA 13	DIA 14
	CAFÉ DA MANHÃ SALGADO						
	VINAGRE uma vez ao dia						

SEMANA 3	DIA 15	DIA 16	DIA 17	DIA 18	DIA 19	DIA 20	DIA 21
	CAFÉ DA MANHÃ SALGADO						
	VINAGRE uma vez ao dia						
	ENTRADA VERDE uma vez ao dia						

SEMANA 4	DIA 22	DIA 23	DIA 24	DIA 25	DIA 26	DIA 27	DIA 28
	CAFÉ DA MANHÃ SALGADO						
	VINAGRE uma vez ao dia						
	ENTRADA VERDE uma vez ao dia						
	MEXER-SE POR 10 MINUTOS após as refeições						

SEMANA 1. CAFÉ DA MANHÃ SALGADO

É comum supor que comer algo doce no café da manhã nos dará energia. Mas isso não é verdade. Embora o açúcar no café da manhã nos dê *prazer*, não é a melhor forma de obter *energia*. O pico de glicose de um café da manhã doce prejudica nossas mitocôndrias (pista: fadiga) e, devido à ação da insulina correndo para estocar a glicose, dá ao nosso corpo efetivamente *menos* energia do que um café da manhã salgado com o mesmo volume de calorias.

Infelizmente, uma dieta ocidental típica tende mais para o café da manhã com alimentos que provocam picos de glicose, como cereais matinais, torrada com geleia, croissants, granola, docinhos, mingaus, biscoitos, suco de frutas, *smoothies*, tigelas de açaí e assim por diante. Todos esses alimentos são compostos principalmente de amido e açúcar: enormes picos de glicose, e, com eles, consequências para o resto do nosso dia.

A Semana 1 do Método Glucose Goddess vai dar adeus aos picos de glicose no café da manhã e, assim, vai fazer com que seus dias se tornem completamente diferentes: sem compulsões e com energia constante.

Como fazemos isso? Na Semana 1, **tomamos um café da manhã salgado todos os dias.**

As respostas para todas as suas perguntas, as receitas e os conselhos sobre como fazer seu próprio café da manhã salgado começam na página 37.

SEMANA 2. VINAGRE

Durante a Semana 2, você vai manter a dica do café da manhã salgado e adicionar outra. Essa dica não exige que você mude nada do que come, apenas que acrescente aos seus hábitos diários uma colher de sopa do nosso querido amigo vinagre.

O vinagre é usado há gerações como ingrediente para a saúde — em países como o Irã, é comum prepará-lo em casa e consumi-lo todos os dias. No século XVIII, era até mesmo prescrito como chá para pessoas com diabetes.

Desde então, os cientistas descobriram precisamente por que o vinagre é tão bom para nós. E, se você me permite dizer, é algo muito bacana.

Estudos demonstraram que uma colher de sopa de vinagre pode reduzir o pico de glicose de uma refeição em até 30%. E o pico de insulina em até 20%. Dessa forma, as compulsões são contidas, a fome é domada e mais gordura é queimada. Esta ainda é uma dica muito barata: uma garrafa de 750 ml de vinagre costuma custar menos de dez reais e contém cerca de cinquenta colheres de sopa. De nada.

A partir da Semana 2, **seu objetivo será tomar uma colher de sopa de vinagre por dia.** Você encontrará neste livro muitas ideias de receitas para se inspirar, desde as mais simples, como o GG classic — vinagre diluído em água (com um canudo, para proteger os dentes) —, até meus acalentadores chás e coquetéis sem álcool preferidos.

Há mais detalhes e respostas para perguntas como, por exemplo, se você pode consumir vinagre durante a gravidez, e assim por diante, a partir da página 95.

SEMANA 3. ENTRADA VERDE

Na Semana 3, vamos dar continuidade ao nosso café da manhã salgado e ao vinagre, e adicionar a fabulosa entrada verde. Isso significa **acrescentar um prato à base de vegetais no início do almoço ou do jantar.**

Por quê? Porque os vegetais contêm um componente poderoso chamado *fibra*. Quando consumida no início de uma refeição, a fibra reduz significativamente o pico de glicose de qualquer alimento que venha a seguir. O mecanismo por trás dessa façanha é incrível: à medida que a fibra chega ao nosso intestino, ela se espalha pelas paredes intestinais. Ali, forma uma malha protetora que retarda e *reduz* a absorção pela corrente sanguínea de toda a glicose que chegue posteriormente.

Você pode comer qualquer coisa de seu costume após a entrada verde, ciente de que, como a malha de fibras está presente, sua refeição vai provocar um pico de glicose menor.

As entradas verdes podem ser tão simples quanto vegetais crus da geladeira (p. 150) ou sofisticadas, como o alho-poró refogado lentamente (p. 186). Em termos ideais, **procure fazer com que a entrada verde componha cerca de 30% de sua refeição.** Tenho mais de trinta receitas de entradas verdes para você na Semana 3, cada uma mais simples e deliciosa do que a outra. *E além disso* preparei receitas de entradas verdes **que também incluem vinagre**: se você optar por uma delas ou acrescentar seu próprio molho com vinagre à sua entrada verde, estará adotando duas dicas em uma refeição só.

SEMANA 4. MEXER-SE DEPOIS DE COMER

Por último, mas certamente não menos importante... vem a Semana 4, na qual recrutamos os aliados mais poderosos em nossa jornada para estabilizar a glicose: nossos músculos! É hora de acordá-los para desempenharem seu mais novo papel.

Quanto maiores a frequência e a força com que um músculo se contrai, mais ele precisa de energia. Quanto mais ele precisa de energia, mais precisa de glicose.

A taxa de queima de glicose varia muito dependendo da intensidade com que nos mexemos — ou seja, a quantidade de energia que os nossos músculos pedem. Ela pode aumentar em mil vezes entre um momento de repouso (quando estamos sentados no sofá assistindo TV, por exemplo) e um momento de exercício intenso (correndo atrás do nosso cachorro que saiu disparado pelo parque). A cada nova contração muscular, queimamos moléculas de glicose. E podemos usar essa equação simples a nosso favor para achatar nossas curvas.

A Semana 4 pedirá que você continue com seu café da manhã salgado diário, o vinagre e as entradas verdes, e também que **use seus músculos por dez minutos após uma refeição todos os dias**, em até noventa minutos após o término dessa refeição.

As respostas para todas as suas perguntas começam na página 217.

TALVEZ *você esteja* SE PERGUNTANDO...

Posso participar de um grupo para seguir o Método?
Você pode, sem dúvida, e provavelmente será bastante benéfico. Durante o experimento-piloto com 2700 participantes, recebi feedback das pessoas dizendo que *adoravam* fazer o Método em grupo, onde tinham que dar satisfação, podiam compartilhar suas dificuldades e oferecer incentivo umas às outras. Portanto, criei algo na internet: você pode se juntar a outras pessoas que estejam seguindo o Método Glucose Goddess no meu site www.glucosegoddess.com/method-group ou escaneando o *QR code* abaixo. É uma experiência divertida, que fará você se sentir motivado e conectado com outras pessoas ao redor do mundo. Você vai receber apoio e incentivo da comunidade. A experiência se completa com vídeos meus guiando você pelas diferentes etapas do plano de quatro semanas.

Preciso usar um monitor contínuo de glicose?
Não, não precisa. Eu uso dados do meu monitor contínuo de glicose para ilustrar conceitos científicos (os gráficos que você encontrará neste livro e os do meu Instagram @glucosegoddess vêm todos dele). Mas você não precisa usar um. No entanto, se você tiver um, pode ser interessante observar em tempo real como seus níveis de glicose se estabilizam com o uso do Método.

Tenho que preparar suas receitas?
Não. As receitas são apenas ideias, que estão ali para ajudar e inspirar você — e eu ficaria muito feliz em saber que você as pegou como inspiração e criou suas próprias. Ofereço princípios no início de cada semana para orientá-lo.

Você tem opções vegetarianas, veganas e sem glúten?
Sim! As receitas vegetarianas, veganas e/ou sem glúten estão identificadas.

Posso comer fora?
Sim. No início de cada semana eu dou alguns conselhos sobre como aplicar as dicas se você não estiver comendo em casa.

E se houver um dia em que não consigo seguir o Método? Tenho que aplicar as dicas todos os dias?
De preferência, sim. Quanto mais você aplicar as dicas, mais verá os resultados. Mas o Método continua a ser eficaz se você fizer as dicas 80% do tempo. Pular um dia não é um grande problema. Você está criando hábitos para a vida inteira, e em alguns dias vai ser difícil dar sentido a eles.

Existe algum alimento proibido?
Nenhum alimento está proibido. Basta seguir as dicas; no resto do tempo, você pode comer absolutamente o que quiser, e, sim, isso também significa sobremesa e pizza. O café da manhã é a única refeição em que não haverá alimentos doces, exceto frutas in natura para dar um gostinho, mas você pode comê-las a qualquer hora durante o resto do dia.

TALVEZ VOCÊ ESTEJA SE PERGUNTANDO...

Posso consumir bebidas alcoólicas?
Sim, você pode comer e beber tudo o que costuma comer e beber. Como sempre me fazem essa pergunta, eis aqui mais detalhes sobre o álcool: bebidas destiladas misturadas com água gaseificada e vinho (não importa a cor) são as melhores opções para manter a glicose estável. Coquetéis e cerveja são menos favoráveis e mais propensos a causar picos. Dito isso, minha filosofia é a de que, se você vai consumir álcool, isso não é uma decisão relacionada à saúde (o álcool não traz nenhum benefício à saúde), é uma decisão relacionada ao prazer. Portanto, escolha a bebida da sua preferência.

Se eu for alérgico a algum ingrediente das receitas, posso eliminá-lo ou substituí-lo?
Sim, sem dúvida.

Posso fazer acréscimos ou alterações nas receitas?
Sim, apenas não adicione nenhum tipo de açúcar.

Devo parar de tomar meus medicamentos?
Não — nunca sem falar com o seu médico. Inclusive, se você estiver tomando algum tipo de medicação, deve informar o seu médico sobre este Método e mostrar a ele o que pretende fazer antes de começar.

E se eu já praticar essas dicas?
Ótimo! Sem problemas. Você pode continuar a praticá-las ou recomeçar do zero, partindo do café da manhã salgado na Semana 1, acrescentando o vinagre na Semana 2 e assim por diante. A escolha é sua.

Preciso contar calorias ou cortar coisas?
Não! Você só precisa adicionar as dicas à sua rotina. No resto do tempo, viva sua vida livremente.

Posso adicionar mais dicas em um ritmo mais rápido?
Claro! Mas não é necessário.

Em que dia da semana devo começar?
Qualquer dia. Que tal amanhã?

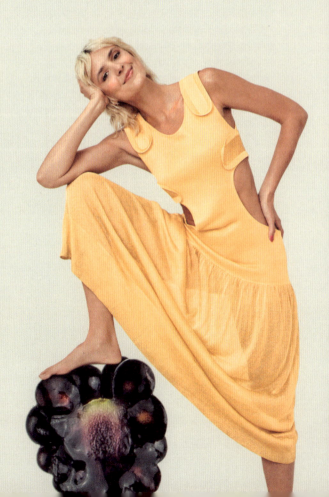

NOTAS SOBRE AS RECEITAS
e conteúdo extra

Cada semana é repleta de toneladas de receitas fáceis e divertidas. Sinta-se à vontade para escolher qualquer uma delas para complementar as dicas daquele dia. Mantive as coisas supersimples: sem muitos ingredientes, sem gastar muito tempo. E muito saborosas. Aqui vão algumas informações extras para ajudar você.

O que eu espero que você tenha em sua despensa
Sal, pimenta-do-reino, azeite e acesso a água da torneira.

Lista de compras
Não fiz listas de compras para cada semana porque há bastante liberdade em relação à escolha das receitas. **A melhor forma de se encaminhar para o sucesso é planejar com antecedência e fazer sua própria lista.** Para a Semana 1, você precisa de ingredientes para um café da manhã salgado. Portanto, dê uma olhada em quais você deseja experimentar ou pense em suas próprias ideias salgadas para o café da manhã e compre os ingredientes necessários.

Como sei que alguns de vocês acharão isso útil, me adiantei e criei um exemplo de lista de compras a partir de algumas das minhas receitas preferidas atualmente. Você pode vê-lo em www.glucosegoddess.com/method-grocery ou digitalizar o *QR code* abaixo (em inglês).

Receitas sem glúten, vegetarianas e veganas
Você verá muitas receitas marcadas como sem glúten, vegetarianas e veganas. Isso não se deve ao fato de uma ser melhor do que outra; é simplesmente para facilitar sua vida se você seguir qualquer uma dessas dietas específicas. Tratei todos os queijos como vegetarianos, embora alguns sejam feitos com enzimas animais e, portanto, não sejam estritamente vegetarianos. Como sempre, optei pela simplicidade.

Abacate
Quando uma receita pedir meio abacate, deixe o caroço na metade não utilizada e embrulhe-o em papel-alumínio. Isso ajudará a mantê-lo fresco. Você pode guardá-lo na geladeira por até 24 horas e usá-lo em alguma outra receita no dia seguinte.

Conteúdo extra ao final do livro
No final deste livro, você vai encontrar algumas receitas bônus para usar quando quiser: **pratos principais e sobremesas** (sim, podemos comer sobremesa!). Eu criei essas receitas de forma que mantenham seus níveis de glicose estáveis. Esses pratos principais e sobremesas para qualquer hora têm algo fundamental em comum: você nunca vai encontrar açúcar e amido sozinhos — eu sempre coloco uma "roupa" neles. Isso significa que sempre que uma receita contiver açúcares e amidos, ela também vai conter gordura, proteína ou fibra (ou os três), que são essenciais para nos mantermos estáveis.

E, por fim, incluí uma página com dicas sobre o que fazer se uma compulsão surgir, bem como uma lista de todos os artigos científicos que servem de base para este Método.

O DIÁRIO
(começa na página seguinte)

Toda semana, durante quatro semanas, vamos adicionar às nossas vidas uma nova dica para lidar com a glicose, o que é um grande volume de novidades. Portanto, pode ser que você ache útil ter um espaço para fazer o acompanhamento de tudo (eu sem dúvida acho). É por isso que criei este diário (ver a página seguinte).

Ele vai ajudar você a fazer o acompanhamento das dicas e de como você está se sentindo, para que possa começar a associar o achatamento de seus níveis de glicose com a mudança nos sintomas e com as melhorias. Você pode iniciar o diário em qualquer dia da semana. Não há diferença entre dias de semana e finais de semana. Recomendo que você dê uma olhada rápida nele para saber o que está por vir.

Quando tiver decidido em que dia vai começar a praticar o Método, anote a data no local indicado. Em seguida, consulte este diário todos os dias, para acompanhar seu progresso. Sinta-se à vontade para escrever diretamente nestas páginas, mas, se preferir imprimir o diário ou fazer o download de versões adicionais (talvez para outra pessoa que esteja seguindo o Método junto com você), é possível fazer isso gratuitamente em www.glucosegoddess.com/method-workbook ou com o *QR code* abaixo (em inglês):

SEMANA 1. CAFÉ DA MANHÃ SALGADO

DIA 1 | DATA:

CAFÉ DA MANHÃ SALGADO

Como você se sentiu hoje? 😀 🙂 😐 🙁 😣

Quão fortes foram suas compulsões? ....
(NUMA ESCALA DE 1–5)

Quanta energia você teve? ....
(NUMA ESCALA DE 1–5)

Seu espaço para anotações: ....
....
....
....
....
....

DIA 2 | DATA:

CAFÉ DA MANHÃ SALGADO

Como você se sentiu hoje? 😀 🙂 😐 🙁 😣

Quão fortes foram suas compulsões? ....
(NUMA ESCALA DE 1–5)

Quanta energia você teve? ....
(NUMA ESCALA DE 1–5)

Seu espaço para anotações: ....
....
....
....
....
....

DIA 3 | DATA:

CAFÉ DA MANHÃ SALGADO

Como você se sentiu hoje? 😀 🙂 😐 🙁 😣

Quão fortes foram suas compulsões? ....
(NUMA ESCALA DE 1–5)

Quanta energia você teve? ....
(NUMA ESCALA DE 1–5)

Seu espaço para anotações: ....
....
....
....
....
....

DIA 4 | DATA:

CAFÉ DA MANHÃ SALGADO

Como você se sentiu hoje? 😀 🙂 😐 🙁 😣

Quão fortes foram suas compulsões? ....
(NUMA ESCALA DE 1–5)

Quanta energia você teve? ....
(NUMA ESCALA DE 1–5)

Seu espaço para anotações: ....
....
....
....
....
....

SEMANA 1. CAFÉ DA MANHÃ SALGADO

DIA 5 | DATA:

CAFÉ DA MANHÃ SALGADO

Como você se sentiu hoje? 🙂 😊 😐 🙁 ☹️

Quão fortes foram suas compulsões? ....
(NUMA ESCALA DE 1–5)

Quanta energia você teve? ....
(NUMA ESCALA DE 1–5)

Seu espaço para anotações: ....
....
....
....
....
....

DIA 6 | DATA:

CAFÉ DA MANHÃ SALGADO

Como você se sentiu hoje? 🙂 😊 😐 🙁 ☹️

Quão fortes foram suas compulsões? ....
(NUMA ESCALA DE 1–5)

Quanta energia você teve? ....
(NUMA ESCALA DE 1–5)

Seu espaço para anotações: ....
....
....
....
....
....

DIA 7 | DATA:

CAFÉ DA MANHÃ SALGADO

Como você se sentiu hoje? 🙂 😊 😐 🙁 ☹️

Quão fortes foram suas compulsões? ....
(NUMA ESCALA DE 1–5)

Quanta energia você teve? ....
(NUMA ESCALA DE 1–5)

Seu espaço para anotações: ....
....
....
....
....
....

RESUMO

Quais fatores melhoraram desde que você começou o Método?

| Humor | Energia | Fome |
| Compulsões | Sono | Pele |

Há outras coisas que você notou em sua saúde física e mental?
....
....

Qual foi a parte mais difícil desta semana?
....
....

Qual foi o seu café da manhã salgado preferido?
....
....

SEMANA 2. VINAGRE

DIA 8 | DATA:

CAFÉ DA MANHÃ SALGADO
VINAGRE uma vez ao dia

Como você se sentiu hoje? 😃 🙂 😐 🙁 😣

Quão fortes foram suas compulsões? ....
(NUMA ESCALA DE 1–5)

Quanta energia você teve? ....
(NUMA ESCALA DE 1–5)

Seu espaço para anotações: ....
....
....
....
....
....

DIA 9 | DATA:

CAFÉ DA MANHÃ SALGADO
VINAGRE uma vez ao dia

Como você se sentiu hoje? 😃 🙂 😐 🙁 😣

Quão fortes foram suas compulsões? ....
(NUMA ESCALA DE 1–5)

Quanta energia você teve? ....
(NUMA ESCALA DE 1–5)

Seu espaço para anotações: ....
....
....
....
....
....

DIA 10 | DATA:

CAFÉ DA MANHÃ SALGADO
VINAGRE uma vez ao dia

Como você se sentiu hoje? 😃 🙂 😐 🙁 😣

Quão fortes foram suas compulsões? ....
(NUMA ESCALA DE 1–5)

Quanta energia você teve? ....
(NUMA ESCALA DE 1–5)

Seu espaço para anotações: ....
....
....
....
....
....

DIA 11 | DATA:

CAFÉ DA MANHÃ SALGADO
VINAGRE uma vez ao dia

Como você se sentiu hoje? 😃 🙂 😐 🙁 😣

Quão fortes foram suas compulsões? ....
(NUMA ESCALA DE 1–5)

Quanta energia você teve? ....
(NUMA ESCALA DE 1–5)

Seu espaço para anotações: ....
....
....
....
....
....

SEMANA 2. VINAGRE

DIA 12 | DATA:

CAFÉ DA MANHÃ SALGADO
VINAGRE uma vez ao dia

Como você se sentiu hoje? 🙂 🙂 😐 🙁 ☹️

Quão fortes foram suas compulsões? ....
(NUMA ESCALA DE 1–5)

Quanta energia você teve? ....
(NUMA ESCALA DE 1–5)

Seu espaço para anotações: ....
....
....
....
....

DIA 13 | DATA:

CAFÉ DA MANHÃ SALGADO
VINAGRE uma vez ao dia

Como você se sentiu hoje? 🙂 🙂 😐 🙁 ☹️

Quão fortes foram suas compulsões? ....
(NUMA ESCALA DE 1–5)

Quanta energia você teve? ....
(NUMA ESCALA DE 1–5)

Seu espaço para anotações: ....
....
....
....
....

DIA 14 | DATA:

CAFÉ DA MANHÃ SALGADO
VINAGRE uma vez ao dia

Como você se sentiu hoje? 🙂 🙂 😐 🙁 ☹️

Quão fortes foram suas compulsões? ....
(NUMA ESCALA DE 1–5)

Quanta energia você teve? ....
(NUMA ESCALA DE 1–5)

Seu espaço para anotações: ....
....
....
....
....

RESUMO

Quais fatores melhoraram desde que você começou o Método?

Humor   Energia   Fome
Compulsões   Sono   Pele

Há outras coisas que você notou em sua saúde física e mental?
....
....

Qual foi a parte mais difícil desta semana?
....
....

Qual foi sua forma preferida de consumir o vinagre?
....
....

SEMANA 3. ENTRADA VERDE

DIA 15 | DATA:

CAFÉ DA MANHÃ SALGADO
VINAGRE uma vez ao dia
ENTRADA VERDE uma vez ao dia

Como você se sentiu hoje? ☺ ☺ ☺ ☹ ☹

Quão fortes foram suas compulsões? ....
(NUMA ESCALA DE 1–5)

Quanta energia você teve? ....
(NUMA ESCALA DE 1–5)

Seu espaço para anotações: ....
....
....
....

DIA 16 | DATA:

CAFÉ DA MANHÃ SALGADO
VINAGRE uma vez ao dia
ENTRADA VERDE uma vez ao dia

Como você se sentiu hoje? ☺ ☺ ☺ ☹ ☹

Quão fortes foram suas compulsões? ....
(NUMA ESCALA DE 1–5)

Quanta energia você teve? ....
(NUMA ESCALA DE 1–5)

Seu espaço para anotações: ....
....
....
....

DIA 17 | DATA:

CAFÉ DA MANHÃ SALGADO
VINAGRE uma vez ao dia
ENTRADA VERDE uma vez ao dia

Como você se sentiu hoje? ☺ ☺ ☺ ☹ ☹

Quão fortes foram suas compulsões? ....
(NUMA ESCALA DE 1–5)

Quanta energia você teve? ....
(NUMA ESCALA DE 1–5)

Seu espaço para anotações: ....
....
....
....

DIA 18 | DATA:

CAFÉ DA MANHÃ SALGADO
VINAGRE uma vez ao dia
ENTRADA VERDE uma vez ao dia

Como você se sentiu hoje? ☺ ☺ ☺ ☹ ☹

Quão fortes foram suas compulsões? ....
(NUMA ESCALA DE 1–5)

Quanta energia você teve? ....
(NUMA ESCALA DE 1–5)

Seu espaço para anotações: ....
....
....
....

SEMANA 3. ENTRADA VERDE

DIA 19 | DATA:

CAFÉ DA MANHÃ SALGADO
VINAGRE uma vez ao dia
ENTRADA VERDE uma vez ao dia

Como você se sentiu hoje? 🙂 🙂 😐 🙁 ☹️

Quão fortes foram suas compulsões? ....
(NUMA ESCALA DE 1–5)

Quanta energia você teve? ....
(NUMA ESCALA DE 1–5)

Seu espaço para anotações: ....
....
....
....

DIA 20 | DATA:

CAFÉ DA MANHÃ SALGADO
VINAGRE uma vez ao dia
ENTRADA VERDE uma vez ao dia

Como você se sentiu hoje? 🙂 🙂 😐 🙁 ☹️

Quão fortes foram suas compulsões? ....
(NUMA ESCALA DE 1–5)

Quanta energia você teve? ....
(NUMA ESCALA DE 1–5)

Seu espaço para anotações: ....
....
....
....

DIA 21 | DATA:

CAFÉ DA MANHÃ SALGADO
VINAGRE uma vez ao dia
ENTRADA VERDE uma vez ao dia

Como você se sentiu hoje? 🙂 🙂 😐 🙁 ☹️

Quão fortes foram suas compulsões? ....
(NUMA ESCALA DE 1–5)

Quanta energia você teve? ....
(NUMA ESCALA DE 1–5)

Seu espaço para anotações: ....
....
....
....

RESUMO

Quais fatores melhoraram desde que você começou o Método?

Humor   Energia   Fome
Compulsões   Sono   Pele

Há outras coisas que você notou em sua saúde física e mental?
....
....

Qual foi a parte mais difícil desta semana?
....
....

Qual foi sua entrada verde preferida?
....
....

SEMANA 4. MEXER-SE DEPOIS DE COMER

DIA 22 | DATA:

CAFÉ DA MANHÃ SALGADO
VINAGRE uma vez ao dia
ENTRADA VERDE uma vez ao dia
MEXER-SE após uma refeição

Como você se sentiu hoje? 😀 🙂 😐 🙁 ☹️

Quão fortes foram suas compulsões? ....
(NUMA ESCALA DE 1–5)

Quanta energia você teve? ....
(NUMA ESCALA DE 1–5)

Seu espaço para anotações: ....
....
....

DIA 23 | DATA:

CAFÉ DA MANHÃ SALGADO
VINAGRE uma vez ao dia
ENTRADA VERDE uma vez ao dia
MEXER-SE após uma refeição

Como você se sentiu hoje? 😀 🙂 😐 🙁 ☹️

Quão fortes foram suas compulsões? ....
(NUMA ESCALA DE 1–5)

Quanta energia você teve? ....
(NUMA ESCALA DE 1–5)

Seu espaço para anotações: ....
....
....

DIA 24 | DATA:

CAFÉ DA MANHÃ SALGADO
VINAGRE uma vez ao dia
ENTRADA VERDE uma vez ao dia
MEXER-SE após uma refeição

Como você se sentiu hoje? 😀 🙂 😐 🙁 ☹️

Quão fortes foram suas compulsões? ....
(NUMA ESCALA DE 1–5)

Quanta energia você teve? ....
(NUMA ESCALA DE 1–5)

Seu espaço para anotações: ....
....
....

DIA 25 | DATA:

CAFÉ DA MANHÃ SALGADO
VINAGRE uma vez ao dia
ENTRADA VERDE uma vez ao dia
MEXER-SE após uma refeição

Como você se sentiu hoje? 😀 🙂 😐 🙁 ☹️

Quão fortes foram suas compulsões? ....
(NUMA ESCALA DE 1–5)

Quanta energia você teve? ....
(NUMA ESCALA DE 1–5)

Seu espaço para anotações: ....
....
....

SEMANA 4. MEXER-SE DEPOIS DE COMER

DIA 26 | DATA:

> CAFÉ DA MANHÃ SALGADO
> VINAGRE uma vez ao dia
> ENTRADA VERDE uma vez ao dia
> MEXER-SE após uma refeição

Como você se sentiu hoje? 🙂 🙂 😐 🙁 😣

Quão fortes foram suas compulsões? ....
(NUMA ESCALA DE 1–5)

Quanta energia você teve? ....
(NUMA ESCALA DE 1–5)

Seu espaço para anotações: ....
....
....

DIA 27 | DATA:

> CAFÉ DA MANHÃ SALGADO
> VINAGRE uma vez ao dia
> ENTRADA VERDE uma vez ao dia
> MEXER-SE após uma refeição

Como você se sentiu hoje? 🙂 🙂 😐 🙁 😣

Quão fortes foram suas compulsões? ....
(NUMA ESCALA DE 1–5)

Quanta energia você teve? ....
(NUMA ESCALA DE 1–5)

Seu espaço para anotações: ....
....
....

DIA 28 | DATA:

> CAFÉ DA MANHÃ SALGADO
> VINAGRE uma vez ao dia
> ENTRADA VERDE uma vez ao dia
> MEXER-SE após uma refeição

Como você se sentiu hoje? 🙂 🙂 😐 🙁 😣

Quão fortes foram suas compulsões? ....
(NUMA ESCALA DE 1–5)

Quanta energia você teve? ....
(NUMA ESCALA DE 1–5)

Seu espaço para anotações: ....
....
....

RESUMO

Quais fatores melhoraram desde que você começou o Método?

| Humor | Energia | Fome |
| Compulsões | Sono | Pele |

Há outras coisas que você notou em sua saúde física e mental?
....
....

Qual foi a parte mais difícil desta semana?
....
....

Qual foi o seu exercício preferido?
....
....

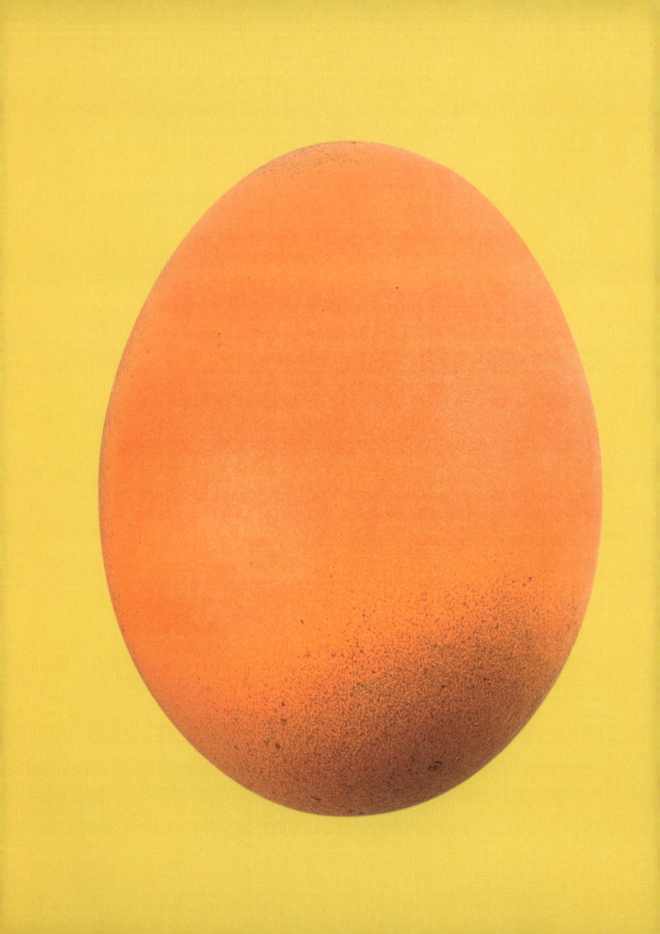

SEMANA 1

CAFÉ DA MANHÃ SALGADO

Já podemos começar! O principal
em primeiro lugar — vamos explorar
a refeição mais poderosa do dia:
o café da manhã.

SEMANA 1. CAFÉ DA MANHÃ SALGADO

DEPOIMENTOS
da COMUNIDADE

"Não sei nem por onde começar! Eu me sinto incrivelmente bem! E depois de apenas uma semana! Mal posso esperar pelo resto do programa. Estou transbordando de energia, rindo e dançando. Não fico mais mal-humorado de fome."

"Mudar meu café da manhã de doce para salgado colocou meu dia em uma trajetória totalmente nova."

"Eu estava sempre cansada e comia muitos doces, o que fazia eu me sentir culpada. Hoje é difícil acreditar que uma mudança tão simples mudou tanta coisa. Em primeiro lugar, tenho energia o dia inteiro — não sinto vontade nenhuma de cochilar — e, o mais importante, o desejo por doces praticamente passou, apesar de ter sido um grande problema. Meu ânimo e minha energia voltaram! E agora, embora eu me levante para amamentar meu filho mais novo no meio da noite, acordo cheia de energia, em vez de me sentir morta como antes!"

"Consigo me concentrar muito bem no meu trabalho. Eu trabalho para o meu pai e ele disse ontem (dia 6!) que percebeu o quanto estou bem! Isso me deixa muito feliz."

"Eu notei de fato uma diferença incrível no meu nível de energia nos últimos dias. Sair da cama sempre foi muito difícil, por mais que eu dormisse, e eu me arrastava durante o dia. Mas, agora, que diferença: acordo num pulo! E, mesmo depois de um dia inteiro de trabalho, ainda tenho muita energia de sobra. Também reparei que estou dormindo mais tranquilamente. (Tudo isso sem dormir por mais tempo.)"

"O principal fator que melhorou é que não sinto mais tanta fome, sou capaz de esperar. E também estou menos ansioso. Consigo dizer, sem explodir, as coisas que me incomodam."

"O que me ajudou foi ver e sentir os resultados. Uma vez que você sente a mudança, ela dispara alguma coisa em você que dá motivação. Isso faz você confiar no que está fazendo — saber que não é um truque. Com essas dicas, você vai ver resultados imediatos na maioria das vezes, ainda que pequenos. Para mim, o primeiro foi não pegar no sono logo depois de comer. O segundo foi não ficar inchado. Foi mais do que o necessário."

SEMANA 1. CAFÉ DA MANHÃ SALGADO

"Minha postura com os meus filhos ficou muito mais zen depois desta semana. Estou menos estressado."

"Hoje não consigo pensar em nada além de um café da manhã salgado para começar o dia. Eu amo como este Método não faz julgamentos. Eu me sinto estimulado de verdade."

"Eu achava que precisasse de muito carboidrato pela manhã para ter energia e ficar saciado por mais tempo... mas descobri que estava errado. Estou feliz com os cafés da manhã salgados e tenho energia para trabalhar e ser criativo o dia inteiro. Estou com a corda toda!!!! Ainda tenho algumas compulsões, mas agora sou capaz de controlá-las, e não o contrário... Minha vida mudou."

"Depois dessa primeira semana, estou comendo com muito menos culpa, e meu corpo voltou a me mandar sinais físicos de fome... isso me faz quase chorar de emoção depois de tantos anos de uma relação ruim com a comida."

"Eu costumava sentir compulsões entre as refeições. E, na maioria das vezes, não resistia. Agora eu tomo café da manhã e não penso em comida até a hora do almoço."

"Costumava precisar sempre de um lanche matinal, mas agora não sinto fome até pelo menos meio-dia ou uma da tarde. Se tenho a oportunidade de comer algo doce no café da manhã, sinto que não preciso, de fato, e adoro me ater às opções salgadas, o que era raro para mim! Muitas vezes eu começava com algo salgado e depois adicionava uma panqueca ou torrada com geleia e manteiga de amendoim ao final, e agora não tenho mais a sensação de que preciso disso."

"Em apenas uma semana, minha pele e meu cabelo estão com uma aparência melhor. Eu me sinto mais tranquilo e durmo melhor."

"Meu médico me informou, no mês passado, que eu precisava urgentemente melhorar meus níveis de estresse, caso contrário teria que começar a tomar remédios. Não consegui fazer nada, porque não tinha energia. Após a semana 1 deste Método, a única mudança foi o café da manhã salgado, e me sinto no topo do mundo! Isso está tendo um grande impacto no meu estresse. Estou me sentindo muito bem."

"Costumo usar um *smart watch* que, de alguma forma, mede meu nível de estresse. Até pouco tempo atrás, eu tinha uma pontuação média de 60-70 (alta). Hoje, no Dia 7, minha pontuação foi 21! Dá para ver uma queda gigantesca no gráfico! Além disso, tudo é muito saboroso e rápido de preparar."

Seu objetivo para a Semana 1

Seu objetivo durante esta primeira semana é tomar um café da manhã salgado todos os dias. Por quê? Porque um café da manhã salgado é a base de um dia de glicose estável. Estabilize seu café da manhã e todo o seu dia será muito mais tranquilo do que costuma ser.

Neste capítulo, explicarei em detalhes o que é um café da manhã salgado (uma refeição baseada em proteínas e gorduras e que não inclui nada doce, exceto frutas in natura) e compartilharei muitas das minhas receitas prediletas. O ideal é que você encontre receitas de que goste e que consiga preparar rapidamente pela manhã. Você vai tomar um café da manhã salgado durante todos os dias de duração do Método (as próximas quatro semanas), portanto meu conselho é que você experimente até se apaixonar por algumas das receitas que seja capaz de reproduzir com facilidade.

Depois de se assegurar que seu café da manhã não seja doce (há mais sobre como fazer isso a seguir), você pode comer o que quiser pelo resto do dia. E, se surgirem compulsões, não tente suprimi-las nem resistir a elas. Você não precisa restringir alimento nenhum. Coma o que quiser. **Você vai notar que, à medida que seus níveis de glicose se estabilizam com esta nova dica, suas compulsões vão diminuir naturalmente.** Isso é o que acontece quando consertamos a montanha-russa de glicose que estava provocando essas compulsões em primeiro lugar.

A ciência

Como mencionei na introdução, apesar da velha crença de que comer alimentos ricos em açúcar ou em amido no café da manhã (cereal matinal, muesli, barra de cereal, suco de frutas, pão, smoothie, aveia, bolo) é importante para fornecer energia ao corpo, na prática, a verdade é o oposto. A ciência nos mostra que, **embora um café da manhã doce e rico em amido nos dê** *prazer* **(liberando dopamina em nosso cérebro), não é a melhor forma de nos dar** *energia*. Ele provoca um pico de glicose, que prejudica a capacidade do corpo de produzir energia com eficiência, nos deixa cansados e desencadeia todo tipo de efeito colateral.

E não é só isso: **um pico de glicose no café da manhã nos faz sentir fome novamente mais cedo;** e, quanto maior o pico nessa refeição, maior a queda depois dela, e, portanto, pior a fome e as compulsões. Esse café da manhã também vai desregular nossos níveis de glicose pelo resto do dia, então nosso almoço e jantar, por sua vez, provocarão picos maiores.

Além *disso tudo*, **pela manhã, quando estamos em jejum, nosso organismo é mais sensível à glicose**. Nosso estômago está vazio, então qualquer coisa que cair nele será digerida com extrema rapidez. É por isso que o consumo de açúcares e amidos no café da manhã geralmente provoca o maior pico do dia. O café da manhã é o *pior momento* para comermos apenas açúcar e amido, mas é quando a maioria de nós faz justamente isso.

Você pode ainda não ter associado os sintomas que experimenta ao longo do dia ao seu café da manhã. E não é de admirar — porque não sentimos o efeito do pico do café da manhã de forma instantânea. Se tivéssemos um ataque de pânico assim que comêssemos aquela tigela de cereal matinal e depois pegássemos no sono ainda à mesa, saberíamos. Mas, como os processos metabólicos levam horas para se desenrolar, são cumulativos e se misturam a todas as outras coisas que acontecem em um dia, ligar os pontos exige um pouco de trabalho investigativo — pelo menos até entendermos as pistas.

É o que você vai descobrir durante esta semana: mudar de um café da manhã doce e rico em amidos para um salgado fará com que você se sinta uma pessoa inteiramente nova. Sim, de verdade! **Com um café da manhã salgado, os sintomas que talvez você tenha sentido pela vida inteira vão começar a se dissipar**. Você vai desbloquear a energia em suas células, evitar que seu cérebro entre em ciclos de compulsão e domar seus níveis de fome. Também vai gerar picos menores durante o almoço e o jantar, criando um ciclo virtuoso.

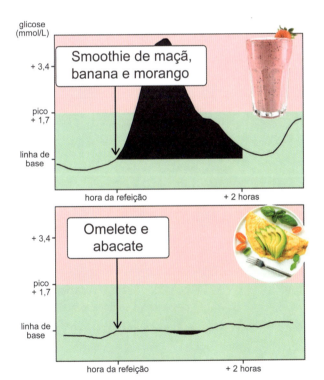

A incrível estabilidade que um café da manhã salgado (neste caso, omelete e abacate) proporciona ao nosso organismo.

Transforme esta dica em um hábito e você estará no caminho certo para mudar tudo. Vamos lá!

Como preparar um café da manhã salgado

Todas as receitas das páginas a seguir passam no teste do café da manhã salgado que mantém sua glicose estável. Espero que você se apaixone por várias delas. Eis o que todos os cafés da manhã salgados têm em comum:

- **Eles são elaborados em torno da proteína.** A proteína é a peça central de um café da manhã salgado — é o que mantém você estável, satisfeito e saciado. Seus níveis de glicose *amam* proteínas. Faça a sua escolha: iogurte grego, tofu, carne, frios, peixe, queijo, cream cheese, proteína em pó, castanhas, manteiga de amendoim, sementes e, sim, ovos (mexidos, fritos, poché ou cozidos).

- **Eles contêm gordura.** Prepare os ovos mexidos com manteiga ou azeite e adicione fatias de abacate, ou acrescente cinco amêndoas, sementes de chia ou linhaça ao seu iogurte grego. Deixe de lado o iogurte light e adote o grego com 5% de gordura. A gordura é muito importante, e não devemos ter medo dela. (Se você tiver dúvidas sobre gordura e saúde cardíaca, veja o meu primeiro livro, *A revolução da glicose*, capítulo 7.)

- **Eles contêm fibras sempre que possível.** Pode ser um desafio incluir fibras pela manhã, porque isso significa comer vegetais no café da manhã. Não o culpo se você não gosta dessa ideia. Mas, se puder, faça. Adoro misturar espinafre nos meus ovos mexidos ou colocá-lo embaixo das fatias de abacate sobre a torrada. Literalmente qualquer vegetal serve, desde espinafre ou tomates até abobrinhas, alcachofras, chucrute, lentilhas ou alface.

- **Eles não contêm nada doce, exceto frutas in natura opcionais** (que são apenas para dar um gostinho, se você quiser; não são necessárias). Sem frutas secas, nem sucos de frutas, nem mel, nem xarope de agave ou quaisquer outros açúcares. Se você precisa perguntar se algo é permitido, provavelmente não é. Lembre-se: você pode comer alimentos doces no resto do dia. Só não no café da manhã.

- **Eles contêm amidos opcionais,** como pão, batatas ou tortilhas, para dar sabor, se as suas papilas gustativas pedirem por eles.

Como saber se você está fazendo direito

Uma regra prática importante que lhe dirá se o seu café da manhã salgado está operando sua mágica nos níveis de glicose é que ele **o mantenha saciado por quatro horas**. Se você toma café da manhã às oito horas, não deve sentir fome até o meio-dia. Isso é mais tempo do que você imaginaria, mas é o que deve esperar. Se você sentir fome antes disso, aumente as quantidades. Você pode dobrar ou triplicar sua receita de café da manhã ou combinar várias opções em uma só. A maioria das pessoas acha que atingir esse objetivo exige que elas comam mais no café da manhã do que jamais comeram, e isso é bom.

Ao começar a incluir cafés da manhã salgados em sua vida, você deve passar a notar que não sente mais compulsões por comida pela manhã, mas ainda pode sentir algumas à tarde ou à noite. Primeiro, não tente resistir a elas — coma o que estiver desejando. Segundo, dê uma olhada no seu almoço e no seu jantar. Inspire-se na seção Pratos Principais para Toda Hora (pp. 226-51). Tente garantir que, assim como no café da manhã, suas outras refeições não sejam compostas exclusivamente de açúcar ou amidos. Isso ajudará a reduzir as compulsões.

Conselhos da comunidade

● Não hesite em comer mais do que você normalmente comeria no café da manhã para atingir o objetivo de ficar saciado por quatro horas. Combinar receitas também funciona e é bem divertido.

● Anote algumas das receitas que deseja experimentar e compre os ingredientes para vários cafés da manhã de uma vez só.

● Planeje qual será o seu café da manhã salgado antes de dormir, para saber exatamente o que fazer quando acordar e não se distrair com nada doce.

● Se você sentir falta dos alimentos doces no café da manhã, ainda poderá comê-los no resto do dia. A melhor hora para eles é como sobremesa, em seguida ao almoço ou jantar — quando eles terão menos impacto na sua glicose.

Perguntas frequentes da comunidade

E se eu não tomar café da manhã? Não há necessidade de passar a tomar café da manhã se você nunca teve esse hábito. (Mas você pode, se quiser — quem sabe não é um experimento interessante?) Apenas certifique-se de que a sua primeira refeição do dia seja salgada, não importa o horário.

E o café e o chá? São permitidos! É indiscutivelmente bom tê-los por perto durante o Método. Você pode tomá-los antes, durante ou depois do café da manhã, desde que não acrescente açúcar nem mel. Quanto aos leites, a opção menos indicada para a sua glicose é o leite de aveia. Tente evitá-lo, se conseguir. Se não, tudo bem.

E quanto aos adoçantes? Alguns adoçantes são toleráveis se você não conseguir ficar sem eles — escolha estévia, fruta-dos-monges ou alulose. Evite mel, açúcar e xarope de bordo ou de agave, pois eles provocam picos de glicose.

A que horas devo tomar café da manhã? A qualquer hora que funcione para você.

Posso tomar um café da manhã salgado que não seja nenhuma dessas receitas? Sem dúvida alguma. Você pode tomar um rumo completamente diferente e criar seu próprio café da manhã salgado com o que lhe convém. Apenas certifique-se de seguir as orientações em "Como preparar um café da manhã salgado" na página 42.

O que devo fazer se estiver comendo fora? Se você estiver em um restaurante, lembre-se dos princípios: proteína, nada doce exceto frutas in natura, amido para dar um gostinho. Se você folhear as páginas de receitas a seguir, terá uma boa ideia do que pode pedir quando estiver fora de casa.

Se tomar café da manhã em uma cafeteria, escolha opções salgadas, como torrada de abacate, *muffin* com ovos ou misto quente, não um croissant de chocolate nem uma torrada com geleia.

Preciso tomar o mesmo café da manhã todos os dias ou posso mudar? O que você preferir. Em meu estudo, metade das pessoas encontrou uma opção de que gostava e se ateve a ela todos os dias, enquanto a outra metade mudou.

Eu pratico exercícios de manhã — vou ter energia suficiente com essas receitas? Você sempre pode acrescentar mais comida ao seu café da manhã, incluindo amidos e frutas in natura, se achar que precisa de mais para ter combustível para os exercícios.

E se eu já tomo um café da manhã salgado? Ótimo. Você pode continuar com o que você gosta ou experimentar novas opções de receitas.

Posso adaptar as receitas? Como trocar amêndoas por nozes ou acrescentar mais alguma coisa? Perfeitamente. Faça como você preferir. Contanto que você não adicione açúcar nem elimine toda a proteína, tudo bem.

Posso acrescentar ingredientes às receitas ou retirar alguns? Sim. Você pode modificar qualquer receita conforme necessário para ajustar aos seus gostos, preferências, alergias etc. Você pode adicionar qualquer coisa que seja proteína (carne, peixe, ovos, laticínios, proteína vegetal), gordura (manteiga, óleos, abacate), fibra (frutas e vegetais in natura, qualquer tipo de semente, qualquer tipo de castanha) ou amidos (pão, arroz, aveia, batata). Você também pode retirar os amidos ou as frutas das receitas. Só não acrescente nenhum tipo de açúcar. E lembre-se, amidos e frutas in natura estão ali apenas para dar sabor. Eles não devem ser o centro do seu café da manhã.

Por que não há receitas com aveia? Porque a aveia não rende um bom café da manhã salgado, infelizmente. Ela é composta principalmente de amido e provoca grandes picos de glicose. Se não puder prescindir da aveia, coma-a como um acompanhamento, para dar um gostinho, juntamente com um dos cafés da manhã salgados das receitas.

Posso trocar o pão de centeio por outro pão?
Sim, sem dúvida. Troque o pão de centeio
por pão de fermentação natural, pão branco,
pão sem glúten. Ou até mesmo batatas ou arroz.

Há problema em comer ovos todos os dias?
Não. Por muito tempo achamos que comer ovos
fazia mal para a saúde do coração. Hoje sabemos
que isso não é verdade. Comer ovos não
aumenta os níveis de colesterol no organismo;
além disso, os níveis de colesterol não são tão
preditivos assim de doenças cardíacas! Se você
quiser entender mais sobre isso, veja o meu
primeiro livro, *A revolução da glicose*, capítulo 7.
Mas tudo de que você precisa saber é que
mudar de um café da manhã doce para um
salgado reduz a inflamação e o risco de
doenças cardíacas.

Carboidratos são ruins? É permitido comê-los?
"Carboidrato" é o termo normalmente usado
para nos referirmos a amidos e açúcares —
isto é, alimentos que se transformam em glicose
quando os digerimos. Carboidratos não são
ruins. Você pode comê-los, sem problema, e,
ao longo deste Método, vai aprender a minimizar
o impacto deles na sua glicose. Apenas não os
coma sozinhos no café da manhã. Você vai notar
durante esta primeira semana que ainda
estamos incluindo carboidratos (pão,
tortilhas, frutas in natura), mas apenas como
acompanhamento em uma refeição montada
em torno de proteínas e gorduras. Isso reduz os
picos que esses carboidratos criariam. Lembre-
-se, você pode comer todos os carboidratos que
quiser durante o resto do dia.

**Esqueci de tomar um café da manhã salgado.
Isso é ruim?** De jeito nenhum. Acontece o tempo
todo. O Método ainda será eficaz se você
segui-lo 80% das vezes.

**Estou achando difícil abrir mão de bolos,
cereais, geleias etc. no café da manhã...**
Lembre-se, você *pode* consumir alimentos
doces neste Método, e o melhor momento para
isso, em relação à sua glicose, é como sobremesa
após o almoço ou jantar. Evite-os no café
da manhã e você vai encaminhar o seu dia rumo
ao sucesso.

Nota sobre as compulsões

Recebi esta mensagem de um participante
do experimento-piloto: "Estou me sentindo
ótimo, minhas compulsões sumiram, mas
meu cérebro ainda não entendeu. Isso faz
sentido? Ontem à noite, quando saí com
meus amigos, não tive vontade de comer
o bolo, mas comi mesmo assim. Quando
isso vai parar?". Essa é uma situação
comum, e você pode se ver diante dela.
Suas compulsões provocadas pela
montanha-russa de glicose terão se
dissipado e você não vai mais sentir um
desejo incontornável de comer sobremesa.
No entanto, o hábito pode ainda estar
presente. Agora está em seu poder decidir
se quer ou não comer aquele bolo. Você vai
passar de um estado em que era dominado
por esses impulsos para outro no qual está
no controle total. Minha dica? Coma o bolo
quando parecer verdadeiramente delicioso
e for o seu tipo preferido. Se não parecer
tão bom ou você não estiver muito
animado, dispense. Lembre-se de que é
muito mais agradável comer algo porque
você ama em vez de apenas porque está lá.
À medida que as suas compulsões se
dissipam, é importante analisar seus
impulsos; e, se você descobrir que não
está desejando nada de fato, seja flexível e
atualize seus hábitos. Se isso soa um pouco
abstrato agora, não se preocupe: vamos
revisitar essa questão nas próximas
semanas.

SEMANA 1. CAFÉ DA MANHÃ SALGADO

OVOS DE 7 MINUTOS *perfeitos*

Você vai precisar de:

4 ovos, de preferência de galinha caipira

+ sal e pimenta-do-reino

Comecemos por esta receita de café da manhã salgado bem simples. O único pré-requisito para preparar ovos de 7 minutos perfeitos é o conhecimento, amplamente difundido, de como encher uma panela com água. Se você souber como operar alavancas e torneiras, perfeito. Pode inclusive cozinhar os ovos com antecedência e levá-los para o trabalho — com um pouco de sal, embrulhado em um pedacinho de papel-alumínio. Fique à vontade para ajustar a quantidade de ovos que você consome de modo que eles o mantenham saciado por quatro horas. Para algumas pessoas serão dois; para outras, seis.

Como preparar:

• Leve uma panela pequena com água ao fogo alto e deixe ferver. Quando a água estiver borbulhando, coloque os **ovos** com cuidado e cozinhe-os por 7 minutos, o que deve ser suficiente para a gema ficar pegajosa.

• Escorra a água da panela e passe os ovos por água corrente até que estejam frios o suficiente para serem manuseados.

• Descasque os ovos, coloque-os em um prato e corte-os ao meio. Deleite-se com a textura perfeita!

• Tempere com um pouco de **sal** e **pimenta-do-reino** e coma com as mãos.

Rende: 4 ovos / Tempo de preparo: até a água levantar fervura
Tempo total de cozimento: 7 minutos
SEM GLÚTEN, VEGETARIANO

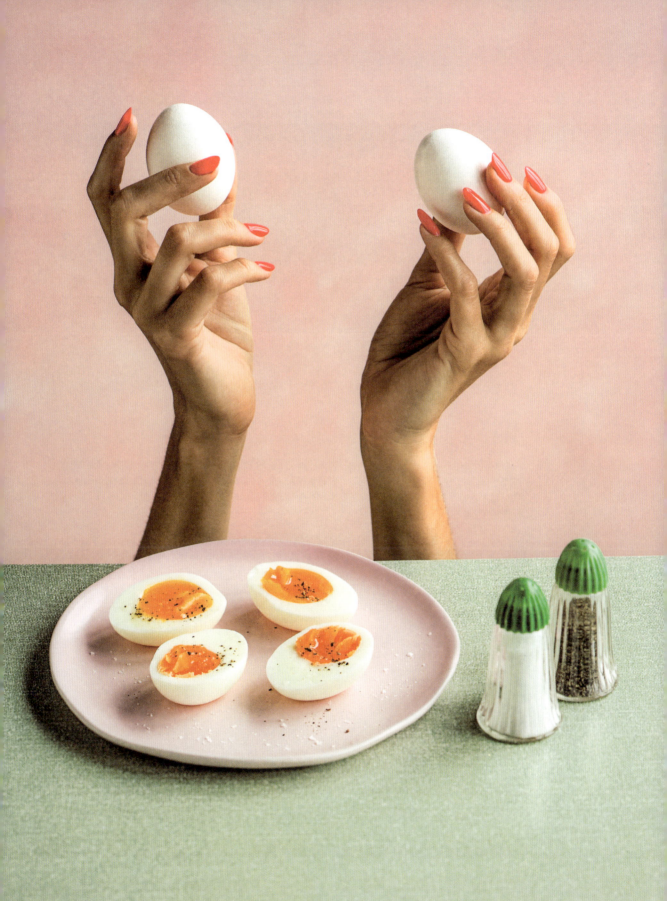

SEMANA 1. CAFÉ DA MANHÃ SALGADO

TORRADA *com* GELEIA SALGADA

Você vai precisar de:

300 g de pimentões vermelhos assados, escorridos e picados finamente

200 g de queijo feta, esfarelado

2 colheres (chá) de orégano seco (opcional)

pão de fermentação natural ou de centeio, para servir

+ 4 colheres (sopa) de azeite
+ sal e pimenta-do-reino

Um clássico com um diferencial: todo mundo já ouviu falar em torrada com geleia, mas você conhece sua prima salgada, que mantém seus níveis de glicose estáveis e faz você se sentir incrível? Mal posso esperar para você experimentar.

Como preparar:

● Preaqueça o forno a 200°C (180°C com convecção). Coloque os **pimentões vermelhos** picados, o **feta** esfarelado, o **orégano** (se estiver usando) e o **azeite** em uma assadeira e misture bem. Leve a assadeira ao forno e asse por 10 minutos, até que o queijo derreta e os pimentões estejam bem quentes.

● Retire a assadeira do forno e misture novamente o conteúdo, depois espalhe um terço da mistura sobre o **pão de fermentação natural ou de centeio** torrado na hora.

● Transfira o restante da geleia salgada para um pote e guarde na geladeira por até 2 semanas, usando conforme lhe der vontade. Fica ótima quente (basta reaquecer no micro-ondas) ou fria. Tempere a gosto.

DICA: coloque algumas lascas de atum em lata (escorrido) sobre a geleia.

Rende 1 pote de 450 g (o suficiente para cerca de 3 torradas)
Tempo de preparo: 6-8 minutos / Tempo total de cozimento: 10 minutos
VEGETARIANO

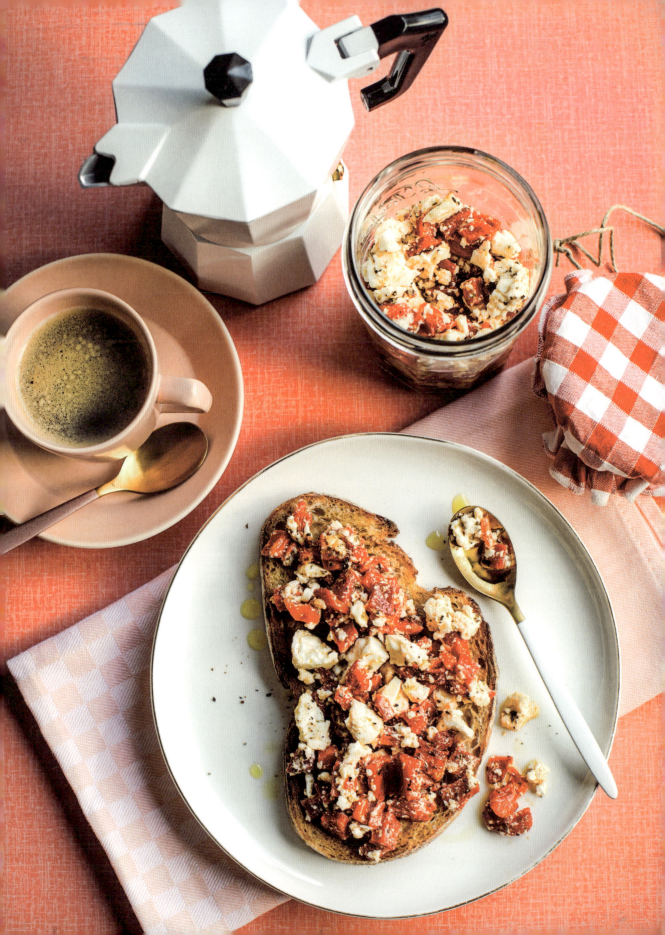

SEMANA 1. CAFÉ DA MANHÃ SALGADO

GRANOLA *sem picos*

Você vai precisar de:

1 colher (chá) de óleo de coco

1½ colher (chá) de canela em pó

100 g de sementes de abóbora

50 g de nozes-pecã

50 g de amêndoas ou avelãs não branqueadas (ou branqueadas, se você preferir)

+ sal + iogurte e frutas vermelhas para servir (opcional)

Infelizmente, a granola típica é entupida de amidos e açúcares, provocando um gigantesco pico de glicose logo no café da manhã. Não, obrigado! Se você é um amante de granola, não precisa abrir mão dela por completo, mas, sim, retrabalhar a receita original. Eu te entendo. Esta versão obtém sua doçura das frutas in natura e usa iogurte grego para enchê-la de proteínas. Rende quatro porções, então divida o restante com os amigos ou guarde em um recipiente hermético e coma por várias manhãs. Aproveite!

Como preparar:

• Preaqueça o forno a 200°C (180°C com convecção). Coloque o **óleo de coco** em uma tigela média e derreta-o no micro-ondas. Junte a **canela** e uma pitada de **sal**.

• Acrescente as **sementes de abóbora**, as **nozes-pecã** e as **amêndoas** ou **avelãs** e misture. Transfira a mistura para uma assadeira forrada com papel-manteiga e leve ao forno por 7 minutos.

• Retire a mistura do forno e deixe esfriar na assadeira. Depois que estiver fria, transfira para um recipiente hermético e guarde por até 2 semanas.

• Para servir, coloque uma boa colherada de **iogurte** em uma tigela e acrescente 2 a 3 colheres (sopa) de granola e um punhado de **frutas vermelhas**.

Rende: 4 porções / Tempo de preparo: 4 minutos
Tempo total de cozimento: 7 minutos
SEM GLÚTEN, VEGANO (SERVIDA SEM O IOGURTE)

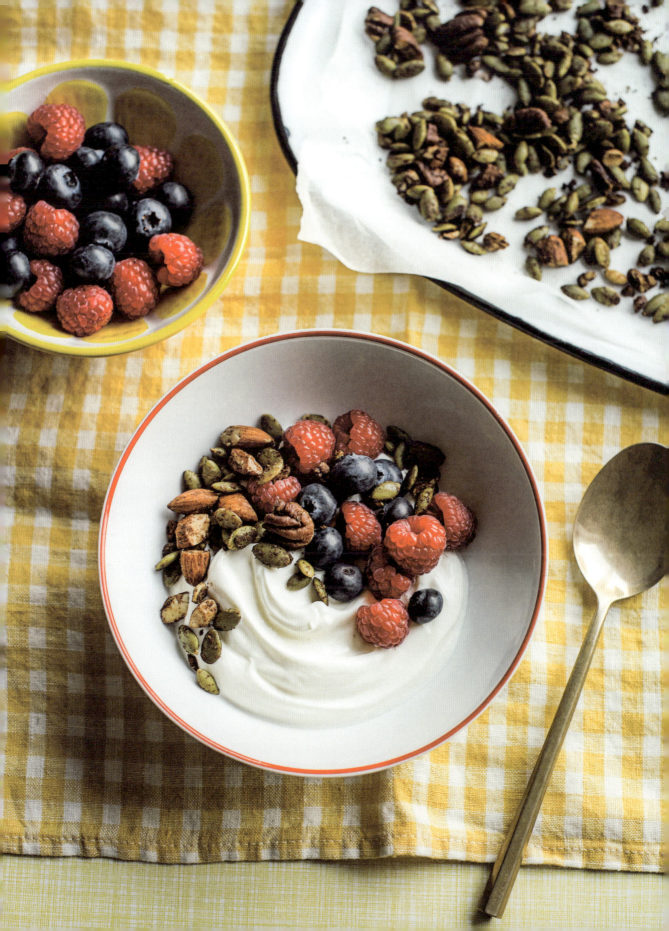

SEMANA 1. CAFÉ DA MANHÃ SALGADO

MINHA OMELETE *de* DOIS OVOS

Você vai precisar de:

manteiga, para fritar

2 ovos, batidos

cerca de 20 g de queijo feta, esfarelado

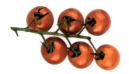

3 tomates-cereja, cortados ao meio

+ sal e pimenta-do-reino

Ou: como eu gosto de começar meu dia com um estouro. Fina como um crepe e transbordando de sabor, essa omelete é o meu café da manhã salgado preferido e é ridiculamente fácil de fazer. Eleve-a a um novo patamar acrescentando um pouco de rúcula e, se quiser apimentar, uma colherada de *harissa*. A queridinha da comunidade para uma manhã rápida e eficiente. Não hesite em adicionar mais ovos até que o prato o mantenha saciado por quatro horas.

Como preparar:

• Leve uma frigideira média antiaderente ao fogo baixo e acrescente a **manteiga**.

• Enquanto a manteiga derrete, tempere os **ovos** batidos com **sal** e **pimenta-do-reino**.

• Depois que a manteiga derreter e estiver borbulhando, despeje os ovos batidos na frigideira e incline e gire-a de modo a espalhar a mistura em uma camada fina que cubra todo o fundo. Distribua o **feta** esfarelado e os **tomates** cortados ao meio em metade da omelete e deixe cozinhar por 1 minuto e meio, ou até firmar, sem deixar dourar.

• Dobre a metade sem recheio da omelete sobre a outra metade e transfira para um prato. Deleite-se com este começo de dia perfeito.

Rende: 1 porção / Tempo de preparo: 3 minutos
Tempo total de cozimento: 2 minutos
SEM GLÚTEN, VEGETARIANO

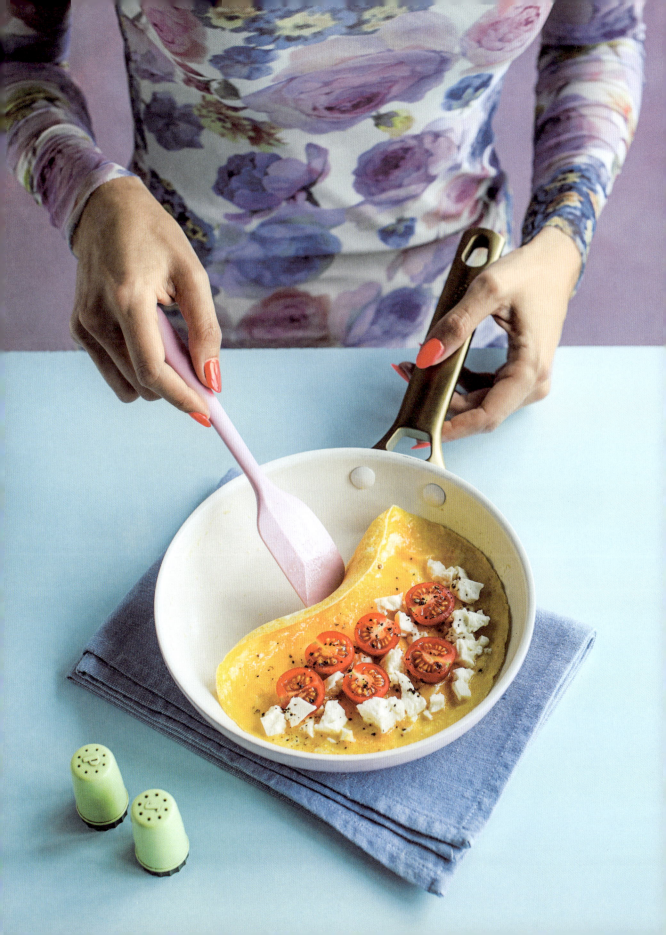

SEMANA 1. CAFÉ DA MANHÃ SALGADO

Alegre HALLOUMI

Você vai precisar de:

70 g de queijo halloumi, cortado em duas fatias iguais

1 dente de alho, descascado e picado grosseiramente

1 pedaço de 2,5 cm de gengibre, descascado e picado grosseiramente

1 colher (chá) de garam masala ou curry em pó

¼ colher (chá) de pimenta vermelha em pó (picante ao seu gosto; opcional)

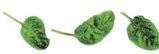

200 g de folhas de espinafre baby

+ azeite
+ sal e pimenta-do-reino

Se este halloumi te deixa feliz... bata palmas!
Esta receita é repleta de tudo o que você precisa em um café da manhã salgado — proteínas, gorduras e fibras. Depois que você passar a começar o dia com energia constante e sem compulsões, sua glicose vai agradecer.

Como preparar:

• Coloque um fio de **azeite** em uma frigideira grande em fogo médio e frite as fatias de **halloumi** por 1 minuto de cada lado, até dourar. Afaste o queijo para um dos cantos da frigideira e abaixe um pouco o fogo.

• Acrescente mais um fio de azeite no espaço vazio da frigideira e refogue o **alho** e o **gengibre** picados por 30 segundos ou até que comecem a ficar crocantes.

• Abaixe um pouco o fogo e acrescente o **garam masala** ou **curry em pó**, junto com a **pimenta vermelha em pó** (se estiver usando). Misture bem com uma colher de pau ou uma espátula.

• Acrescente o **espinafre** à mistura de alho e especiarias, misture e cozinhe por mais 30 segundos, até que ele comece a murchar.

• Para servir, ajeite o espinafre em um prato, coloque as fatias de halloumi por cima e tempere a gosto.

**Rende: 1 porção / Tempo de preparo: 4 minutos
Tempo total de cozimento: 4 minutos**
SEM GLÚTEN, VEGETARIANO

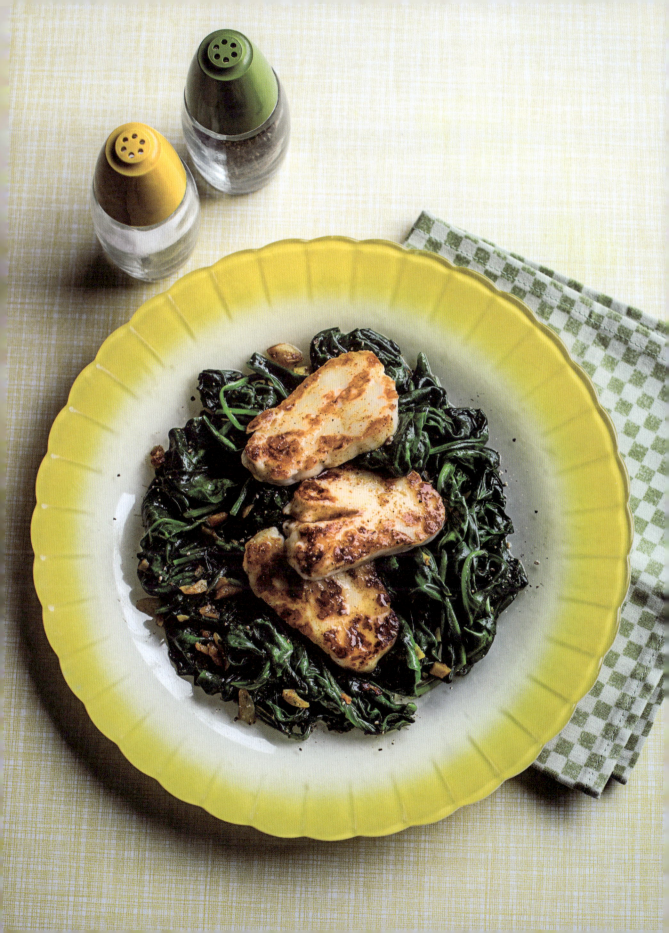

SEMANA 1. CAFÉ DA MANHÃ SALGADO

Comfort QUICHE

Você vai precisar de:

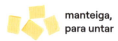
manteiga, para untar

1 embalagem (320 g) de massa pronta para quiche

150 g de iogurte grego natural

2 ovos inteiros, mais 2 gemas

60 g de ervilhas congeladas

60 g de queijo de cabra fresco, cortado em 6 pedaços iguais

1 colher (sopa) de ciboulette picada

+ sal e pimenta-do-reino

O que um suéter quentinho e esta quiche fofa têm em comum? Acertou: os dois são deliciosamente aconchegantes e reconfortantes. Prepare-a em uma manhã de preguiça e aproveite pelos três dias seguintes — a receita rende quatro porções perfeitas. Você vai precisar de bolinhas de cerâmica e papel-manteiga para pré-assar a massa antes de acrescentar o recheio e evitar que o fundo fique empapado.

Como preparar:

● Preaqueça o forno a 200°C (180°C com convecção). Unte generosamente com **manteiga** uma forma antiaderente de fundo removível de 20 cm de diâmetro e 2,5 cm de profundidade. Coloque a **massa pronta** na forma, pressionando-a delicadamente nas bordas e no fundo. Apare as sobras com uma faca afiada.

● Recorte um pedaço de papel-manteiga com o dobro do diâmetro da forma, amasse um pouco (para ficar mais maleável) e coloque sobre a massa (ela vai proteger a massa das bolinhas de cerâmica). Despeje as bolinhas sobre a massa, depois leve ao forno e pré-asse (ou seja, asse sem o recheio, para que o resultado fique bem crocante) por 15 minutos ou até ficar levemente dourada e firme.

● Enquanto a massa pré-assa, prepare o recheio. Em uma tigela ou pote, bata o **iogurte**, os **ovos inteiros** e as **gemas** com uma pitada generosa de **sal** e **pimenta-do-reino**. Junte as **ervilhas congeladas** e reserve.

● Quando a massa estiver pré-assada, retire-a do forno e retire as bolinhas e o papel-manteiga (se tiver usado grãos, você pode reaproveitá-los para pré-assar massas novamente, mas não tente comê-los!). Leve a massa da quiche ao forno por 5 minutos.

● Despeje cuidadosamente o recheio preparado sobre a massa pré-assada. Distribua as fatias de **queijo de cabra** por cima e polvilhe a **ciboulette** picada. Leve de volta ao forno por 25 minutos ou até que o recheio esteja dourado e firme.

Rende: 4 porções generosas / Tempo de preparo: 15 minutos
Tempo total de cozimento: 45 minutos
VEGETARIANO

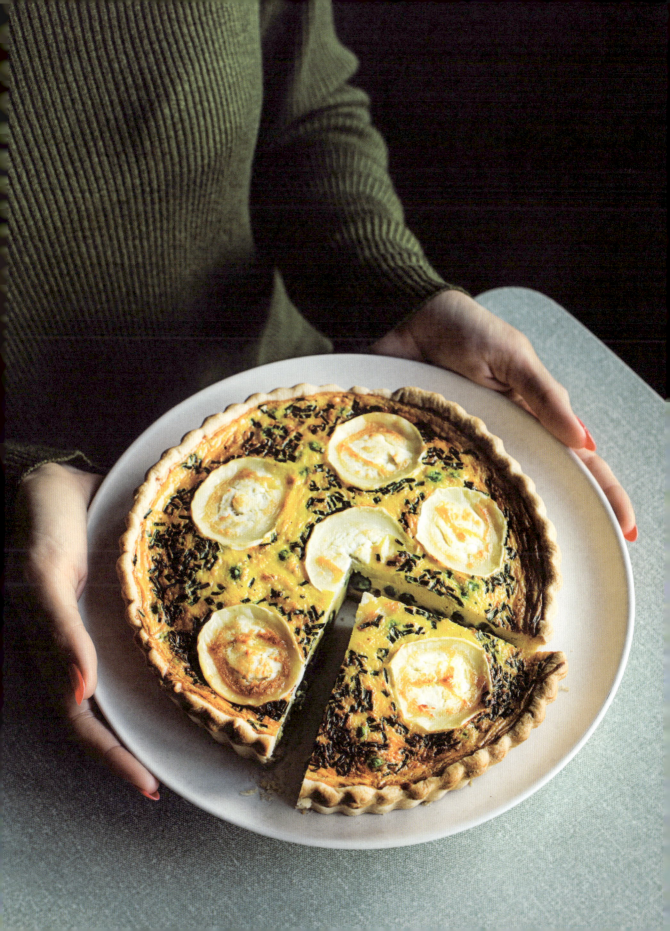

SEMANA 1. CAFÉ DA MANHÃ SALGADO

QUESADILLA *Califórnia*

Você vai precisar de:

manteiga, para fritar

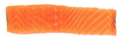

1 filé de salmão pequeno (cerca de 120 g), sem pele e sem espinhas, picado grosseiramente

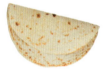

1 tortilha de farinha de trigo ou de milho

1 colher (sopa) de cream cheese

½ abacate, sem o caroço, em fatias finas (guarde a outra metade para preparar a Torrada de Abacate 2.0 da página 68)

um fio de molho de pimenta, como Sriracha, por exemplo

+ sal e pimenta-do-reino

Por favor, permita-me apresentá-lo à Quesadilla Califórnia, que chegou a mim por meio de um amigo de Los Angeles: tortilha crocante, cream cheese fresco, salmão desmanchando e um toque picante. Ela vai agradar tanto à sua glicose quanto ao seu desejo por férias à beira-mar.

Como preparar:

• Derreta a **manteiga** em uma frigideira antiaderente média em fogo médio. Assim que começar a borbulhar, coloque o **salmão** picado e deixe cozinhar por cerca de 3 minutos, mexendo de vez em quando.

• Enquanto o salmão cozinha, coloque a **tortilha** em uma superfície plana e espalhe o **cream cheese** sobre metade dela. Distribua as fatias de **abacate** por cima, depois junte o salmão direto da frigideira.

• Finalize com um pouco de **molho de pimenta** (o quanto quiser!) e tempere generosamente com **sal** e **pimenta-do-reino**.

• Dobre a tortilha ao meio e coloque-a na frigideira. Cozinhe por 3 minutos ou até começar a dourar e ficar crocante. Quando estiver pronto, transfira para um prato de servir, corte ao meio e bom apetite!

Rende: 1 porção / Tempo de preparo: 5 minutos
Tempo total de cozimento: 6 minutos

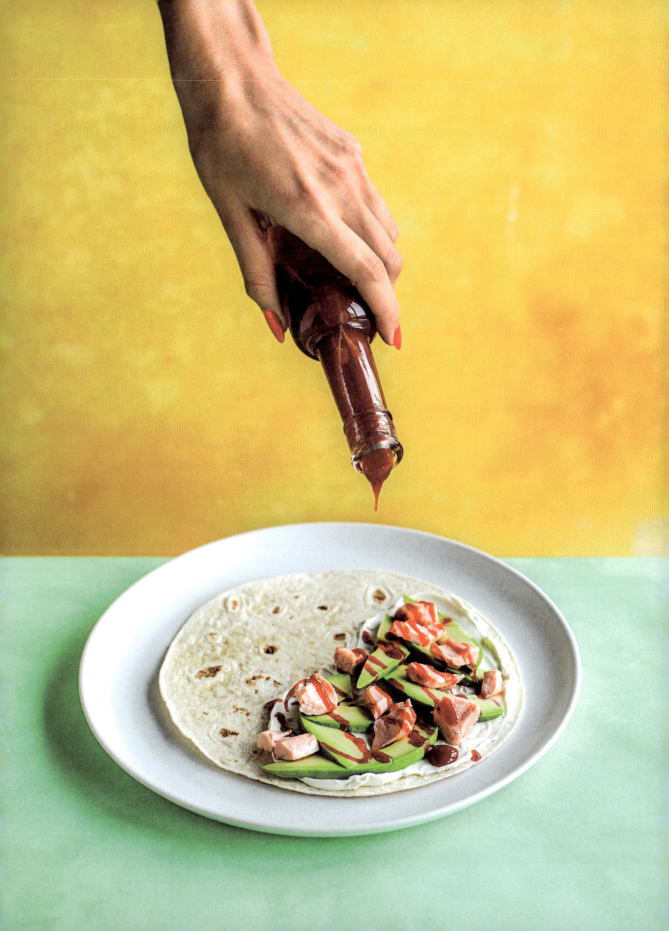

SEMANA 1. CAFÉ DA MANHÃ SALGADO

ENSOPADO DE GRÃO-DE-BICO
atrevido

Você vai precisar de:

½ cebola, picada grosseiramente

2 dentes de alho, picados grosseiramente

3 tomates, picados grosseiramente

1 vidro de 400 g de grão-de-bico, escorrido

½ colher (chá) de páprica picante (ou qualquer outro tipo)

+ iogurte grego natural, para servir (opcional)

+ azeite
+ sal e pimenta-do-reino

Pare tudo que estiver fazendo! Esta receita é campeã. Embora a maioria dos ensopados leve muito tempo para ficar pronto, este, que é um dos preferidos da comunidade, pode ser preparado em cerca de 10 minutos, com muito pouco trabalho. Você pode acrescentar um punhado de espinafre antes de concluir o cozimento ou servi-lo com um ovo frito ou pochê por cima e uma fatia de pão de fermentação natural. Dura até quatro dias na geladeira.

Como preparar:

• Aqueça um fio de **azeite** em uma panela média em fogo médio e acrescente a **cebola** picada. Refogue por 1½ minuto, mexendo de vez em quando, até a cebola amolecer, depois acrescente o **alho** picado e refogue por mais 30 segundos.

• Acrescente os **tomates** picados, o **grão-de-bico**, a **páprica** e 150 ml de **água**. Aumente o fogo para alto, tampe e cozinhe por 7 minutos, até que os tomates comecem a se desmanchar.

• Tempere generosamente com **sal** e **pimenta-do-reino** e transfira metade do ensopado para uma tigela. Sirva assim mesmo ou com uma colherada de **iogurte grego** por cima.

• Deixe o ensopado restante esfriar, transfira para um recipiente hermético e guarde na geladeira por até 4 dias — esta é a sua segunda porção, para uma outra hora.

Rende: 2 porções / Tempo de preparo: 4 minutos
Tempo total de cozimento: 10 minutos
SEM GLÚTEN (SERVIDO SEM O PÃO), VEGANO (SERVIDO SEM O IOGURTE)

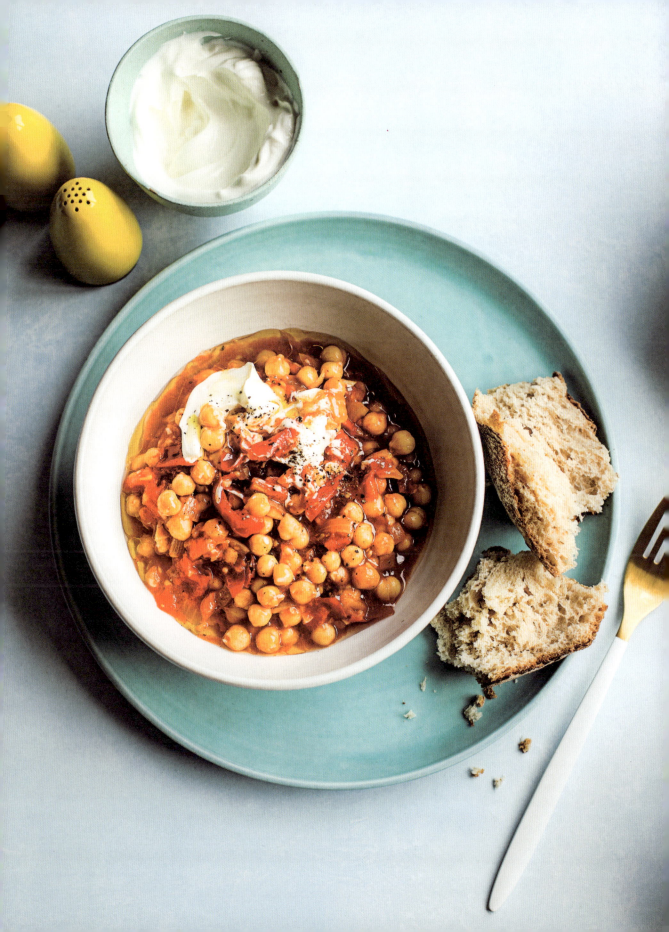

SEMANA 1. CAFÉ DA MANHÃ SALGADO

OVOS ASSADOS *para apressados*

Você vai precisar de:

manteiga, para fritar

3 cogumelos portobello, em fatias finas

6 cebolinhas verdes, finamente picadas

1 pimentão vermelho pequeno, sem sementes e picado finamente

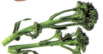
4 brócolis, sem as pontas mais duras, picados finamente

6 ovos, batidos até ficarem completamente homogêneos

50 g de queijo feta, esfarelado
+ óleo vegetal (ou qualquer óleo de sabor neutro)
+ sal e pimenta-do-reino

Para quem está sempre na correria... prepare esses ovos com antecedência e leve alguns deles com você ao sair de casa pela manhã. São fáceis de comer no caminho para o trabalho ou depois que chegar à sua mesa do escritório. Você vai precisar de uma fôrma de muffin de silicone com capacidade para seis unidades para preparar essas belezinhas.

Como preparar:

• Preaqueça o forno a 200°C (180°C com convecção). Pincele as forminhas de muffin com um pouco de **óleo vegetal** e reserve.

• Derreta a **manteiga** em uma frigideira média em fogo médio. Adicione os **cogumelos** fatiados, as **cebolinhas** picadas, o **pimentão vermelho** picado e os **brócolis** picados e refogue por 4 a 5 minutos, até ficarem macios. Reserve para esfriar um pouco.

• Em uma outra tigela grande, tempere generosamente os **ovos** batidos com **sal** e **pimenta-do-reino**.

• Acrescente os legumes refogados já frios e o queijo **feta** esfarelado aos ovos e misture. Distribua a mistura uniformemente na fôrma de muffin.

• Leve ao forno por 15 a 17 minutos ou até a mistura de ovos crescer e ficar firme. Deixe esfriar um pouco antes de retirá-los da forma. Dois "muffins" rendem um café da manhã substancial ali mesmo. O restante conserva-se em recipiente hermético na geladeira por mais 2 dias (você pode reaquecê-los no micro-ondas por 20 segundos antes de comer, se desejar).

Rende: 6 "muffins" (cerca de 3 porções) / Tempo de preparo: 8 minutos
Tempo total de cozimento: 22 minutos
SEM GLÚTEN, VEGETARIANO

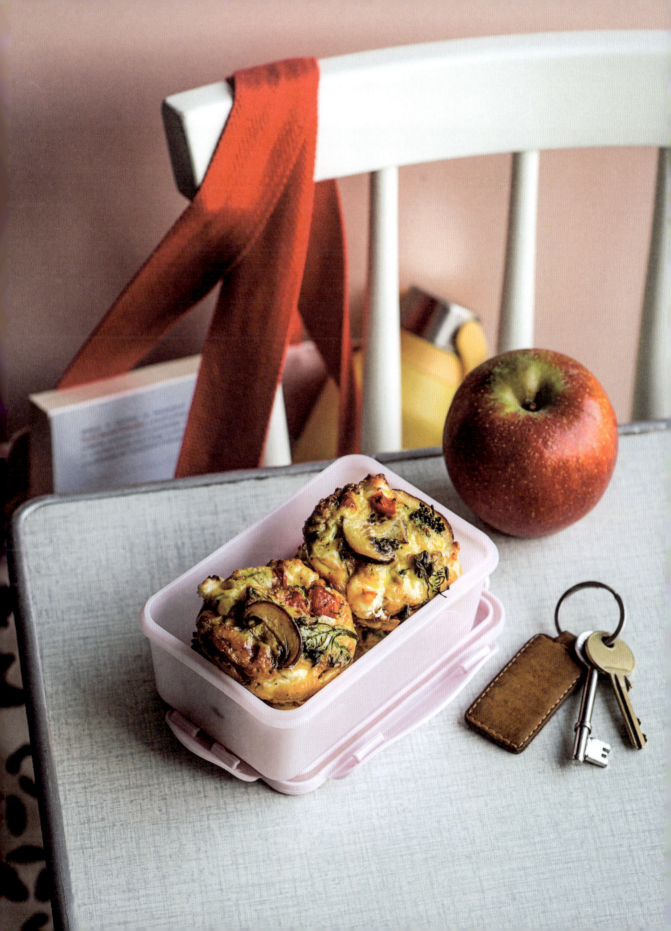

SEMANA 1. CAFÉ DA MANHÃ SALGADO

Uma elegante TORRADA DE SALMÃO

Você vai precisar de:

1 fatia de pão de centeio

1 colher (sopa) cheia de cream cheese

1 fatia de salmão defumado, cortada ao meio

2 colheres (chá) de alcaparras, escorridas

1 gomo de limão-siciliano, para temperar

+ sal e pimenta-do-reino

Nesta primeira semana do Método Glucose Goddess, você está se tornando uma deusa, deus ou divindade não binária. Divindades podem ter caprichos de vez em quando, e é para esses dias que esta elegante torrada de salmão foi criada. Aumente a quantidade de salmão até se manter saciado por quatro horas e acrescente algumas folhas de salada na hora de servir, se quiser.

Como preparar:

• Torre a fatia de **pão de centeio**. Espalhe o **cream cheese** uniformemente sobre a torrada e coloque o **salmão** e as **alcaparras** por cima. Sirva com o gomo de **limão** para espremer por cima e tempere a gosto.

Rende: 1 porção / Tempo de preparo: 5 minutos

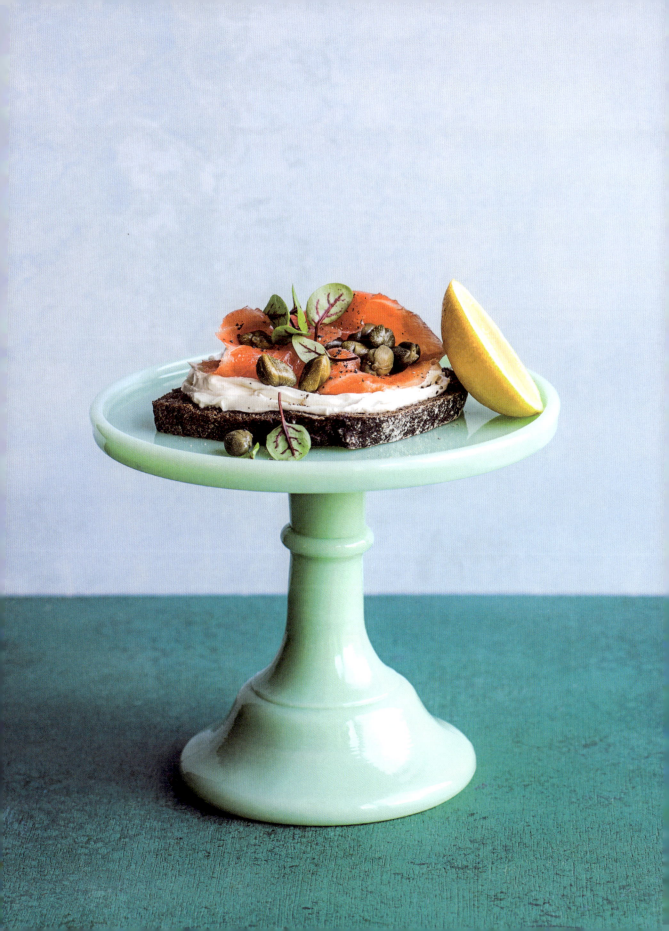

SEMANA 1. CAFÉ DA MANHÃ SALGADO

ESPINAFRE COM LINGUIÇA
fazendo conchinha

Você vai precisar de:

2 linguiças de boa qualidade (de cerca de 60 g cada), cortadas em rodelas de 1 cm

2 dentes de alho, picados grosseiramente

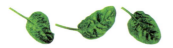

200 g de folhas de espinafre

+ 1 colher (sopa) de azeite

As folhas de espinafre e a linguiça decidiram dormir de CONCHINHA. Primeiro vem a linguiça, depois vêm o alho e o espinafre, e por fim vêm os níveis estáveis de glicose.

Como preparar:

• Coloque o **azeite** em uma frigideira média em fogo médio. Acrescente os pedaços de **linguiça** e frite por 5 minutos, virando-os regularmente, até que fiquem bem dourados. Retire da frigideira e mantenha-os aquecidos em um prato.

• Junte o **alho** picado à gordura que restou na frigideira e refogue por cerca de 30 segundos, para amolecer, depois junte o **espinafre**. Cozinhe até que as folhas estejam bem quentes e murchem.

• Transfira o espinafre para uma travessa, coloque os pedaços de linguiça por cima e sirva.

Rende: 1 porção / Tempo de preparo: 10 minutos
Tempo total de cozimento: 7 minutos

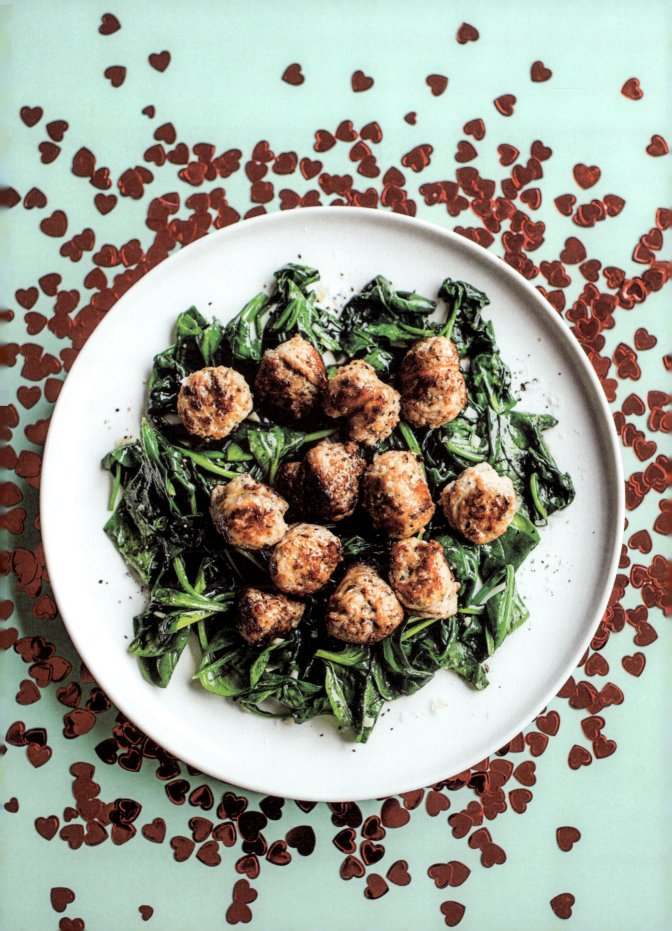

SEMANA 1. CAFÉ DA MANHÃ SALGADO

TORRADA *de* ABACATE 2.0

Você vai precisar de:

½ **abacate**, sem o caroço

1 colher (chá) de **pasta de *harissa***

1 fatia de **pão de centeio ou de fermentação natural**

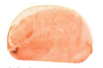

2 fatias de **presunto** cozido

algumas gotas de **sumo de limão-siciliano** (opcional)

+ **sal e pimenta-do-reino**

Um pequeno problema com a maioria das torradas de abacate (sem ofensas, queridas torradas de abacate) é que elas não contêm nenhuma proteína... E você sabe o que isso significa: não é um café da manhã salgado e vencedor. Então, aqui vai — infiltrado entre o pão e o abacate, eis o nosso herói da glicose: o presunto! Se você não gosta de presunto, pode substituí-lo por queijo, ovos, tofu ou qualquer outra proteína de sua preferência.

Como preparar:

• Coloque a polpa do **abacate** e a **pasta de *harissa*** em uma tigela e amasse grosseiramente com um garfo. Tempere a mistura com **sal** e **pimenta-do-reino**.

• Torre a fatia de **pão de centeio** ou de **fermentação natural** e coloque-a no prato, em seguida disponha as duas fatias de **presunto** por cima. Espalhe a mistura de abacate por cima.

• Pingue algumas gotas de **sumo de limão**, se desejar, e sirva.

Rende: 1 porção / Tempo de preparo: 7 minutos

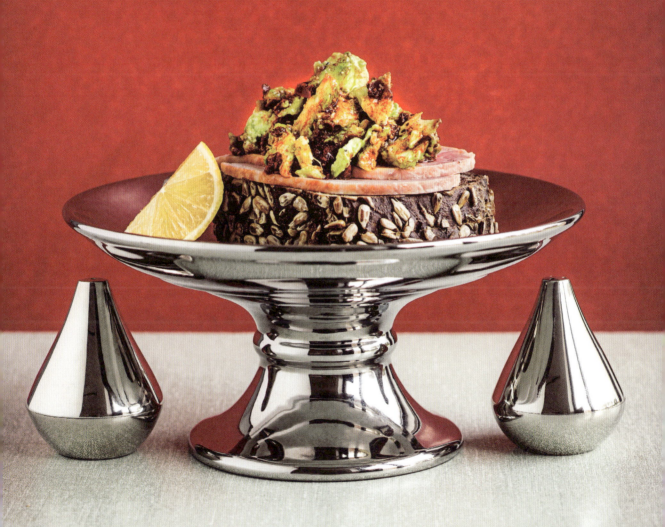

SEMANA 1. CAFÉ DA MANHÃ SALGADO

PRESUNTO. RICOTA. FIGOS.
Um beijo do chef.

Você vai precisar de:

50 g de ricota

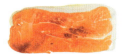

3 fatias de presunto cru
(defumado, caso você consiga
encontrar)

1 figo, cortado em 6 gomos

+ sal e pimenta-do-reino
+ azeite, para finalizar

Uma refeição tão opulenta e que faz tão bem para a glicose parece quase um crime. O presunto cru e a ricota contêm uma grande quantidade de proteína, e o figo é a fruta in natura para dar mais sabor. É importante que o figo seja fresco, e não seco. Você pode substituí-lo por qualquer outra fruta in natura (como pêssego), e a ricota, por qualquer outro queijo (burrata ou muçarela de búfala são ótimas candidatas). E aqui vai mais uma ideia: espalhe algumas amêndoas, nozes-pecã ou avelãs laminadas por cima. Estável e estupendo.

Como preparar:

• Coloque a **ricota** em uma tigela e tempere generosamente com **sal** e **pimenta-do-reino**. Com a ajuda de um garfo, bata a ricota até ficar homogênea, depois transfira-a para um prato.

• Coloque as fatias de **presunto cru** e os pedaços de **figo** por cima, regue tudo com **azeite**, tempere com mais um pouco de pimenta-do-reino e sirva.

Rende: 1 porção / Tempo de preparo: 5 minutos
SEM GLÚTEN

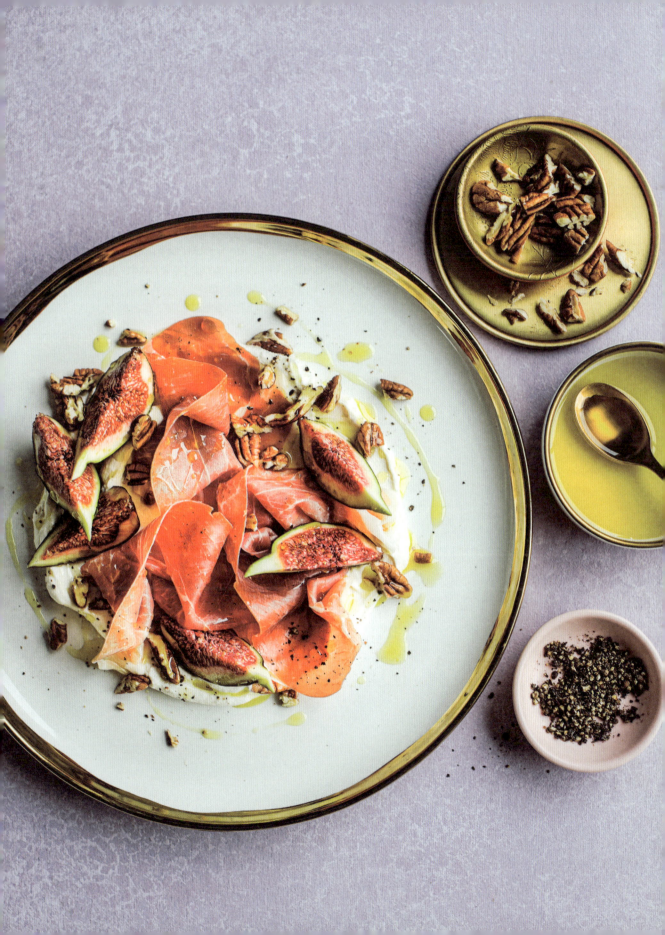

SEMANA 1. CAFÉ DA MANHÃ SALGADO

UMA TRAVESSA É BOM À BEÇA

Você vai precisar de:

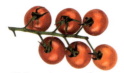

10 tomates-cereja, cortados ao meio

5 cogumelos portobello, em fatias

100 g de grão-de-bico cozido

1 colher (sopa) de molho inglês

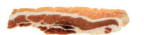

2 tiras de bacon, cada uma cortada em 3 pedaços

1 ovo   pão, para servir

+ 1 colher (sopa) de azeite
+ sal e pimenta-do-reino

Esta deliciosa receita preparada em uma única travessa nasceu da filosofia de que um café da manhã salgado deve pegar leve na quantidade de louça que suja, mas pesado no sabor. Agora nada mais pode impedir você de preparar o café da manhã salgado dos seus sonhos.

Como preparar:

• Preaqueça o forno a 220°C (200°C com convecção). Coloque os **tomates** cortados ao meio, os **cogumelos** fatiados e o **grão-de-bico** escorrido em uma assadeira ou frigideira pequena (o objetivo é que fique tudo bem juntinho) e tempere com o **molho inglês** e o **azeite**. Leve ao forno e asse por 5 minutos.

• Retire a travessa do forno e disponha o **bacon** por cima, depois asse por mais 10 minutos ou até que o bacon fique bem cozido e crocante nas bordas.

• Retire a travessa mais uma vez, quebre o **ovo** sobre a mistura e leve de volta ao forno por mais 6 a 8 minutos ou até que a clara do ovo esteja firme e a gema ainda um pouco mole. Sirva com um pouco de pão crocante, para absorver o saboroso caldinho, e tempere a gosto.

Rende: 1 porção / Tempo de preparo: 5 minutos
Tempo total de cozimento: 25 minutos
SEM GLÚTEN (SERVIDO SEM O PÃO)

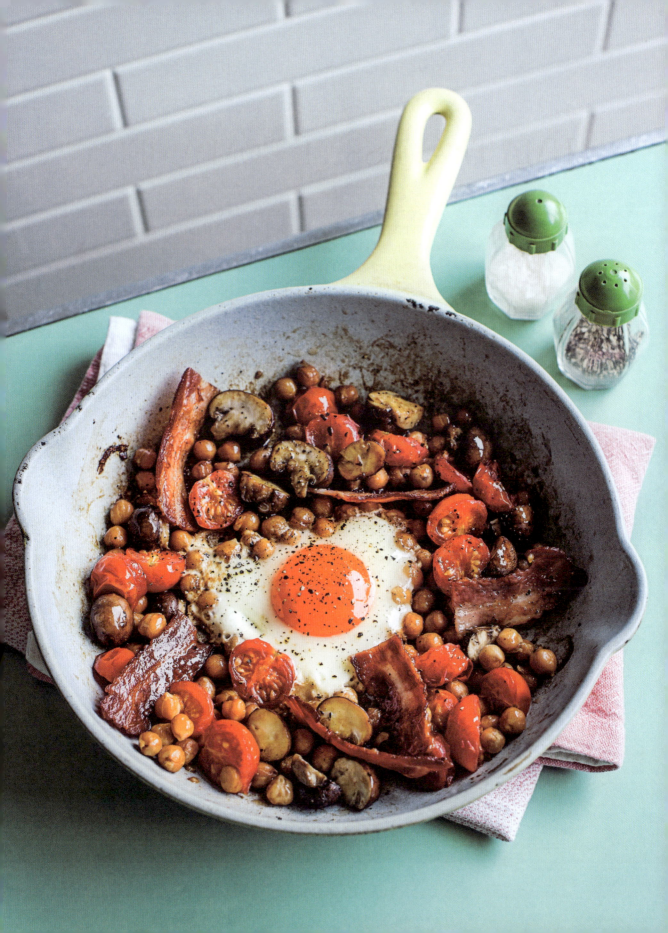

SEMANA 1. CAFÉ DA MANHÃ SALGADO

FESTA *da* TORRADA

Você vai precisar de:

3 fatias de pão
de centeio escuro

1 fatia de truta defumada

2 colheres (sopa)
de queijo de cabra macio

1 colher (sopa) cheia
de pesto de manjericão

+ sal e pimenta-do-reino

Boas notícias! Vou dar uma festa, e todo mundo está convidado. Quer dizer, todo mundo, exceto as torradas peladas. As torradas não devem ser excluídas dos nossos cafés da manhã salgados, desde que estejam lá para dar sabor e você as vista com suas melhores roupas de festa: proteína, gordura ou fibras.

Como preparar:

- Torre as fatias de **pão de centeio** e cubra cada uma com **truta defumada**, **queijo de cabra** ou **pesto** (uma cobertura por pedaço).

- Corte cada uma das fatias ao meio, tempere com **sal** e **pimenta-do-reino** e sirva.

Rende: 1 porção / Tempo de preparo: 10 minutos

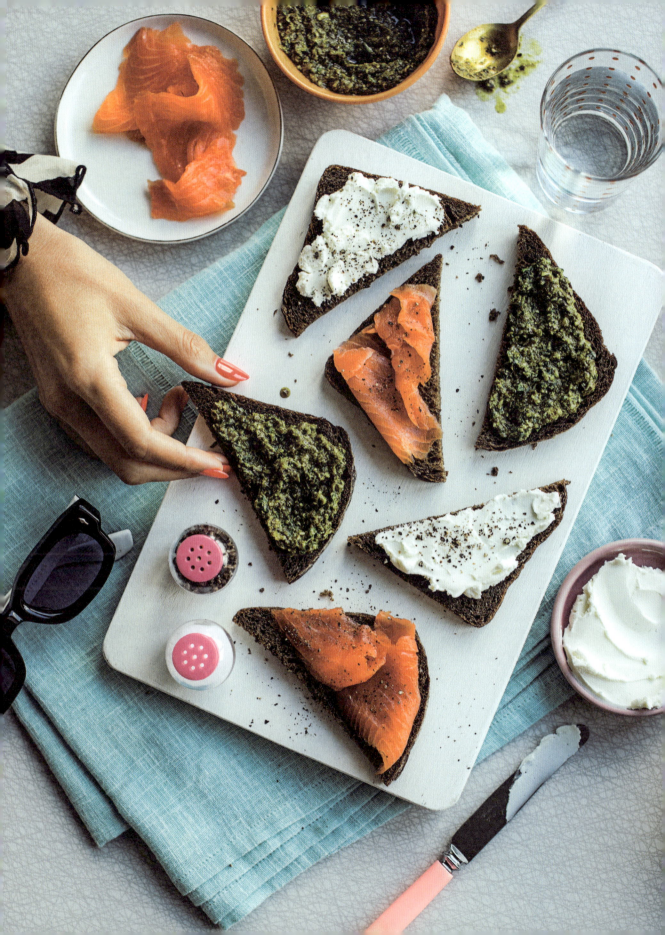

SEMANA 1. CAFÉ DA MANHÃ SALGADO

MAÇÃ
vestida

Você vai precisar de:

1 maçã (de cerca de 90 g), cortada em rodelas (não é preciso tirar o miolo)

sumo de ¼ de um limão-siciliano

40 g de queijo cheddar, em fatias

um punhado pequeno de nozes, cortadas ao meio ou quebradas

Frutas in natura são um acréscimo muito bem-vindo a um café da manhã salgado, desde que estejam ali só para dar sabor e sejam acompanhadas de proteínas e gorduras. Basicamente, frutas in natura não devem sair por aí sem roupa. Então, aí está uma maçã vestida: com proteína e gordura do cheddar e das nozes! Prepare-se para uma combinação de sabores azedinhos, crocantes e pungentes.

Como preparar:

• Regue as rodelas de **maçã** com o **sumo de limão**, para evitar que escureçam.

• Arrume as fatias de maçã em um prato, acrescente as fatias de **cheddar**, espalhe as **nozes** por cima e sirva imediatamente.

Rende: 1 porção / Tempo de preparo: 5 minutos
SEM GLÚTEN, VEGETARIANO

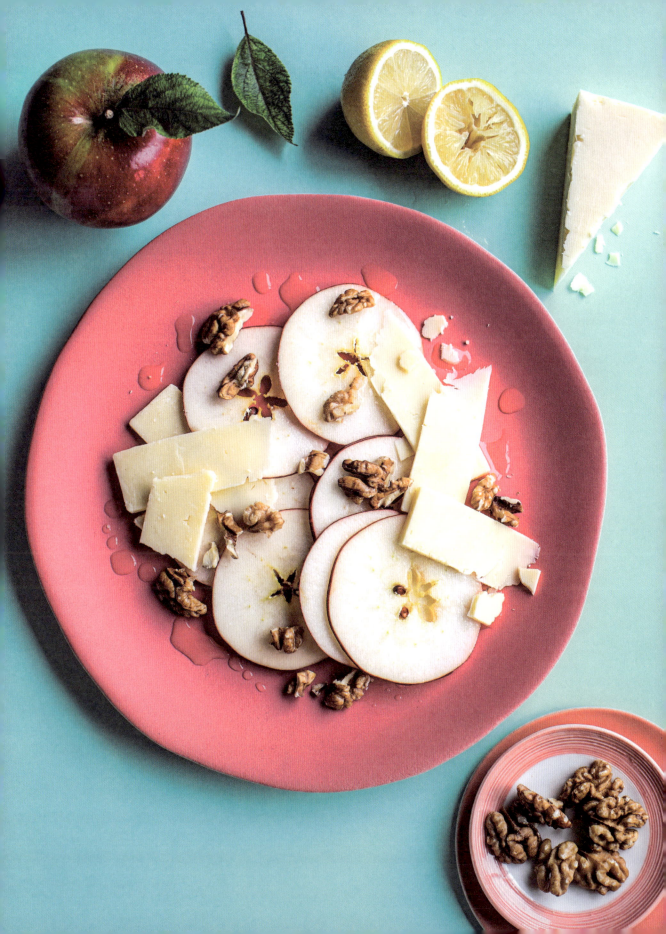

SEMANA 1. CAFÉ DA MANHÃ SALGADO

TORRADA *de* TOMATE

Você vai precisar de:

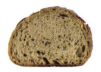

1 fatia de pão de fermentação natural

um punhado pequeno de rúcula

½ burrata (use a outra metade para preparar o Jardim de Fibras no Prato da página 92)

3 tomates secos em óleo, escorridos e cortados ao meio

1 colher (chá) cheia de pesto de manjericão de boa qualidade

+ ½ colher (sopa) de azeite
+ sal e pimenta-do-reino

Uma variação da torrada de abacate... que tal uma torrada de tomate? (Na comunidade Glucose Goddess, somos grandes fãs de aliterações.) O sabor do tomate, o pão de fermentação natural torrado, uma burrata incrível e um pesto picante e pungente.

Como preparar:

• Torre a fatia de **pão de fermentação natural**, coloque-a em um prato e regue com o **azeite**.

• Coloque a **rúcula**, a **burrata** e os **tomates secos** cortados ao meio por cima e finalize com o **pesto**. Tempere com **sal** e **pimenta-do-reino** e coma imediatamente.

Rende: 1 porção / Tempo de preparo: 5 minutos
VEGETARIANO

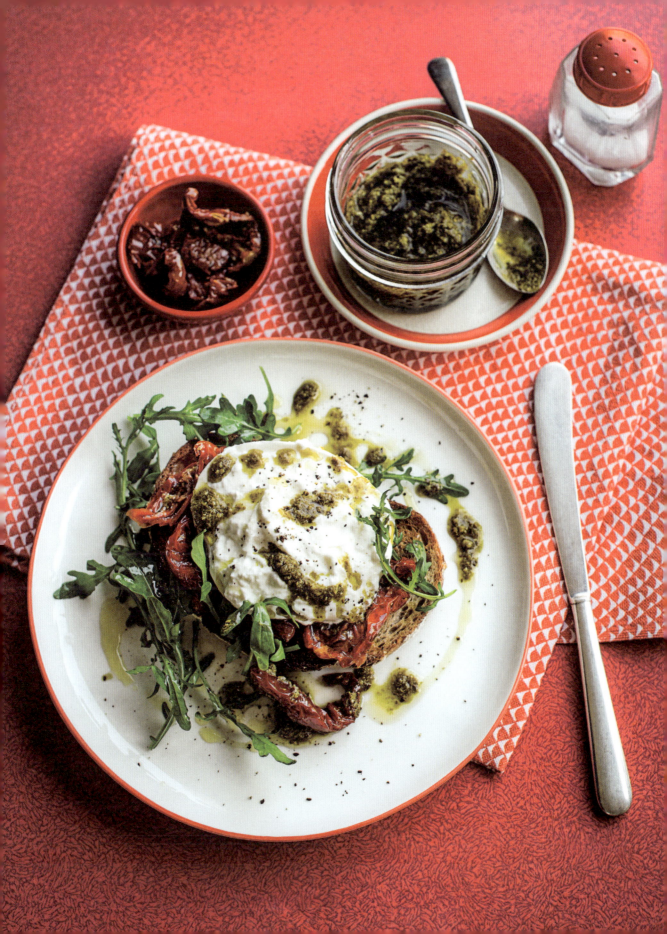

SEMANA 1. CAFÉ DA MANHÃ SALGADO

SMOOTHIE SEM AÇÚCAR

Você vai precisar de:

2 colheres de proteína isolada (eu recomendo whey protein, ou proteína de ervilha, se você for vegano, mas use a da sua preferência)

1 colher (chá) de óleo de linhaça

2 colheres (chá) de linhaça moída

100 g de frutas congeladas, como mirtilos, por exemplo

3 colheres (sopa) de manteiga de castanhas ou 30 g de castanhas

Este não é um smoothie de frutas típico que provoca um pico de glicose...
Apliquei um pouco da mágica Glucose Goddess nesta versão repleta de proteínas, gorduras e fibras para fazê-la passar no teste com louvor. Se você quiser inventar seu próprio smoothie sem açúcar, prepare-o com foco nas proteínas e acrescente gordura, fibras e algumas frutas para dar um gostinho.

Como preparar:

• Coloque **todos os ingredientes** no liquidificador com 100 ml de **água** e bata até ficar homogêneo. Sirva em um copo e aproveite!

Rende: 1 porção / Tempo de preparo: 5 minutos
SEM GLÚTEN, VEGANO

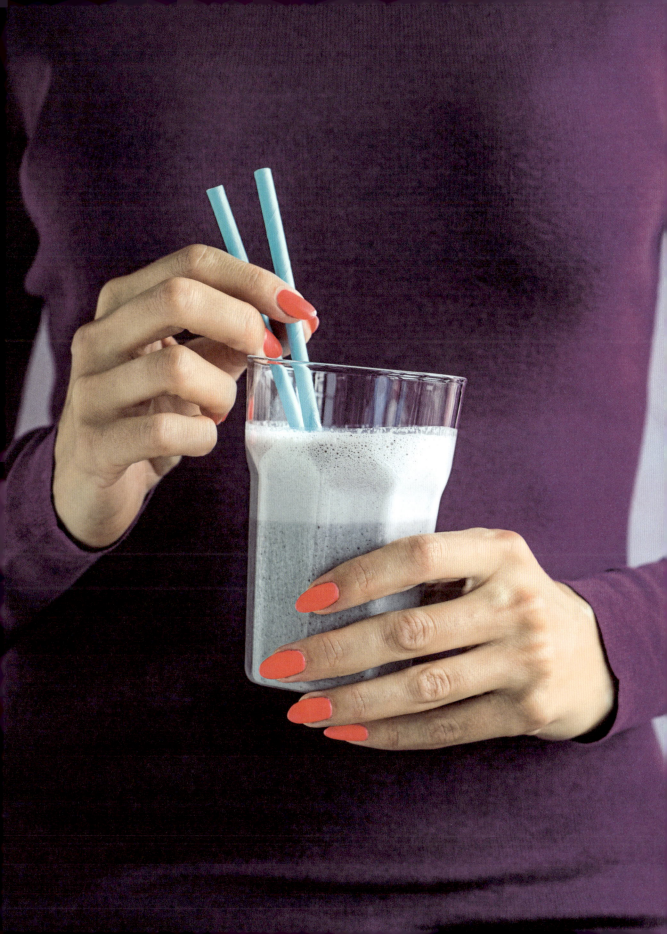

SEMANA 1. CAFÉ DA MANHÃ SALGADO

SORVETE *no* CAFÉ DA MANHÃ

Você vai precisar de:

4 colheres (sopa) cheias (cerca de 100 g) de iogurte grego natural

1 colher (sopa) de manteiga de castanhas

50 g de frutas vermelhas congeladas

Sorvete no café da manhã? Precisa mesmo explicar por que esse é um jeito incrível de começar o dia?

Como preparar:

• Em uma tigela, misture o **iogurte** e a **manteiga de castanhas** até ficar homogêneo.

• Misture as **frutas vermelhas congeladas** e deixe repousar por 2 a 3 minutos antes de servir.

Rende: 1 porção / Tempo de preparo: 5 minutos
SEM GLÚTEN, VEGETARIANO

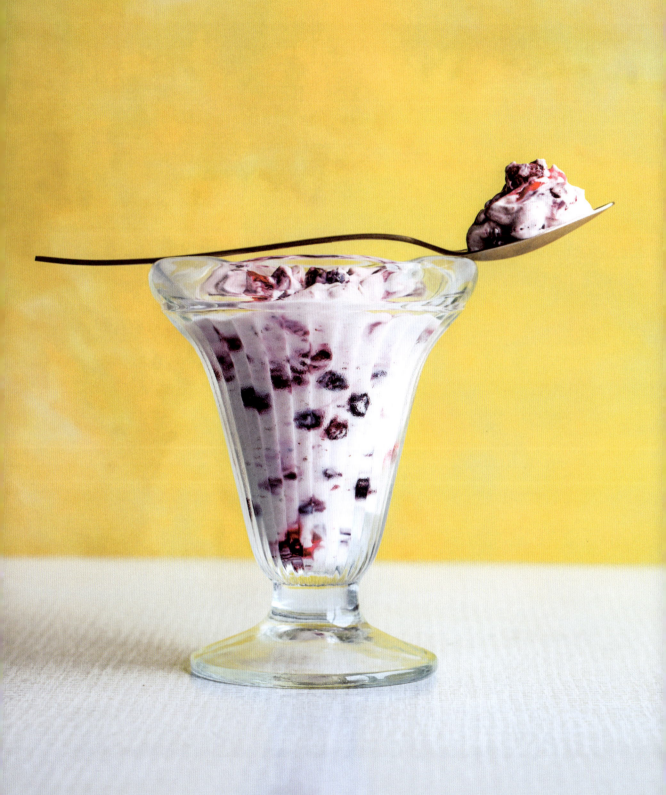

SEMANA 1. CAFÉ DA MANHÃ SALGADO

PÊSSEGO
vestido

Você vai precisar de:

3 colheres (sopa) cheias de iogurte grego natural

1 pêssego maduro, sem o caroço, cortado em gomos

2 colheres (sopa) de tahine claro de boa qualidade (o tahine de boa qualidade é líquido)

+ uma pitada de flor de sal

Os pêssegos ligaram — eles ficaram com ciúmes porque as maçãs conseguiram algumas roupas para diminuir o pico de glicose (p. 76), e eles não. Portanto, fomos comprar algumas roupas de proteína e gordura (o iogurte e o tahine), e os pêssegos se juntaram à nossa coleção de receitas salgadas de café da manhã.

Como preparar:

• Coloque o **iogurte** e os pedaços de **pêssego** em uma tigela, regue com o **tahine**, tempere com **flor de sal** e sirva.

DICA: Fica sensacional com algumas colheradas de Granola sem Picos (ver p. 50) por cima.

Rende: 1 porção / Tempo de preparo: 5 minutos
SEM GLÚTEN, VEGETARIANO

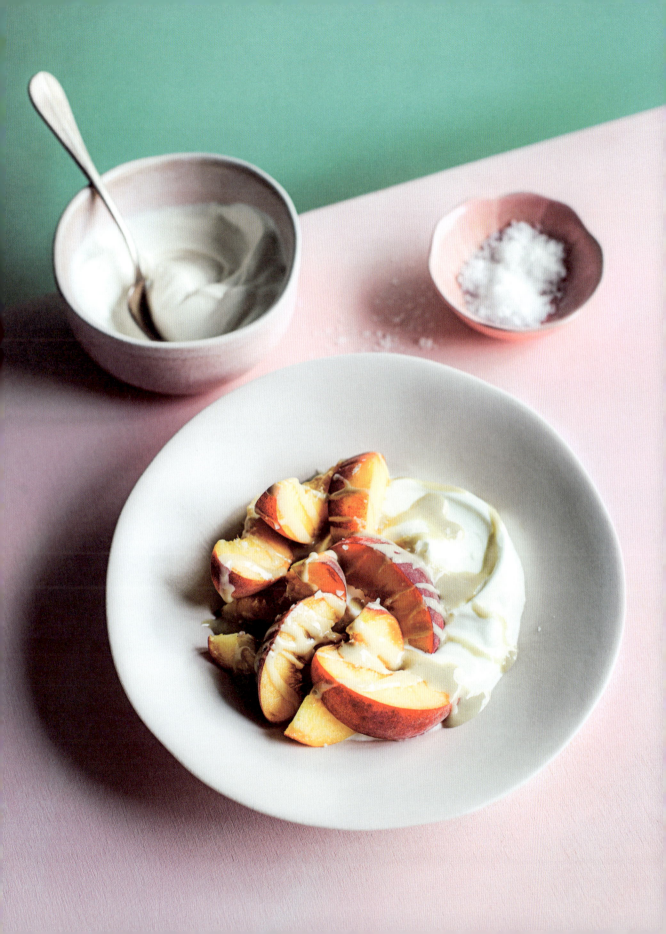

SEMANA 1. CAFÉ DA MANHÃ SALGADO

ABACATE POR ACASO

Você vai precisar de:

½ abacate, sem o caroço, em fatias

sumo de ¼ de um limão-siciliano

3 colheres (sopa) de homus

½ lata de 110 g de atum em azeite, escorrido

1 colher (sopa) de sementes (como de abóbora ou girassol, por exemplo) e/ou castanhas (como nozes, por exemplo)

+ 1 colher (sopa) de azeite
+ sal e pimenta-do-reino

Ou: como misturar aleatoriamente ingredientes da minha geladeira se transformou em uma receita clássica de café da manhã. Um feliz acaso que se tornou um dos preferidos da comunidade.

Como preparar:

• Regue o **abacate** fatiado com o **sumo de limão**, para evitar que escureça.

• Coloque o **homus** em um prato de servir e arrume as fatias de abacate por cima.

• Espalhe o **atum** escorrido e as **sementes** e/ou **castanhas** por cima do abacate e finalize com o **azeite**. Tempere com **sal** e **pimenta-do-reino** para servir.

Rende: 1 porção / Tempo de preparo: 5 minutos
SEM GLÚTEN

86

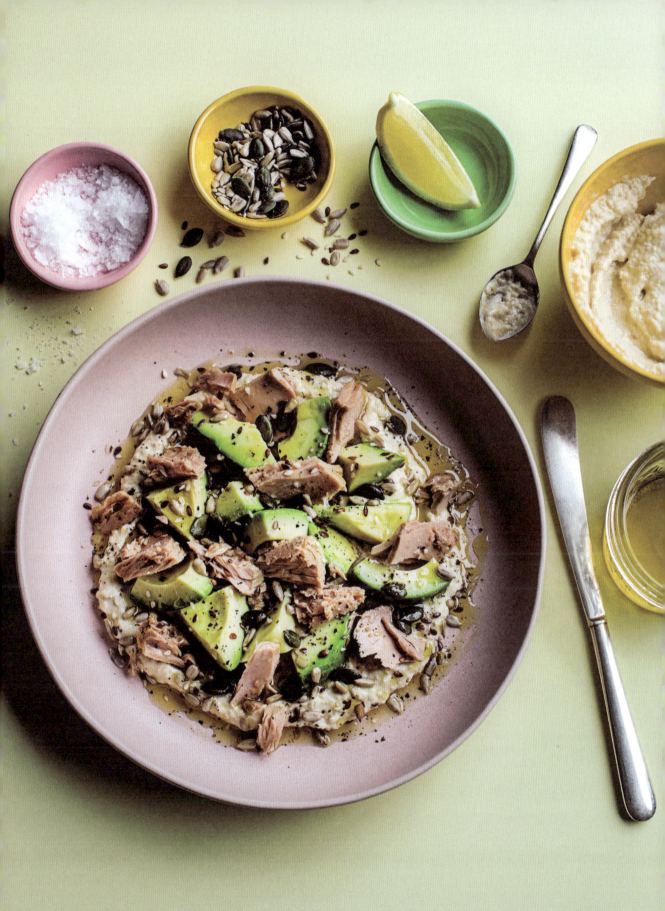

SEMANA 1. CAFÉ DA MANHÃ SALGADO

SALADA *de* CAFÉ DA MANHÃ

Você vai precisar de:

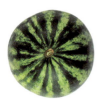

125 g de melancia sem casca e sem sementes, cortada grosseiramente em cubos

8 rabanetes, sem talo, em rodelas

60 g de queijo feta, esfarelado

3-4 ramos de hortelã, apenas as folhas, picadas grosseiramente

2 colheres (sopa) de sementes de abóbora

algumas gotas de sumo de limão

+ 1 colher (sopa) de azeite

Este café da manhã salgado e fácil de preparar concentra o sabor do verão em uma tigela. A doçura da melancia combinada com o sabor refrescante da hortelã e as texturas contrastantes do feta e das sementes fazem com que este seja um café da manhã dos sonhos para estabilizar a glicose. Uma opção perfeita para quando seu coração clama por férias.

Como preparar:

• Arrume a **melancia** cortada, os **rabanetes** em rodelas, o **feta** esfarelado e a **hortelã** picada em uma tigela. Espalhe as **sementes de abóbora** por cima e regue com o **sumo de limão** e o **azeite**.

Rende: 1 porção / Tempo de preparo: 5 minutos
SEM GLÚTEN, VEGETARIANO

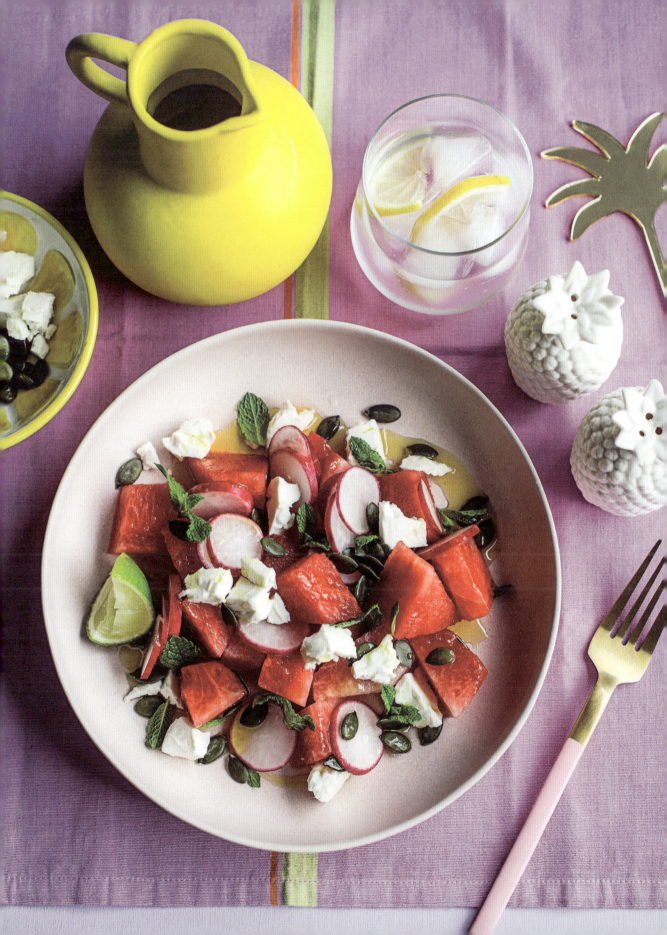

SEMANA 1. CAFÉ DA MANHÃ SALGADO

SARDINHAS PICANTES

Você vai precisar de:

½ abacate, sem caroço, em fatias

sumo de ¼ de um limão-siciliano

1 lata de 90 g de sardinhas em azeite escorrida

um punhado pequeno de rúcula

1 colher (sopa) de azeite de pimenta (ver dica)

O.k., você já viu abacate em receitas de café da manhã antes. Mas acrescentar sardinha e azeite de pimenta muda o cenário de "Cadê a novidade?" para "Por que eu não descobri isso antes?". Sirva esses ingredientes sobre uma torrada para compor um prato original que, sem dúvida, vai manter sua glicose em uma trajetória estável pelo resto do dia.

Como preparar:

- Regue o **abacate** fatiado com o **sumo de limão**, para evitar que escureça.
- Arrume as **sardinhas** escorridas e a **rúcula** em um prato.
- Regue com **azeite de pimenta** e tempere com **sal** e **pimenta-do-reino** antes de servir.

DICA: Para fazer o seu próprio azeite de pimenta, aqueça 1 colher (sopa) de azeite em uma panela pequena com cerca de ¼ colher (chá) de pimenta vermelha em pó (de qualquer intensidade que você desejar) ou ½ colher (chá) de pimenta calabresa. Quando começar a borbulhar, retire a panela do fogo e deixe o azeite esfriar antes de usar.

Rende: 1 porção / Tempo de preparo: 5 minutos

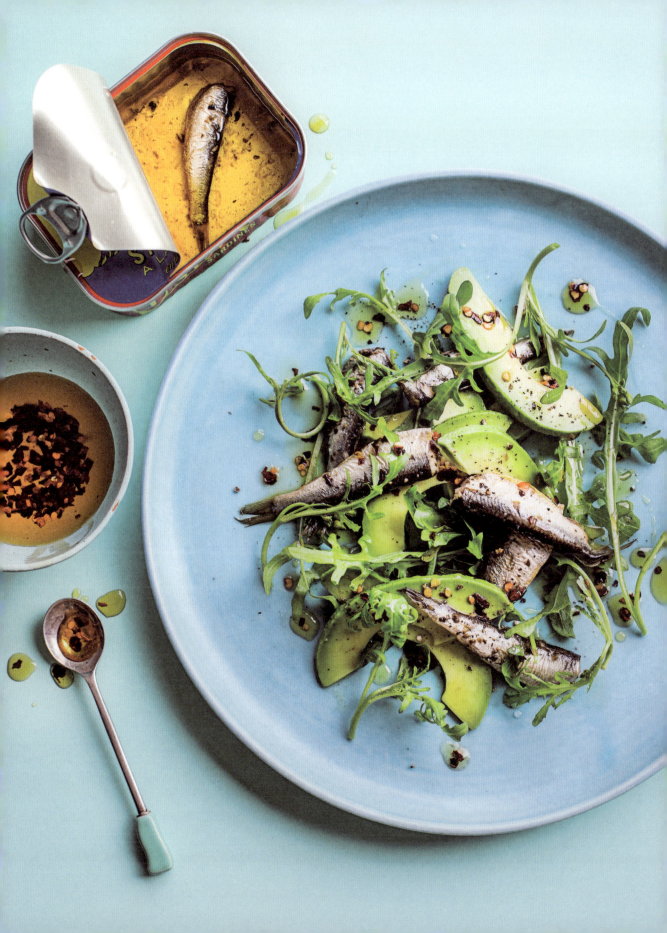

SEMANA 1. CAFÉ DA MANHÃ SALGADO

JARDIM DE FIBRAS
no prato

Você vai precisar de:

½ burrata (guarde a outra metade para preparar a Torrada de Tomate da p. 78)

1 pêssego pequeno, sem caroço, cortado em pedaços

um punhado pequeno de rúcula

2 colheres (sopa) de nozes-pecã

+ 1 colher (sopa) de azeite
+ sal e pimenta-do-reino

Se você quiser dar uma mãozinha extra para sua glicose, coma a rúcula primeiro aqui. Quando comemos vegetais no início de uma refeição, reduzimos o potencial de pico de glicose pelo resto dela. Será que isso é uma breve amostra do que está por vir na Semana 3? Talvez!

Como preparar:

● Arrume a **burrata**, os pedaços de **pêssego**, a **rúcula** e as **nozes-pecã** em uma tigela e regue com o **azeite**. Tempere com **sal** e **pimenta-do-reino** e sirva.

Rende: 1 porção / Tempo de preparo: 5 minutos
SEM GLÚTEN, VEGETARIANO

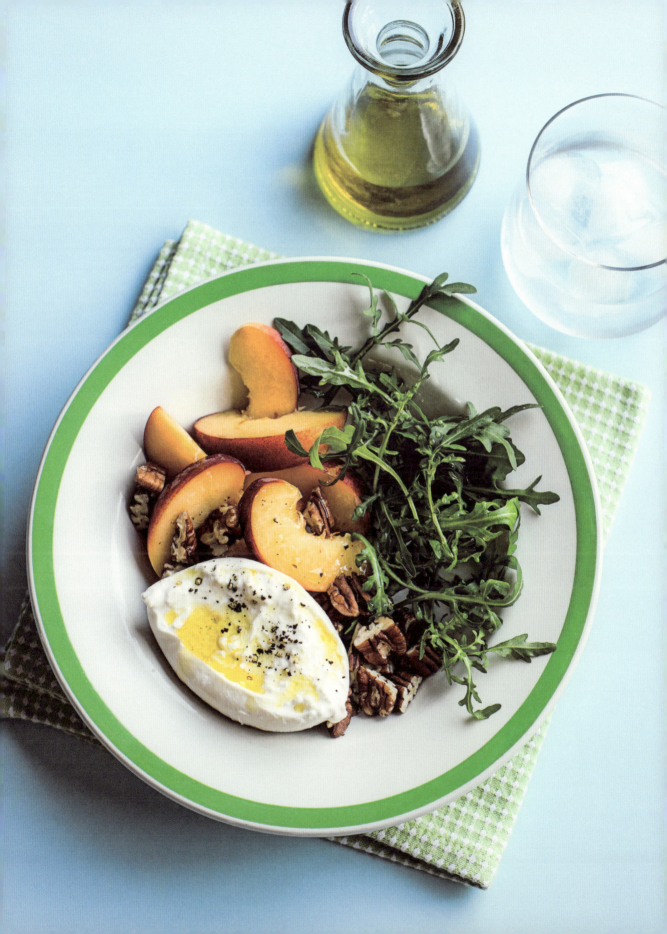

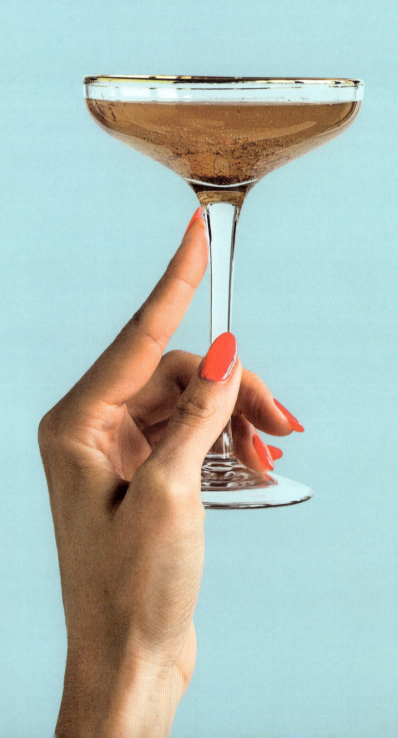

SEMANA 2

VINAGRE

Meu deus! Olha só como você está radiante! Devem ser os níveis de glicose estabilizados.

SEMANA 2. VINAGRE

DEPOIMENTOS
da COMUNIDADE

"Eu me sinto muito bem com o vinagre na minha dieta. Percebi claramente que as minhas compulsões desapareceram."

"Dia 13: Ontem à noite eu dormi seis horas seguidas!! Pela primeira vez em anos."

"Não tenho mais problemas digestivos... nada de dor nem de gases — me sinto mais leve e menos inchado."

"Essa semana consegui passar um dia sem comer tarde sem dificuldades. Isso nunca aconteceu em toda a minha vida. Tenho 45 anos e sou mexicano. Quando eu era criança, jantávamos e depois íamos dormir. É o meu maior obstáculo para a cura, e está efetivamente sendo curado!"

"Consigo passar muito tempo sem sentir fome — tipo, de quatro horas a cinco horas e meia. Meu corpo se sente nutrido. É extremamente irritante sentir fome a cada três horas. O vinagre VIROU O JOGO a favor de uma saciedade mais duradoura."

"Minha barriga está mais lisa, embora eu não quisesse perder peso. Antes, eu sempre tive uma barriga um pouco inchada."

"Estou me sentindo ótimo. Só penso nas minhas compulsões quando abro o armário da cozinha e vejo os lanchinhos dos quais tinha me esquecido. Acho que isso vai levar à perda de peso a longo prazo."

"As manchas da psoríase estão menos vermelhas e escamosas."

"Minhas oscilações de humor estão melhores. Percebo que não vou mais de zero a cem em um segundo. Estou mais tranquila. Isso é bastante coisa para mim! (Tenho três filhos: oito, cinco e um ano, hahahaha)."

"Meu nível de energia e a redução das compulsões: espetaculares."

"Estou com um humor tão bom que parece mentira."

"Chega de compulsão por doces! Nunca acreditei que seria capaz de sobreviver a um dia sem chocolate."

"Pela primeira vez na vida me sinto motivado de verdade, perdi dois quilos e meus níveis de energia estão bem melhores!!!"

SEMANA 2. VINAGRE

"Eu costumava sentir sono depois do almoço, mas agora acabou. Troquei minha soneca pós-almoço por uma sessão de leitura."

"Meus níveis de energia melhoraram muito... Por três dias, retornei aos velhos hábitos (café da manhã doce e não tomar vinagre) porque estava doente, mas imediatamente senti a diferença: as náuseas voltaram e senti fome o tempo inteiro."

"Estou lidando com uma situação familiar intensa e, em casos assim, meu peso dispararia com o estresse. Mas, para minha surpresa, na verdade estou perdendo peso nesta segunda semana. Estou gostando muito do vinagre misturado à água."

"A falta de fome é notável. Eu costumava passar o dia inteiro com fome, e agora fico bem fazendo três refeições por dia. Também tive energia para fazer pequenas séries de exercícios, para os quais eu geralmente nunca estava com disposição."

"Eu me sinto mais embasado na hora de escolher o que comer — consigo escolher minhas refeições adequadamente. Um GRANDE obrigado por este Método!"

"Semana 2. Minha pele está mais limpa, me sinto mais conectado ao meu corpo e o escuto mais, o que é fantástico."

"As compulsões alimentares diminuíram, e gasto menos tempo e energia mental pensando em comida. É libertador! Ainda não houve diminuição dos sintomas de inchaço e de síndrome do intestino irritável, mas me sinto melhor de maneira geral!"

"Me sinto menos culpado por comer coisas doces. Antes de descobrir este Método, eu me repreendia por comer doces a qualquer hora. Com o conhecimento que tenho agora, sei que posso comer um pouco se quiser e não me sentir mal por isso!"

"Nada de compulsões (meu marido trabalha para um fabricante de chocolates, e sempre temos chocolates em casa — e as compulsões desapareceram!). OBRIGADA!"

"Sinto que minha saúde intestinal melhorou. Não tenho mais hipoglicemia, algo com que lidei por toda a minha vida."

"Tenho diabetes tipo 1. Mentalmente, estou muito mais motivado porque tenho energia e me sinto muito mais positivo. Fisicamente, meus níveis de açúcar no sangue não dispararam tanto após as refeições, e também consegui reduzir a quantidade de insulina a cada 10 gramas de carboidratos. Isso também teve um impacto enorme no meu humor. Me sinto menos irritadiço. Tenho muito mais energia!"

SEMANA 2. VINAGRE

Seu objetivo para a Semana 2

Seu objetivo durante a Semana 2 é continuar com os seus cafés da manhã salgados (seguiremos com eles até o final do Método) e começar a implantar a dica do vinagre. Como um agente secreto cumprindo uma missão, você pode aplicar essa dica de forma tática — tome o vinagre nos momentos mais propícios, e assim você vai reduzir seus picos de glicose com maior eficiência.

Seu objetivo é **consumir uma colher de sopa de vinagre por dia**. Você vai descobrir todas as diferentes formas de fazer isso (beber, temperar, preparar conservas...) nas receitas.

Você pode tomar o vinagre a qualquer hora do dia. A maioria das pessoas consome tudo de uma vez pela manhã, antes do café da manhã salgado, porque acha mais fácil de não esquecer. Mas você também pode tomá-lo em pequenas quantidades ao longo do dia até completar uma colher de sopa.

Embora qualquer hora seja boa, o momento mais poderoso para tomar o vinagre é **antes de comer algo que contém açúcar** (doces, biscoitos, barras de chocolate, sobremesas) ou **amido** (macarrão, pão, batata, arroz), porque vai reduzir significativamente o pico de glicose gerado por aquele alimento (lembre-se: alimentos que contêm açúcar ou amido são os com maior probabilidade de criar picos, porque são quebrados em glicose à medida que os digerimos). Se você tomar sua dose de vinagre antes de consumir esses alimentos, poderá desfrutar deles com menor probabilidade de iniciar uma montanha-russa de compulsões.

Em relação ao momento exato, **10 minutos antes de uma refeição é o período ideal**. Mas, como sempre, existe flexibilidade — se você tomar o vinagre 30 minutos antes ou durante a refeição, ele também terá um impacto.

Portanto, cabe a você decidir quando tomá-lo — você pode preferir o hábito matinal ou, talvez, deixá-lo para antes de uma refeição rica em amido ou um lanche doce. Contanto que você consuma uma colher de sopa por dia de alguma forma, a dica estará em prática.

E é só! Coma seu café da manhã salgado, beba seu vinagre e você pode continuar o seu dia como quiser.

Tente reparar se você se sente menos cansado e se as suas compulsões alimentares diminuem. Esses são os sinais de curto prazo de que a sua glicose está se estabilizando.

SEMANA 2. VINAGRE

A ciência

Cientistas descobriram que o vinagre (não importa qual tipo) contém um poderoso componente chamado *ácido acético*. Quando ingerimos ácido acético, algumas coisas impressionantes acontecem: primeiro, ele reduz a velocidade com que nossas enzimas digestivas decompõem açúcares e amidos em glicose. Isso é bom porque, à medida que esse processo desacelera, as moléculas de glicose entram em nosso organismo mais devagar, provocando um pico menor.

Segundo, uma vez que o ácido acético entra na corrente sanguínea, ele penetra em nossos músculos, estimulando-os a absorver as moléculas de glicose que estão fluindo e a armazená-las para o próximo exercício.

Esses dois fatores — a glicose sendo liberada mais lentamente no organismo e nossos músculos as absorvendo mais rápido — significam que há menos glicose fluindo livremente. Uma colher de sopa de vinagre antes de comer pode reduzir o pico de glicose dessa refeição **em até 30%** e o pico de insulina **em até 20%** — diminuindo a inflamação, retardando o envelhecimento, aumentando a energia, equilibrando nossos hormônios e ajudando nosso cérebro.

Além disso, o ácido acético não apenas reduz a quantidade de insulina presente — o que nos ajuda entrar de volta no modo de queima de gordura —, como também tem um efeito notável em nosso DNA. Ele diz ao DNA para se reprogramar ligeiramente, de modo que nossas mitocôndrias queimem mais gordura. Um estudo descobriu que, quando as pessoas consumiram vinagre antes das refeições por três meses, reduziram a gordura visceral, as medidas da cintura e do quadril e os níveis de triglicerídeos.

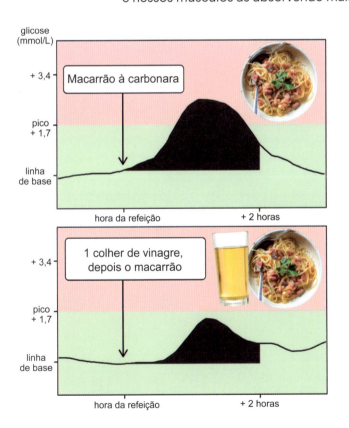

Vinagre: a poderosíssima dica da Semana 2.

Como implementar a dica do vinagre

Tudo de que você precisa é de uma colher de sopa do vinagre da sua escolha — o de maçã e o branco são os mais populares para beber — e de um *veículo* para colocá-lo em seu organismo. O veículo pode ser uma bebida (chá, um coquetel sem álcool) ou um alimento (como picles ou uma salada) — a escolha é inteiramente sua. Todas as receitas deste capítulo servirão para despertar o mixologista que existe em você. Você pode combinar o vinagre com qualquer outro ingrediente: evite apenas misturá-lo com açúcar, mel, xarope de agave ou de bordo ou suco de frutas, porque isso anularia seus efeitos. Se você estiver preparando uma bebida e quiser adoçá-la, pode adicionar algumas gotas de estévia.

Como saber se você está fazendo direito

A dica do vinagre deve ser **completamente agradável e saborosa** para você. Se queimar sua garganta ou te deixar desconfortável de alguma forma, você não está diluindo o vinagre o suficiente. Portanto, acrescente mais água ou reduza a quantidade de vinagre, para começar. (E, se o vinagre não for mesmo a sua praia, você pode substituí-lo por limão — veja a página 106).

Nota: se você tiver problemas gástricos ou se o seu médico recomendar que você não adote esta dica, pule-a. Simplesmente continue a tomar um café da manhã salgado durante esta semana.

Conselhos da comunidade

• A qualidade do vinagre faz uma grande diferença no sabor. Se você não gosta do sabor do vinagre que usa regularmente em casa, experimente outro tipo.

• Dosar corretamente o vinagre também é importante, pois as pessoas costumam preparar bebidas muito fortes quando medem apenas de olho.

• A hora mais fácil para consumir sua dose diária de vinagre é pela manhã, antes ou durante o café da manhã. É mais provável que você se lembre dele.

• Para aqueles que preferem tomar o vinagre mais tarde, as receitas de chás e de coquetéis sem álcool ajudam **muito**. Experimente. São surpreendentemente fáceis e saborosas.

• Tome um gole de vinagre enquanto estiver cozinhando uma refeição.

• O Chá Quente de Canela (página 130) é o preferido da comunidade! Experimente!

• Transforme isso em um ritual — use um copo elegante!

Pergunte ao seu corpo do que ele precisa

Níveis instáveis de glicose são uma causa comum das compulsões por comida açucarada. Por isso, você pode ter passado anos em uma montanha-russa de glicose que o acostumou a precisar de um doce às dez horas da manhã, de um café adoçado às três horas da tarde e de um sorvete depois do jantar. Se você sempre esteve nessa montanha-russa (o que é verdade para a maioria das pessoas), essas compulsões se tornaram hábitos diários.

Durante esta segunda semana, as coisas vão mudar para melhor, e quero que você preste muita atenção a como o seu corpo reage. À medida que as compulsões provocadas pela queda da glicose se dissipam, é importante reavaliar seus desejos e questioná-los.

Às dez horas da manhã, faça uma pausa e se pergunte se você quer mesmo aquele docinho ou se, na verdade, ainda se sente saciado pelo café da manhã e não o deseja mais. Às três horas da tarde, repare nos seus níveis de energia — talvez você não esteja mais cansado à tarde e agora pode pular o café e o açúcar. E assim por diante. Não dê nada por garantido!
Tenha curiosidade. Fale com o seu corpo. E escute. É importante se assegurar de que você está comendo algo porque deseja, e não apenas por hábito. E, se você quiser o docinho, o açúcar ou o sorvete, aproveite. Lembre-se, neste Método não restringimos nada. Nada é proibido, nada é ruim. Basta se concentrar nas dicas e fazer o que lhe der vontade no resto do tempo. E, se você quiser inspiração para refeições completas e sobremesas, vai encontrar muitas das minhas receitas preferidas nas páginas 226-67.

Perguntas frequentes da comunidade

Quando, exatamente, devo tomar o vinagre?
A conclusão é que qualquer hora funciona. Contanto que você tome uma colher de sopa por dia, estará cumprindo esta dica com sucesso. Você pode tomá-lo pela manhã, quando estiver em jejum, junto ou depois do seu café da manhã salgado, quando se lembrar durante o dia, antes, durante ou depois do almoço ou jantar. *Mas...* se por acaso você comer alguma coisa com amido ou açúcar durante o dia, esteja ciente de que tomar o vinagre 10 minutos antes desse alimento será bastante poderoso. Se você se esquecer de tomá-lo antes, pode tomá-lo *enquanto* come ou *depois* da refeição, e ainda terá um impacto positivo.

Posso tomar comprimidos ou gomas mastigáveis? Se você quiser experimentar comprimidos, saiba que pode ser necessário ingerir três ou mais para obter a quantidade de ácido acético encontrada em uma colher de sopa de vinagre (cerca de 800 mg). As gomas mastigáveis que existem hoje em dia definitivamente não são uma boa opção: elas contêm açúcar (cerca de 1 g de açúcar por goma), então não apenas podem ser inúteis para achatar suas curvas de glicose, como também podem provocar picos. (Entrei em contato com uma das principais marcas de goma de vinagre de maçã para pedir respaldo científico para as alegações dela — e não obtive resposta.) Talvez, um dia, eu fabrique minhas próprias gomas que funcionem de verdade.

Existe um limite para o quanto eu posso ingerir?
Bem, sim. Uma mulher de 29 anos que consumiu dezesseis colheres de sopa de vinagre todos os dias durante seis anos foi internada no hospital por causa de níveis muito baixos de potássio, sódio e bicarbonato. Portanto, não siga esse exemplo. É exagero. Uma colher de sopa por dia basta!

Devo tentar me esforçar para tomá-lo antes de todas as refeições? Não estou dizendo que haja necessariamente algo errado com isso, mas você não precisa. Uma colher de sopa por dia é um ótimo objetivo que lhe trará benefícios.

Qual vinagre é melhor? Todos os vinagres funcionam: vinho branco, vinho tinto, maçã, balsâmico, champanhe, xerez, arroz... Os únicos a evitar são os vinagres balsâmicos muito licorosos, espessos e envelhecidos, porque contêm açúcar demais para fazer efeito.

Posso comer picles em vez de beber vinagre?
Sim — mas você vai precisar de um belo punhado de picles. E, se optar por comprar já pronto, confira se não há adição de açúcar (dê uma olhada na lista de ingredientes). Tenho muitas receitas legais que mostram como fazer seu próprio picles nas páginas 124-9. Estes, pelo menos, você sabe do que são feitos. Além disso, ficam prontos na mesma hora. E duram na geladeira por até quatro semanas.

Posso colocar o vinagre em uma salada em vez de bebê-lo? Sim! Tenho receitas deliciosas de molhos para você nas páginas 136-9.

E o kombucha? O kombucha tem menos de 1% de ácido acético, o que não o torna poderoso o suficiente para competir com o vinagre comum (que tem cerca de 5%). E, se não for feito em casa, muitas vezes contém açúcar. Dito isso, embora não seja um cortador de picos e, portanto, não possa ser usado no lugar do vinagre comum, mesmo assim traz alguns benefícios para a saúde: é um alimento fermentado, portanto, contém bactérias benéficas que alimentam os micro-organismos bons em nosso intestino.

SEMANA 2. VINAGRE

Posso usar qualquer tipo de limão? Sim (para saber mais sobre como aplicar essa dica usando frutas cítricas, veja a Opção Limão na página 106).

Posso tomar o vinagre se tiver problemas de estômago ou azia? Depende — consulte o seu médico. E, se houver alguma dúvida, não hesite em mudar para a Opção Limão (página 106) ou pular totalmente essa dica e apenas continuar com o café da manhã salgado ao longo desta semana.

Posso tomar vinagre durante a gravidez ou a amamentação? A maioria dos vinagres padrão é pasteurizada e segura para consumo durante a gravidez ou a amamentação. No entanto, o vinagre de maçã muitas vezes não é pasteurizado, o que pode apresentar riscos para grávidas. Fale com o seu médico antes.

Não gosto do sabor do vinagre. O que eu devo fazer? Comece com uma pequena quantidade e vá aumentando. Ou experimente vinagre de vinho branco em vez de vinagre de maçã (algumas pessoas preferem). Ou alguns dos coquetéis sem álcool e chás da seção de receitas nas páginas seguintes — é provável que eles te surpreendam. E se o vinagre realmente não funcionar para você, experimente a Opção Limão, conforme sugerido acima.

Por que as receitas recomendam um canudo? Mesmo que o vinagre diluído não seja ácido o suficiente para danificar o esmalte dos dentes, sugiro que você beba com um canudo apenas por precaução. Jamais beba direto da garrafa. Como parte de outros preparos, como um vinagrete, tudo bem.

Existem efeitos colaterais negativos em tomar uma colher de sopa de vinagre? Você não deve ter nenhum efeito colateral negativo desde que se atenha ao vinagre potável — ou seja, com 5% de acidez (o vinagre de limpeza tem 6% de acidez, então, se estiver próximo às vassouras e ao papel higiênico no supermercado, não beba!).

Ah, não! Esqueci de tomar o vinagre antes da refeição. É tarde demais? Não! Isso acontece comigo toda hora. Não há problema. Você ainda pode bebê-lo durante ou após a refeição.

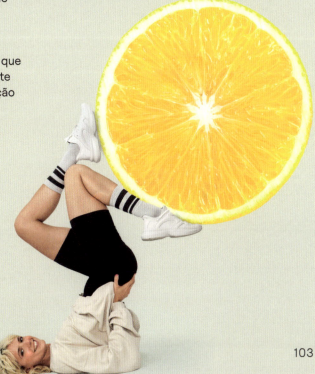

103

SEMANA 2. VINAGRE

GG CLASSIC

Você vai precisar de:

1 colher (sopa) de vinagre de maçã ou outro vinagre da sua preferência

+ água

Um original de 2020. A forma mais simples de acrescentar o vinagre à sua rotina. Qualquer hora do dia funciona — mas é mais poderoso se tomado antes de você consumir qualquer alimento com amido ou açúcar. Alguns vinagres são menos pungentes do que outros, portanto, escolha aquele que melhor se adapta ao seu paladar. Saúde!

Como preparar:

• Misture o **vinagre** com 300 ml de **água** em um copo alto. O ideal é tomar com um canudo, para proteger o esmalte dos dentes. (Se achar o sabor muito forte, comece com uma colher (chá) de vinagre, em vez de uma colher (sopa).)

Variações
Se quiser, você pode acrescentar:
algumas gotas de sumo de limão
gelo
ou usar água com gás

Rende: 1
SEM GLÚTEN, VEGANO

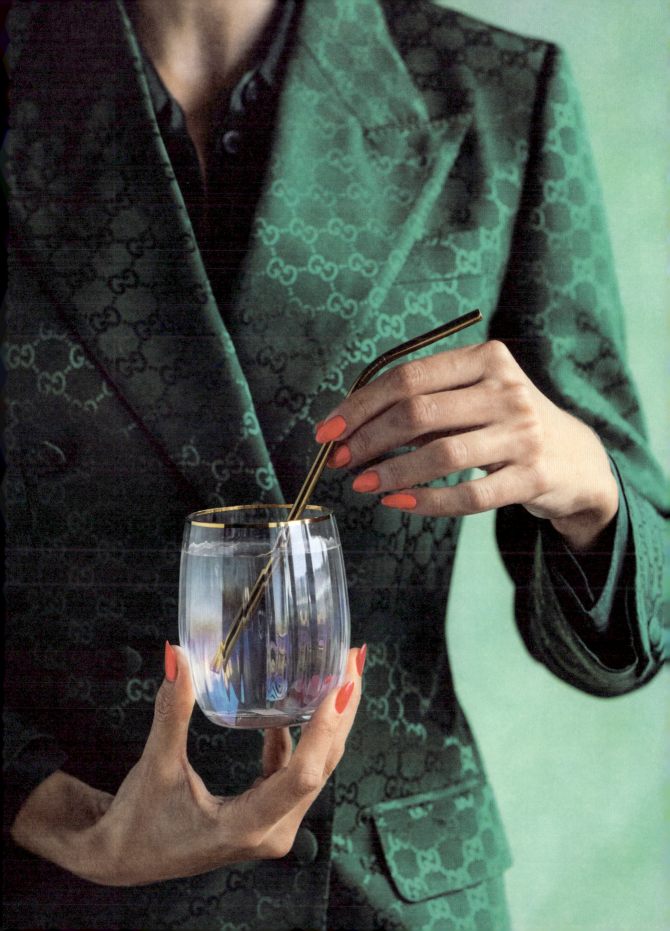

SEMANA 2. VINAGRE

OPÇÃO LIMÃO
(para quem não gosta de vinagre)

Você vai precisar de:

sumo de ½ limão-siciliano

cubos de gelo (opcional)

+ água

Se o vinagre for um empecilho (e você simplesmente não consegue tomá-lo), é possível contornar a dica do vinagre substituindo-o por sumo de limão. Ele não tem o mesmo poder sobre os seus níveis de glicose, mas ainda é útil. Você também pode usar sumo de limão-taiti em vez de siciliano.

Como preparar:

• Misture o **sumo de limão** com 300 ml de **água** em um copo alto, com um pouco de **gelo** também, se quiser. Você pode usar água com gás, se preferir. O ideal é tomar com um canudo, para proteger o esmalte dos dentes. Uma alternativa é colocar o conteúdo em uma garrafa de água (ver Garrafa de Apoio Emocional, na página 112) e ir bebendo aos poucos ao longo do dia.

Rende: 1
SEM GLÚTEN, VEGANO

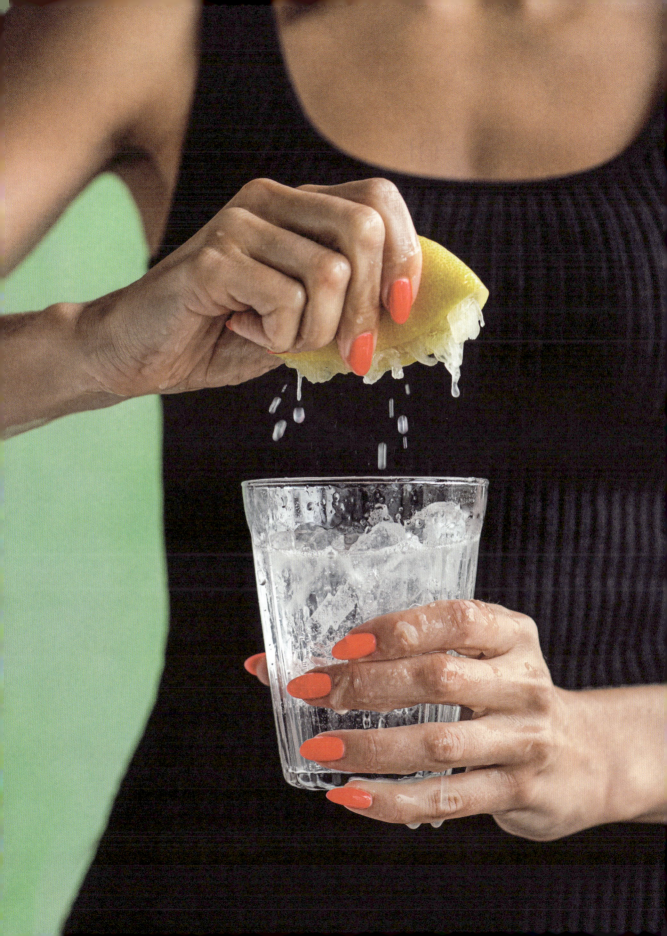

SEMANA 2. VINAGRE

FORMA DE GELO

Você vai precisar de:

vinagre de maçã ou outro vinagre da sua preferência

Se você é o tipo de pessoa que gosta de organizar coisas e que não quer sujar uma colher a cada dia para medir suas doses de vinagre, isso aqui é para você: distribua suas colheres (sopa) diárias de vinagre em uma forma de gelo, e coloque um cubo na bebida da sua preferência todos os dias. Um arraso!

Como preparar:

- Despeje 1 colher (sopa) de **vinagre de maçã** em cada buraco de uma forma de gelo e leve ao freezer. Adicione um cubo a qualquer bebida que desejar — em uma garrafa de água, copo ou caneca!

Rende: o número de espaços da sua forma de gelo
Tempo de preparo: 5 minutos
SEM GLÚTEN, VEGANO

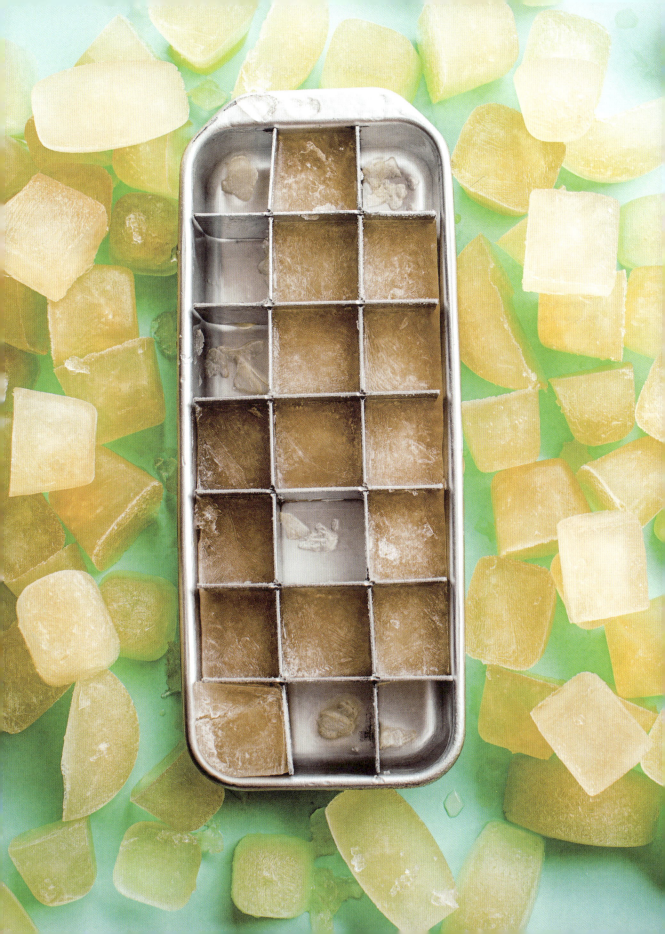

SEMANA 2. VINAGRE

O CANTIL

Você vai precisar de:

um vinagre da sua preferência

Ou como ter o seu vinagre sempre à mão.

Como preparar:

• Despeje várias colheres (sopa) do seu **vinagre** preferido em um pequeno cantil ou garrafa. Mantenha-o na bolsa e acrescente uma colher (sopa) do vinagre armazenado a qualquer bebida que você tomar em qualquer lugar — em um restaurante, no escritório, durante uma viagem...

Rende: 1
SEM GLÚTEN, VEGANO

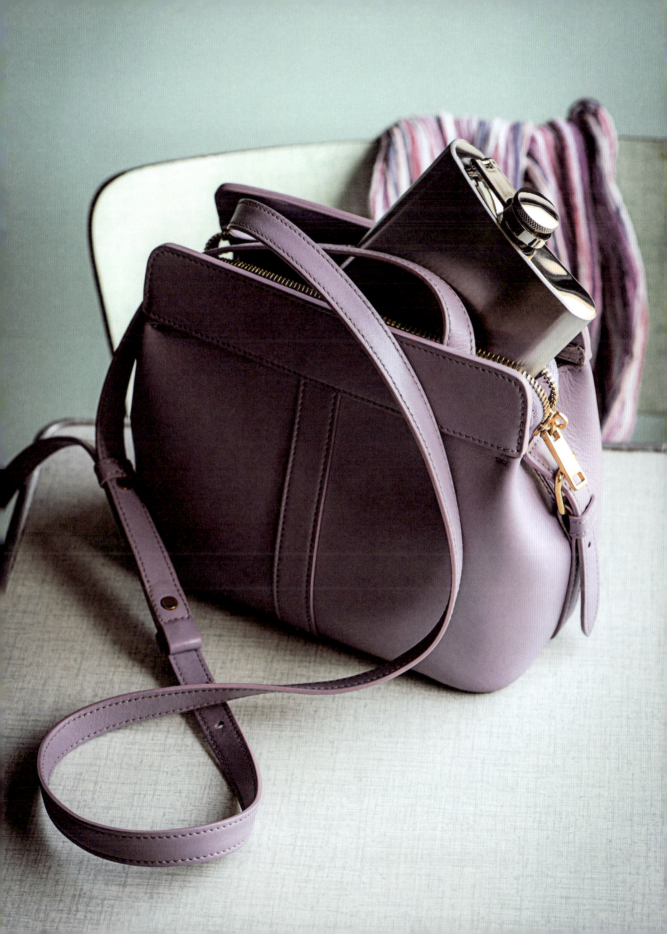

SEMANA 2. VINAGRE

GARRAFA *de* APOIO EMOCIONAL

Você vai precisar de:

1 colher (sopa) de vinagre de maçã ou outro vinagre da sua preferência

+ água

Eis aqui outra forma de usar o vinagre: dilua uma colher (sopa) em sua garrafa d'água e beba ao longo do dia. Carregue a garrafa com você como um ursinho de pelúcia. Apoio emocional e apoio à sua glicose em um só.

Como preparar:

- Misture o **vinagre** com 500 ml de **água** em sua garrafa (ou o suficiente para enchê-la). Beba ao longo do dia.

Rende: 1
SEM GLÚTEN, VEGANO

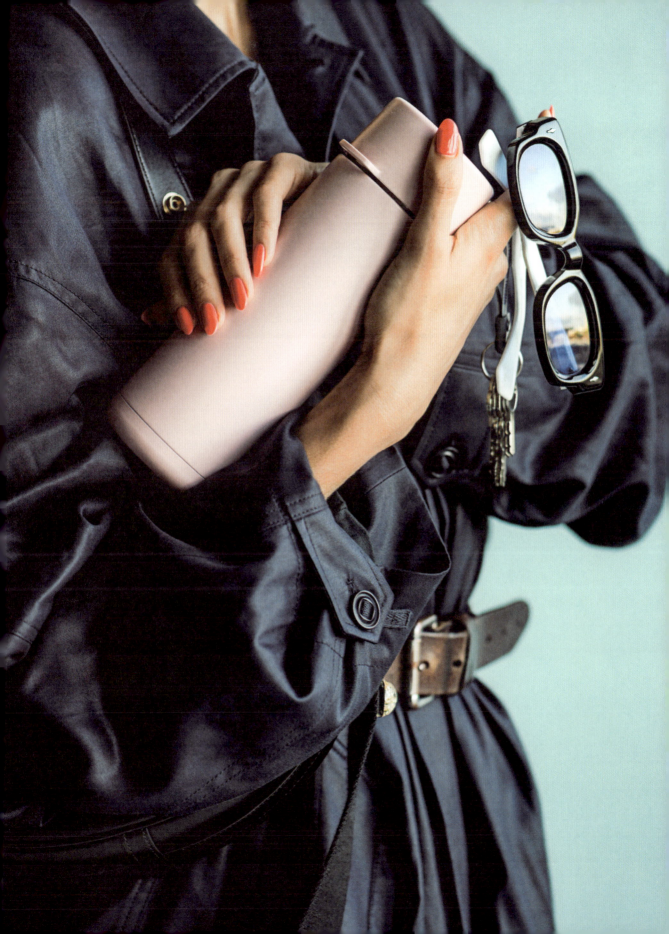

SEMANA 2. VINAGRE

COQUETEL *de* VINAGRE *no* RESTAURANTE

Você vai precisar de:

um garçom ou uma garçonete simpáticos

um pouco de vinagre

+ água

Muitas vezes me perguntam o que fazer se não tivermos vinagre conosco e quisermos pôr em prática nossa dica do vinagre quando formos a um restaurante. Boa notícia: a maioria dos restaurantes tem vinagre. Ótima notícia: você pode sugerir a todos à mesa que experimentem colocar um pouco de vinagre em seus copos d'água também.

Como preparar:

● Peça ao garçom um pouco de **vinagre** — de qualquer tipo — e despeje 1 colher (sopa) no seu copo d'**água**. Beba de preferência antes de começar a comer, mas durante a refeição também serve.

SEM GLÚTEN, VEGANO

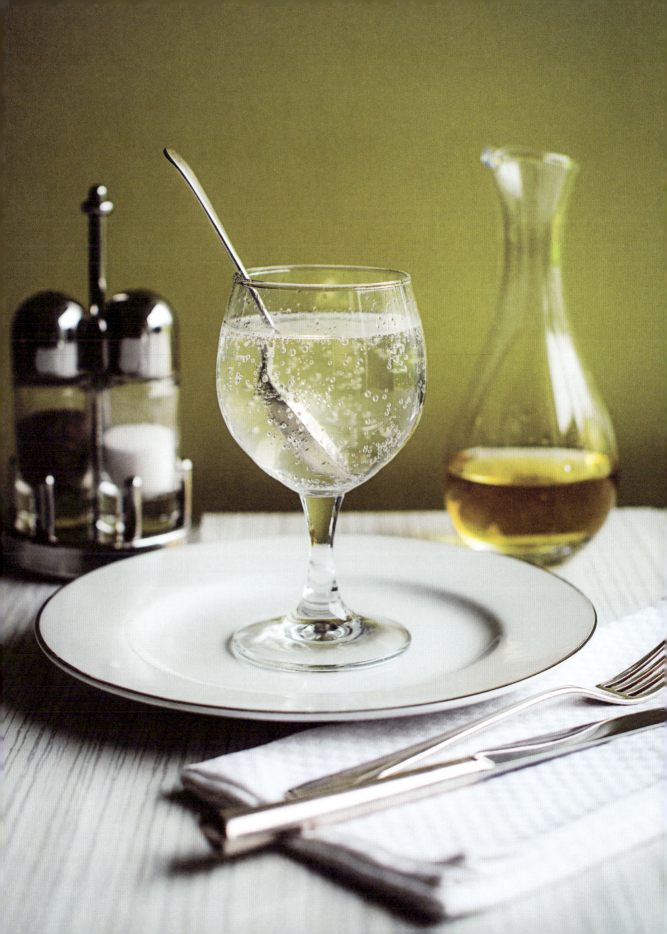

SEMANA 2. VINAGRE

SLUSHIE DE MOJITO *inesperado*

Você vai precisar de:

2 ramos de hortelã, apenas as folhas, mais alguns ramos para decorar

1 colher (sopa) de vinagre de maçã

cubos de gelo

+ água com gás, para completar

E, assim, damos início a uma série de coquetéis sem álcool que vão fazer você cumprir a sua dica diária do vinagre por meio de um ritual divertido. Eu sei que você pode estar inclinado a pular essas receitas, mas dê uma chance. Os participantes do meu estudo-piloto me disseram que elas os ajudaram bastante a aproveitar a dica do vinagre.

Como preparar:

● Em um liquidificador, bata as folhas de **hortelã**, o **vinagre de maçã** e o **gelo** até obter a consistência de uma raspadinha.

● Transfira a mistura para uma taça de coquetel, complete com **água com gás** e sirva.

Rende: 1 / Tempo de preparo: 5 minutos
SEM GLÚTEN, VEGANO

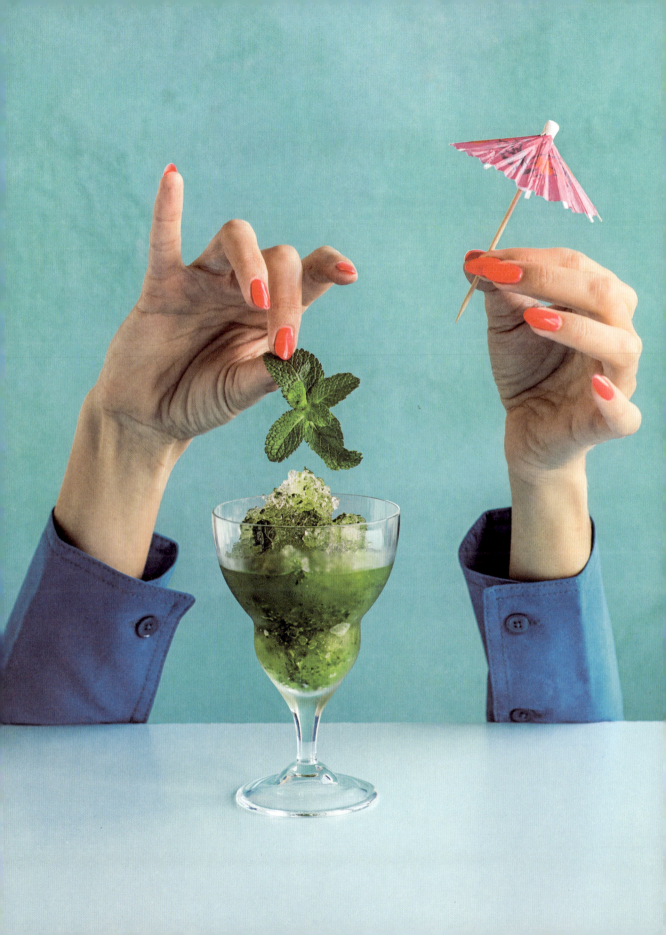

SEMANA 2. VINAGRE

GIGANTE DE GENGIBRE

Você vai precisar de:

1 pedaço de 3 cm de gengibre, sem casca e finamente ralado

1 colher (sopa) de vinagre de maçã

cubos de gelo

+ água com gás, para completar

uma rodela de limão, para decorar (opcional)

Adoro pensar que as dicas de glicose são "gigantes gentis" que adotamos ao longo do dia. Eles protegem nossos níveis de glicose e nos liberam para fazer o que quisermos. Este gigante em particular provoca um formigamento na boca e um calor na garganta.
Se você adora gengibre, comece com duas colheres (chá). Se for uma novidade, comece com uma colher (chá) e vá aumentando.

Como preparar:

• Misture o **gengibre** e o **vinagre de maçã** em um copo.

• Encha o copo com **gelo** e complete com **água com gás**. Uma rodela de limão rende uma bela decoração, se você desejar.

Rende: 1 / Tempo de preparo: 5 minutos
SEM GLÚTEN, VEGANO

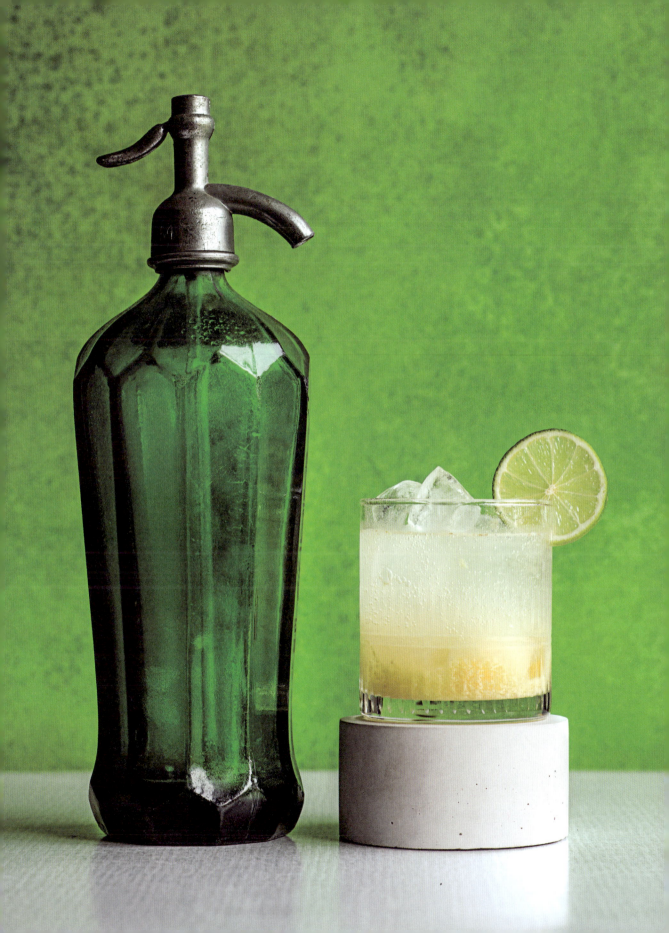

SEMANA 2. VINAGRE

SPRITZER DE MAÇÃ

Você vai precisar de:

 1 colher (chá) de canela em pó

 1 colher (sopa) de vinagre de maçã

 cubos de gelo

+ água com gás, para completar

 ½ maçã pequena, sem o miolo, em fatias

Depois de todo esse papo sobre vinagre de maçã, faltaram os créditos para a mãe dele: a maçã! Aqui está ela, de uma ponta a outra. Um spritzer supersaboroso para bebericar, de preferência sob a sombra de uma macieira (se você fizer isso, me envie uma foto).

Como preparar:

● Misture a **canela** e o **vinagre de maçã** em uma tigela pequena até ficar bem homogêneo (é preciso mexer algum tempo para a canela se misturar completamente).

● Despeje a mistura em uma taça coupé. Adicione um pouco de **gelo** e um pouco de **água com gás**. Finalize com as fatias de **maçã**.

Rende: 1 / Tempo de preparo: 3 minutos
SEM GLÚTEN, VEGANO

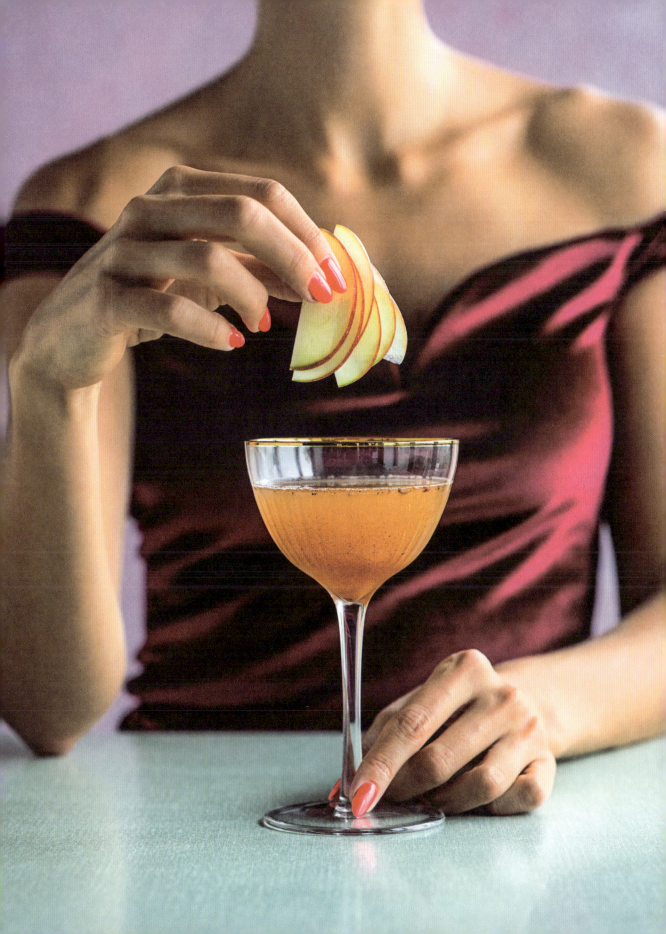

SEMANA 2. VINAGRE

SPRITZER (SEM SUMO) DE LARANJA

Você vai precisar de:

1 pedaço de 2,5 cm de gengibre, picado grosseiramente

2 ramos de hortelã, apenas as folhas, mais um ramo para decorar (opcional)

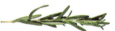

1 ramo de alecrim, apenas as folhas, mais um ramo para decorar (opcional)

raspas da casca de uma laranja pequena não encerada, mais uma rodela para decorar

¼ colher (chá) de cúrcuma em pó

1 colher (sopa) de vinagre de maçã

cubos de gelo

+ água com gás, para completar

Parece sumo de laranja, mas definitivamente não é. Porque o sumo de laranja (e todos os sumos de frutas) é um bilhete só de ida para uma montanha-russa de glicose, enquanto o nosso amigo aqui é um redutor de picos.

Como preparar:

• Coloque o **gengibre**, a **hortelã**, o **alecrim**, as **raspas de laranja**, a **cúrcuma** e o **vinagre de maçã** em um copo alto e esmague tudo com a ponta de uma colher de pau.

• Complete com **água com gás**, coloque um pouco de **gelo** em outro copo e coe o spritzer nele. Sirva com uma rodela de laranja e/ou um pouco de hortelã ou alecrim para decorar, se desejar.

Rende: 1 / Tempo de preparo: 5 minutos
SEM GLÚTEN, VEGANO

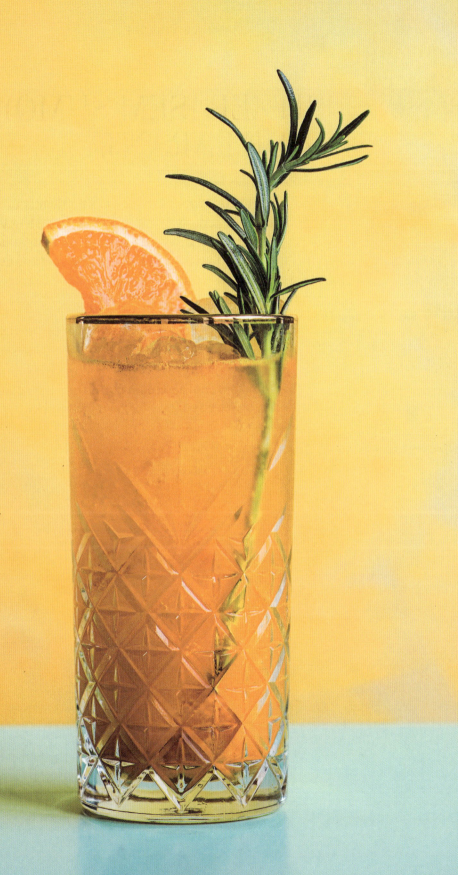

SEMANA 2. VINAGRE

PICLES DE PEPINO *com* ERVA-DOCE

Você vai precisar de:

200 ml vinagre de maçã

1 colher (sopa) de sementes de erva-doce

1 pepino (de cerca de 300 g), em fatias finas

+ 1 colher (sopa) de sal
+ água

Podemos consumir picles para pôr em prática nossa dica do vinagre? Podemos, sim. A melhor forma de garantir que eles estabilizem nossa glicose é prepará-los nós mesmos (picles comprados prontos às vezes contêm açúcar). Todas as receitas de picles nas páginas a seguir ficam prontas para consumo imediato. Comer cerca de cinco picles provê sua meta diária de 1 colher (sopa) de vinagre.

Como preparar:

• Despeje o **vinagre de maçã** em uma panela. Adicione as **sementes de erva-doce**, 50 ml de **água** e o **sal** e leve ao fogo médio. Deixe a mistura ferver, retire imediatamente a panela do fogo e reserve, para que o líquido esfrie um pouco.

• Enquanto isso, coloque as fatias de **pepino** em um pote esterilizado. Despeje o líquido resfriado (incluindo as sementes) no vidro até cobrir o pepino, feche e leve à geladeira.
Os picles estão prontos para consumo imediato, embora o sabor se intensifique com o tempo. Consuma em até 4 semanas.

Nota sobre frascos de esterilização: Preaqueça o forno a 140°C (120°C com convecção). Lave os potes e as tampas com água corrente e sabão e enxágue (mas não seque). Coloque os potes e as tampas de cabeça para baixo em uma assadeira e leve ao forno por 15 a 20 minutos. Encha e feche os potes enquanto ainda estiverem quentes.

Rende: 1 pote de 500 ml / Tempo de preparo: 15 minutos
SEM GLÚTEN, VEGANO

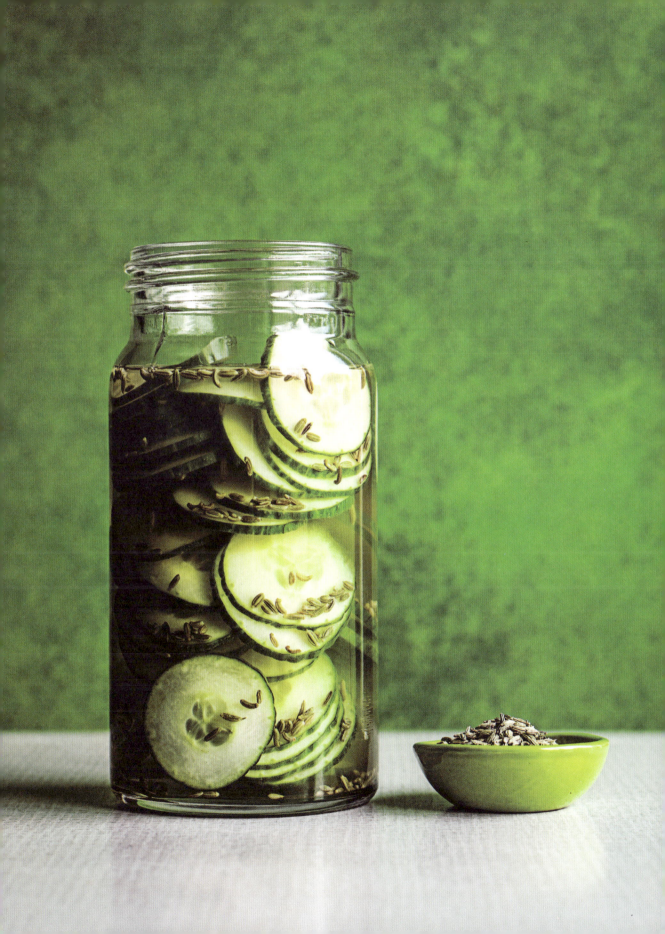

SEMANA 2. VINAGRE

PICLES DE COUVE-FLOR
com ZAATAR

Você vai precisar de:

200 ml vinagre de maçã

1½ colher (sopa) de *zaatar*

1 couve-flor pequena, sem os talos, partida em floretes bem pequenos

+ 1 colher (sopa) de sal

Esta receita é uma beleza. Comer cinco floretes de couve-flor conta como sua meta diária de 1 colher (sopa). Fácil de beliscar enquanto prepara uma refeição ou para acrescentar ao prato como seu amigo protetor.

Como preparar:

• Despeje o **vinagre de maçã** em uma panela pequena. Adicione o **zaatar** e o **sal** e leve ao fogo médio. Deixe o líquido ferver e retire imediatamente do fogo.

• Coloque os floretes de **couve-flor** bem apertados em um pote esterilizado e despeje o líquido fervente até cobri-los por completo (o calor vai amolecer e cozinhar levemente a couve-flor). Tampe e deixe esfriar. Você pode comer o picles imediatamente, mas ele fica muito melhor depois de uma hora no líquido de conserva, e o sabor se intensifica com o tempo. Consuma em até 4 semanas.

Rende: 1 pote de 500 ml / Tempo de preparo: 15 minutos
SEM GLÚTEN, VEGANO

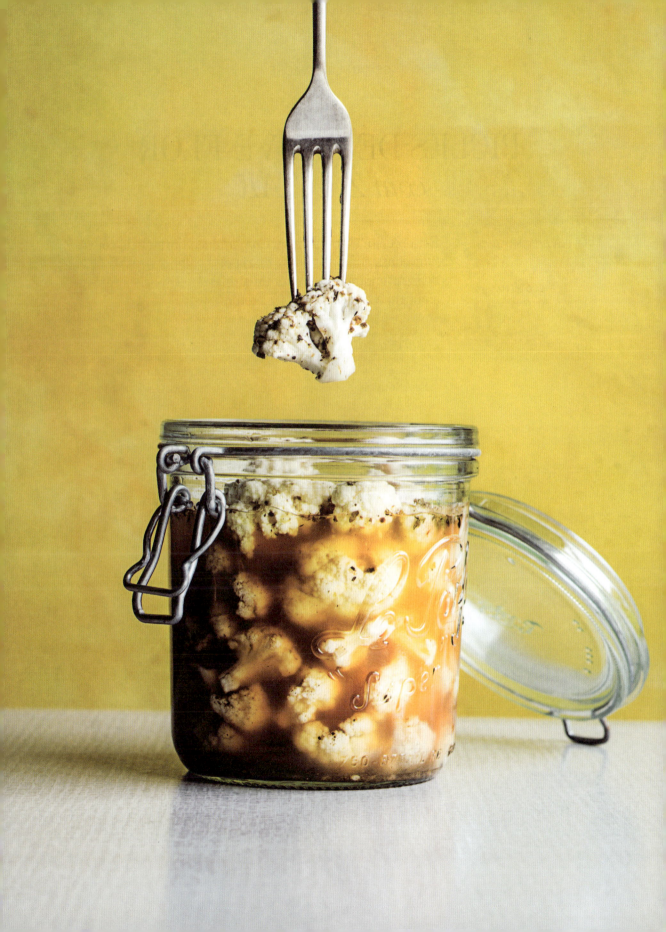

SEMANA 2. VINAGRE

PICLES DE RABANETE *com* SEMENTE *de* COENTRO *e* LARANJA

Você vai precisar de:

200 ml de vinagre de maçã

4 tiras de casca de laranja não encerada

1 colher (sopa) de sementes de coentro

200 g de rabanete, em fatias finas

+ 1 colher (sopa) de sal

Na minha opinião, o picles mais impressionante que se pode ter na geladeira. E um companheiro perfeito para Uma Elegante Torrada de Salmão (p. 64). Se você quiser colocar em prática suas dicas de café da manhã salgado e de vinagre de uma vez só, acrescente cinco fatias de rabanete a essa torrada ou a qualquer outra receita de café da manhã.

Como preparar:

• Despeje o **vinagre de maçã** em uma panela pequena. Acrescente a **casca de laranja**, as **sementes de coentro** e o **sal** e leve a panela ao fogo médio. Deixe o líquido ferver e retire imediatamente do fogo. Reserve e deixe o líquido esfriar um pouco.

• Coloque as fatias de **rabanete** em um pote esterilizado, despeje o líquido resfriado (incluindo as sementes e as cascas) até cobri-las, tampe e leve à geladeira. Você pode comer o picles imediatamente, mas ele fica muito melhor depois de uma hora no líquido de conserva, e o sabor se intensifica com o tempo. Consuma em até 4 semanas.

Rende: 1 pote de 500 ml / Tempo de preparo: 15 minutos
SEM GLÚTEN, VEGANO

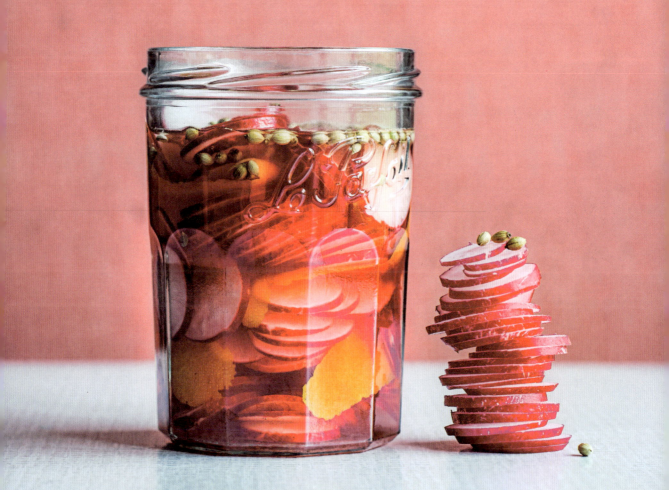

SEMANA 2. VINAGRE

CHÁ QUENTE DE CANELA

Você vai precisar de:

1 colher (sopa) de vinagre de maçã

½ colher (chá) de canela em pó

+ água quente (quase fervendo), da chaleira
+ pau de canela, para decorar (opcional)

Você pode misturar vinagre ao chá? Sim, você pode! E, se você estiver um pouco tímido em relação a essa coisa toda do vinagre, esta receita quentinha, uma das preferidas da comunidade, é um ótimo ponto de partida. A canela complementa lindamente o vinagre.

Como preparar:

• Em uma caneca, misture bem o **vinagre de maçã** e a **canela em pó**. Despeje a **água quente**, mexa e decore com um pau de canela, se quiser. Aproveite!

Rende: 1 / Tempo de preparo: 5 minutos
SEM GLÚTEN, VEGANO

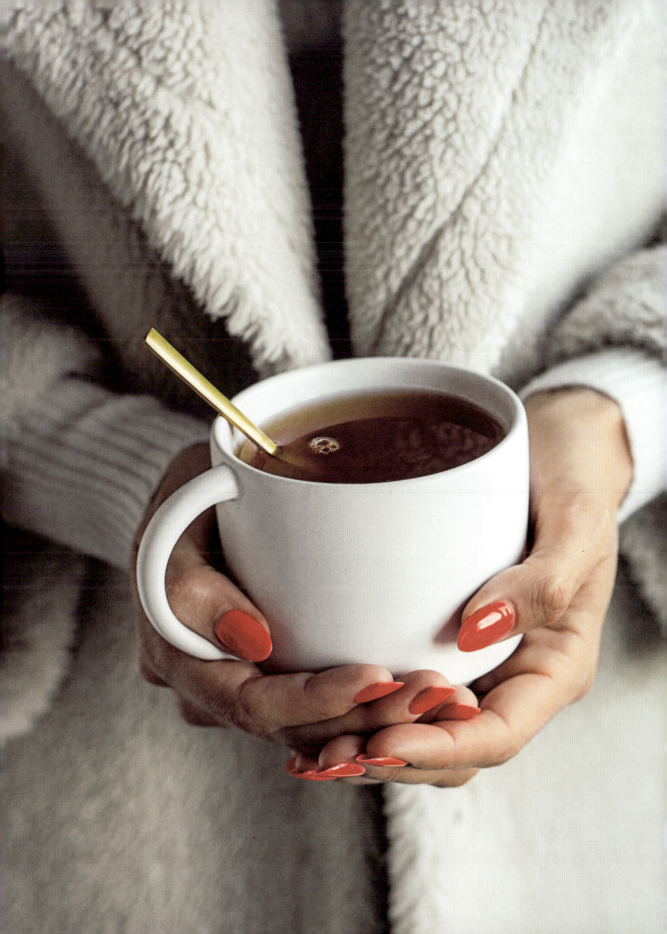

SEMANA 2. VINAGRE

CHÁ DE CÚRCUMA *e* PIMENTA-DO-REINO

Você vai precisar de:

 1 colher (sopa) de vinagre de maçã

 1 colher (chá) de cúrcuma em pó

 ½ colher (chá) de pimenta-do-reino preta moída

+ água quente (quase fervendo), da chaleira

Bem, bom dia para você também! Quando acordar é difícil, sugiro recorrer a uma xícara deste chá. É como um jato de água fria no rosto, mas muito mais agradável.

Como preparar:

• Misture o **vinagre de maçã**, a **cúrcuma** e a **pimenta-do-reino** em uma caneca e complete com **água quente**.

Rende: 1 / Tempo de preparo: 5 minutos
SEM GLÚTEN, VEGANO

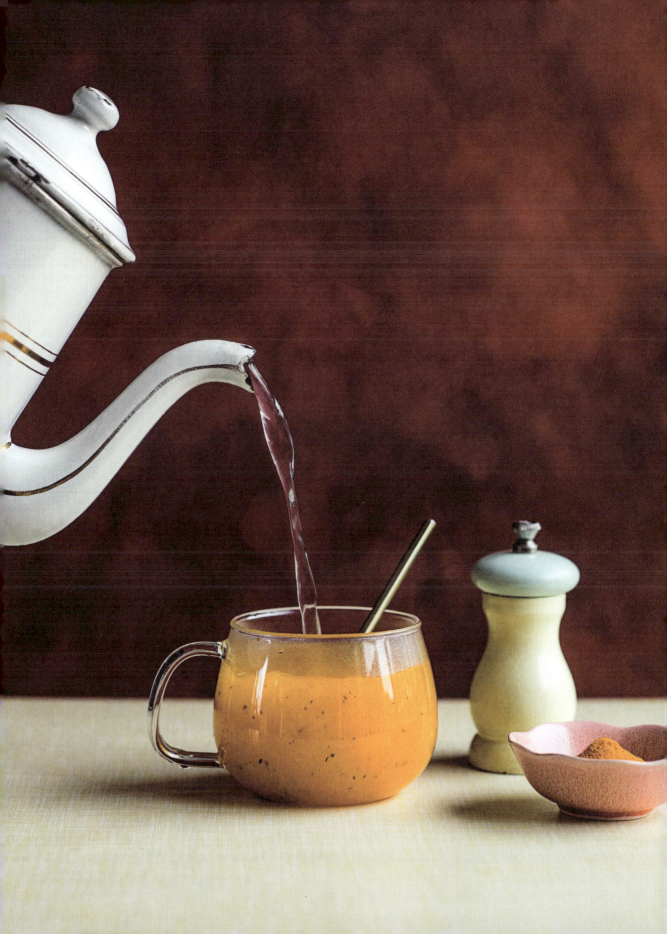

SEMANA 2. VINAGRE

SIDRA PICANTE *sem igual*

Você vai precisar de:

1 pedaço de 5 cm de gengibre, picado grosseiramente

1 pimenta vermelha ou verde, cortada ao meio no sentido do comprimento

½ laranja não encerada, em rodelas finas, depois cada rodela cortada em quatro

1 colher (chá) de cúrcuma em pó

½ colher (chá) de pimenta vermelha em pó

200 ml de vinagre de maçã

Você é o tipo de pessoa que gosta de um desafio? Então venha nessa e experimente esta ardente alquimia. Acrescente uma colher (sopa) a um copo de água com gás para obter uma bebida refrescante, ou a uma caneca de água quente para obter um chá; ou misture a algumas colheres (sopa) de azeite e um pouco de mostarda para preparar um molho de salada alucinante. Nota: você precisa fazer esta receita com dois dias de antecedência para que os ingredientes tenham tempo de se infundir e brilhar.

Como preparar:

• Coloque **todos os ingredientes** em um pote esterilizado. Feche o pote com a tampa, agite bem e leve à geladeira. A "sidra" está pronta para consumo após 2 a 3 dias, e dura até 4 semanas. Agite bem antes de beber.

Rende: 1 pote de 500 ml / Tempo de preparo: 10 minutos
SEM GLÚTEN, VEGANO

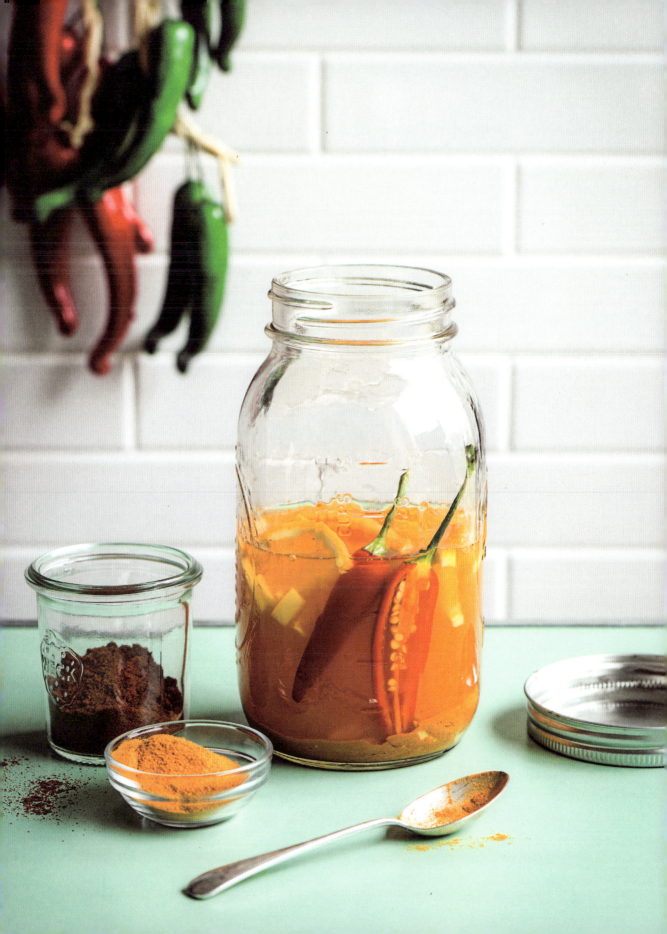

SEMANA 2. VINAGRE

MOLHO DE ORÉGANO

Você vai precisar de:

2 colheres (sopa) de vinagre de maçã

2 colheres (sopa) de mostarda de Dijon

1 colher (sopa) de orégano seco

+ 6 colheres (sopa) de azeite
+ sal e pimenta-do-reino

Outra maneira fácil de usar o vinagre é como molho. As páginas a seguir apresentam minhas formas preferidas de temperar meus pratos e reduzir o pico de glicose deles ao mesmo tempo.

Como preparar:

- Coloque **todos os ingredientes** e o **azeite** em um pote pequeno e tempere bem com **sal** e **pimenta-do-reino**. Tampe e agite vigorosamente até emulsificar. Guarde na geladeira.

Rende: 2 porções / Tempo de preparo: 5 minutos
SEM GLÚTEN, VEGANO

MOLHO *perfeito* DE PARMESÃO

Você vai precisar de:

2 colheres (sopa) de vinagre de maçã

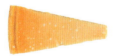

4 colheres (sopa) de queijo parmesão, finamente ralado

12 folhas de manjericão, rasgadas grosseiramente

+ 6 colheres (sopa) de azeite
+ sal e pimenta-do-reino

Escuta só, pessoal, não é culpa minha, eu fui criada à base de parmesão. Chuto que já tenha comido uns 150 quilos de parmesão nos meus trinta anos de existência. Isso é mais ou menos o peso de um urso panda. Portanto, você verá muito parmesão neste livro. Peço desculpas antecipadas. A boa notícia é que ele deixa um molho de vinagre sensacional.

Como preparar:

- Coloque **todos os ingredientes** em uma tigela pequena, acrescente o **azeite** e tempere com **sal** e **pimenta-do-reino**. Use um mixer de mão para bater a mistura até ficar homogênea e maravilhosamente verde. O molho fica melhor se usado imediatamente, mas dura na geladeira por 2 a 3 dias, embora possa perder um pouco do verde vibrante nesse tempo.

Rende: 2 porções / Tempo de preparo: 7 minutos
SEM GLÚTEN, VEGETARIANO

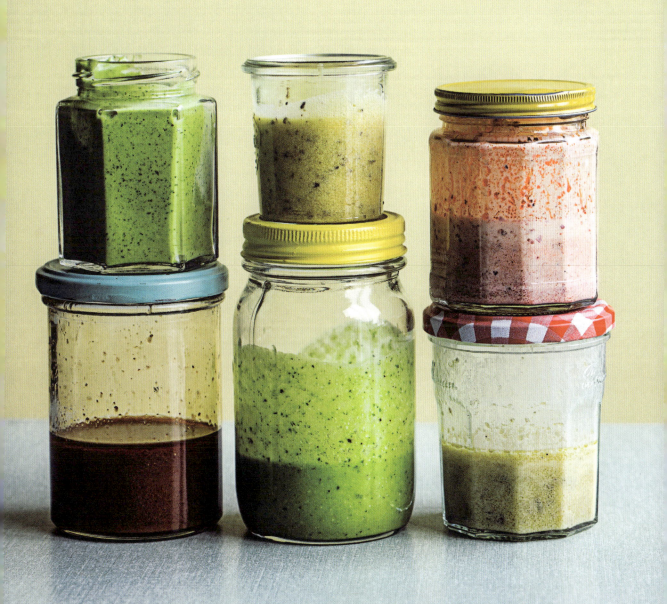

SEMANA 2. VINAGRE

MOLHO *picante* DE SRIRACHA

Você vai precisar de:

2 colheres (sopa) de óleo de gergelim

2 colheres (sopa) de vinagre de maçã

2 colheres (sopa) de Sriracha

2 colheres (sopa) de shoyu (ou tamari, se você não consome glúten)

4 colheres (chá) de mostarda inglesa

+ pimenta-do-reino preta

Alguns gostam quente, outros gostam fria, alguns gostam na panela depois do sétimo dia. E há também quem goste de usar rimas para chamar a atenção. Se você se enquadra na categoria de quem gosta quente, este molho é para você. Experimente em um colorido *coleslaw*, com pimentões vermelhos assados ou com um pouco de rúcula e nozes, para fazer uma salada fresca e pôr em prática sua dica do vinagre do dia.

Como preparar:

• Coloque **todos os ingredientes** em um pote e tempere com um pouco de **pimenta-do-reino**. Tampe e agite até que o molho esteja completamente emulsionado. Leve à geladeira até a hora de usar (você pode precisar dar uma agitada extra antes de usar).

Rende: 2 porções / Tempo de preparo: 5 minutos
SEM GLÚTEN, VEGANO

MOLHO DE *HARISSA* e IOGURTE

Você vai precisar de:

1 colher (sopa) de pasta de *harissa*

2 colheres (sopa) de vinagre de maçã

2 colheres (sopa) de iogurte grego natural

+ 1 colher (sopa) de azeite
+ sal e pimenta-do-reino

Dando sequência (eu disse que o vinagre seria muito mais fácil e divertido do que você podia imaginar), veja este molho lindo e aromático. Eu sou louca por couve fresca ou legumes assados com molho de iogurte.

Como preparar:

• Coloque **todos os ingredientes** em um pote com o **azeite**, tempere bem com **sal** e **pimenta-do-reino**, depois tampe bem. Agite o pote até que o conteúdo esteja bem combinado. Leve à geladeira e consuma em até 5 dias.

Rende: 2 porções / Tempo de preparo: 5 minutos
SEM GLÚTEN, VEGETARIANO

SEMANA 2. VINAGRE

MOLHO DE AZEITONAS *e* ALCAPARRAS

Você vai precisar de:

2 colheres (chá) de mostarda de Dijon

2 colheres (sopa) de vinagre de maçã

1 colher (chá) de alcaparras, escorridas

3 azeitonas verdes sem caroço

+ 3 colheres (sopa) de azeite
+ sal e pimenta-do-reino

Nem todo herói usa capa. Alguns usam alcaparras. Este molho é um pouco inusitado, mas, se agradar ao seu paladar, você poderá prepará-lo todos os dias. É uma ótima opção para provar quando você estiver com espírito aventureiro.

Como preparar:

● Coloque **todos os ingredientes** em uma tigela com o **azeite** e amasse com um garfo até emulsionar (em vez disso, você pode picar finamente as alcaparras e as azeitonas e misturá-las). Tempere a gosto e leve à geladeira até a hora de servir.

Rende: 2 porções / Tempo de preparo: 7 minutos
SEM GLÚTEN, VEGANO

PASTINHA GREEN GODDESS

Você vai precisar de:

½ abacate pequeno e maduro, sem o caroço

um maço pequeno de coentro

sumo de ½ limão

1 colher (sopa) de mostarda de Dijon

2 colheres (sopa) de vinagre de maçã

+ 2 colheres (sopa) de azeite
+ sal e pimenta-do-reino

Deusas trabalham em equipe. Prepare esta pastinha para servir com vegetais crus ou para misturar a uma tigela de folhas verdes. Ou, se você gosta tanto quanto eu, coma pura mesmo. Vinagre? Confere. Delícia? Confere. Uma pastinha macia e sedosa, praticamente um molho para servir às colheradas.

Como preparar:

● Coloque a polpa do **abacate** e **todos os ingredientes** restantes em um processador de alimentos com o **azeite** e bata até ficar homogêneo. Tempere com **sal** e **pimenta-do--reino** a gosto. O molho fica melhor se usado imediatamente, mas dura 24 horas, tampado, na geladeira (ele pode perder um pouco da cor, mas o sabor se mantém).

Rende: 2 porções / Tempo de preparo: 5 minutos
SEM GLÚTEN, VEGANO

139

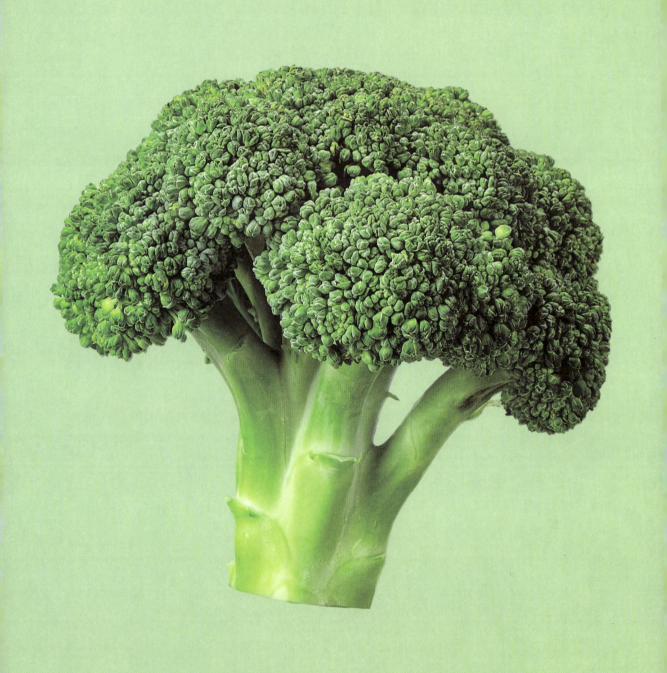

SEMANA 3

ENTRADA VERDE

Coisas fabulosas acontecem para aqueles que começam a Semana 3... É hora de conhecer uma super-heroína da glicose: a fibra!

SEMANA 3. ENTRADA VERDE

DEPOIMENTOS
da COMUNIDADE

"Eu me sinto menos inchado e estou dormindo melhor. Ao longo dessas três primeiras semanas aprendi muito sobre alimentação, meu corpo e algumas reações que até hoje eu não entendia. Uma coisa que nunca fazia era comer os vegetais primeiro, e isso teve um grande impacto no meu apetite."

"Vou completar 65 anos em janeiro e é provavelmente assim que eu vou comer pelo resto da minha vida!"

"Eu me sinto melhor a cada dia. Os pelos faciais indesejados no meu queixo diminuíram."

"Minha consciência em relação a como minha alimentação afeta a forma como meu corpo se sente aumentou drasticamente. Por exemplo, pulei a entrada verde e o vinagre em uma refeição e quase entrei em 'coma alimentar' — quer dizer, eu não comi mais em quantidade, mas a refeição me deixou com muito sono, esgotada e irritadiça. Foi uma constatação avassaladora para mim!"

"Sou muito grato por este Método. Minha qualidade de vida e minha saúde geral têm melhorado desde a Semana 1."

"A entrada verde se tornou obrigatória para mim, e eu me sinto muito melhor."

"Percebi que tinha menos compulsões alimentares à noite quando comia uma entrada verde antes do jantar."

"Depois desta semana, não consigo começar uma refeição sem uma entrada verde... simplesmente não faz sentido não preparar o meu corpo para a comida que virá a seguir."

"Não reparei muitas mudanças durante a semana do vinagre, mas agora minhas compulsões alimentares diminuíram significativamente. As entradas verdes são indiscutíveis. Amo o programa e o quanto as dicas são fáceis. Elas se tornaram um hábito, e essa é a chave do sucesso!"

"Minha cintura diminuiu e me sinto mais leve e feliz. Sou capaz de comer sem culpa e adoro completamente as entradas verdes."

"Agora meus filhos tomam um café da manhã salgado e comem entradas verdes: ótimos hábitos a serem adotados desde cedo na vida."

SEMANA 3. ENTRADA VERDE

"Achei que esta semana seria um desafio, mas acabou sendo ótima, e estamos usando a criatividade."

"Estou muito empolgado por ter aprendido a lidar com a fominha das quatro da tarde. Agora eu simplesmente como uma entrada verde e considero ela parte do jantar, em vez de ficar com a sensação de que estou 'estragando meu apetite' com lanchinhos."

"Agora tenho níveis de energia estáveis ao longo do dia (eu sempre me sentia muito cansado após o café da manhã, à tarde ou após algumas refeições, e nunca entendia por quê, nem sabia como corrigir isso, mas agora sei). Finalmente, consigo fazer um intervalo maior entre as refeições sem ficar tonto, irritado de fome nem ter compulsões (essa é a maior mudança para mim, porque muitas vezes eu sofria de tontura e me sentia trêmulo quando estava com fome, o que eu odiava porque sabia que tinha que comer o mais rápido possível e não fazia ideia de como mudar esse ciclo)."

"Adotar uma entrada verde em vez de pão ou batata frita antes das refeições (mesmo que eu esteja apenas beliscado um talo de aipo enquanto cozinho) fez a maior diferença em como eu me sinto após a refeição — nada mais de moleza ou tontura uma hora depois."

"Comer os vegetais primeiro diminui a ansiedade em relação ao que eu devo ou não comer. Com a entrada verde, sei que estou me ajudando. É só nisso que eu penso."

"Sinto uma melhora geral indiscutível, no humor e na névoa mental."

"Uma diferença incrível foi que pouco tempo atrás fui conversar com um amigo e tomamos algumas taças de vinho. No ano passado, descobri que uma única taça já afetava meu sono, então evitava a bebida quase que completamente — e, embora saiba que não é uma bebida saudável de qualquer maneira, estava chegando ao ponto em que achava que não poderia aproveitar nem mesmo uma taça de vez em quando. Na outra noite, comi uma entrada verde e bebi água com bastante limão antes de sair. Pedimos azeitonas e queijo com o vinho. Consegui aproveitar a noite e, melhor ainda, dormir relativamente bem depois! Incrível!"

"Comer vegetais antes de uma refeição é muito mais fácil do que eu pensava. Eu simplesmente os deixo prontos, já cortados, na geladeira. É notável que tenho mais energia."

SEMANA 3. ENTRADA VERDE

Seu objetivo para a Semana 3

Parabéns por chegar à metade da nossa aventura juntos! A esta altura, sua glicose está se estabilizando, a inflamação diminuindo e o envelhecimento desacelerando. Seu corpo deve ter começado a experimentar uma profunda mudança positiva por dentro. Você está ajudando seu cérebro a se sentir melhor e ajudando seu corpo a evitar doenças a longo prazo.
Você tem motivos para sentir muito orgulho.

A dica desta semana? Acrescentar fibras ao início das nossas refeições. Uma verdadeira deusa para nossas curvas de glicose, a fibra é encontrada principalmente nos vegetais. Eis o plano: **pelas próximas duas semanas você vai acrescentar um prato de vegetais antes de uma das suas refeições durante o dia**. Isso significa adicionar mais comida às suas refeições habituais.
Eu chamo isso de "entrada verde". Essa entrada verde deve constituir cerca de 30% da sua refeição.

Não importa se os vegetais são cozidos ou crus, temperados ou puros. Não é preciso esperar entre a entrada verde e as outras comidas, nem mudar o restante da refeição. Você pode até combinar sua entrada verde com um molho à base de vinagre para pôr em prática duas dicas de uma vez só. Indiquei as receitas que fazem isso (por exemplo, as das páginas 152 e 168).

Durante o experimento-piloto, muitos participantes relataram que — para surpresa deles — esta dica foi uma das mais difíceis de colocar em prática, devido ao volume de preparação necessário. Então, nas páginas seguintes, incluí muitas das minhas receitas preferidas para dar inspiração. Todas são supersimples de preparar. Inclusive, muitas delas são uma mera questão de montagem: não é preciso cozinhar nada. Recomendo que você planeje as próximas duas semanas de entradas verdes e faça uma lista de compras detalhada. Você pode se surpreender com a quantidade de vegetais de que vai precisar! E lembre-se — continuamos com o nosso café da manhã salgado e a nossa dica do vinagre das Semanas 1 e 2.

SEMANA 3. ENTRADA VERDE

A ciência

A fibra é uma substância encontrada abundantemente em vegetais. Embora seja útil incorporar fibras à nossa dieta a qualquer hora que seja, quando ingeridas no *início* de uma refeição elas têm um impacto particularmente poderoso em nossos níveis de glicose.

Como já vimos, quando as fibras chegam ao nosso intestino superior antes de outros alimentos, elas provocam uma transformação incrível: se espalham contra as paredes do intestino, formando uma malha viscosa e protetora que permanece ali por algumas horas. Essa malha reduz a absorção de quaisquer moléculas de glicose que entrem em nosso sistema digestivo durante o restante da refeição, diminuindo a velocidade com que a glicose chega à nossa corrente sanguínea e, assim, reduzindo o pico de glicose provocado.

Após a sua entrada verde, você pode comer qualquer coisa de seu costume, ciente de que o pico de glicose será menor devido à malha protetora de fibras.

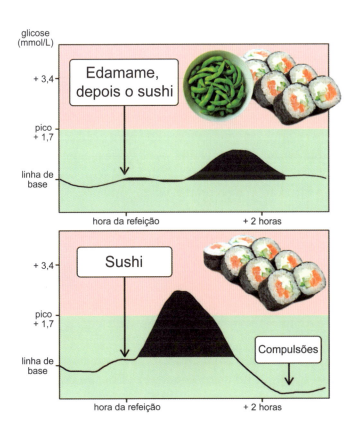

Para ter uma ideia, um estudo que simplesmente inverteu a ordem em que os alimentos eram consumidos durante uma refeição mostrou que ao consumir os vegetais primeiro (e os carboidratos por último) **o pico de glicose da refeição caiu em até 75%.** Isso foi alcançado sem alterar em nada a composição da refeição, apenas colocando os vegetais em primeiro lugar e aproveitando o poder das fibras que eles contêm. Impressionante.

O poderoso efeito de uma entrada verde sobre o pico de glicose de uma refeição.

145

Como preparar suas entradas verdes

As entradas verdes podem ser tão simples (como dez a doze azeitonas) ou sofisticadas (como o Funcho Assado, ver página 192) quanto você quiser. Tenho mais de trinta ideias de receitas para te inspirar.

Se você quiser preparar a sua própria entrada verde, eis o que fazer: escolha seu vegetal preferido; prepare da forma como você mais gosta (cru, cozido, assado...); tempere-o com um pouco de proteína ou gordura, se quiser (mas evite acrescentar açúcar); e coma antes de uma refeição à sua escolha.

Se for comer em um restaurante, peça uma salada no início da refeição, escolha uma entrada à base de vegetais ou consulte a seção de "acompanhamentos" do cardápio. Quase sempre existe um acompanhamento vegetariano que você pode pedir e comer primeiro: espinafre refogado, salada de repolho ou vagens, por exemplo.

Se estiver viajando, leve um pacote de cenouras baby, alguns tomates-cereja ou fatias de pepino em um saco ziplock. Tã-nã!

Como saber se você está fazendo direito

Você estará colocando esta dica em prática do jeito certo se a entrada verde representar **cerca de 30% de sua quantidade total de comida para a refeição escolhida**. Dependendo do tamanho das suas refeições, você pode ajustar as porções da receita para atingir essa meta. Se sobrar um pouco da entrada, por exemplo, guarde para o dia seguinte. Suas entradas verdes podem exigir um pouco de preparo — mas fazer em quantidade e ter sempre alguns vegetais crus na geladeira para quando você estiver sem tempo ajuda.

Então, enquanto você estiver comendo seus vegetais, imagine as fibras deles chegando ao seu sistema digestivo e montando acampamento lá para protegê-lo pelo resto da refeição. Você pode descobrir que, depois disso, comerá menos da sua refeição regular — **no entanto, esse não é o objetivo**. Eu o incentivo a comer como você faz normalmente, e apenas adicionar a entrada verde ao início da sua refeição.

Se a sua refeição já contiver vegetais, você pode transformá-los em uma entrada verde simplesmente ao comê-los primeiro, antes de colocar qualquer outra coisa na boca.

SEMANA 3. ENTRADA VERDE

Conselhos da comunidade

• Faça o máximo de preparo possível de antemão. Prepare grandes porções de vegetais para a semana inteira e guarde na geladeira.

• Estabeleça qual refeição do seu dia é mais conveniente para adotar esta dica. Na comunidade, as pessoas estão divididas quase igualmente: cerca de 50% comem a entrada verde antes do almoço, e cerca de 50% antes do jantar. Algumas poucas comem antes do café da manhã.

• Acrescentar vinagre ao molho da sua entrada verde é uma forma muito fácil de pôr em prática a dica do vinagre, caso você tenha dificuldade em fazê-lo de forma isolada.

• A entrada verde com rabanetes (página 184) é aclamada a preferida das famílias — tanto pelas crianças quanto pelos adultos.

• Se você não está acostumado a comer vegetais, pode sentir um pouco de inchaço à medida que seu intestino se acostuma com as fibras inéditas. Caso isso aconteça, opte por vegetais cozidos em vez de crus, pois eles podem ser mais delicados para o seu organismo.

• Não há necessidade de tentar incluir uma grande variedade de vegetais nesta dica. Qualquer vegetal funciona, então, se for mais fácil, basta escolher uma única forma preferida de comê-los e desfrutar dela todos os dias.

• Comer uma entrada verde não significa que você não pode consumir vegetais no restante da refeição.

• As entradas verdes são fáceis de compartilhar: sirva vegetais crus na mesa para a família inteira ou os dê para seus filhos comerem enquanto você prepara a refeição.

SEMANA 3. ENTRADA VERDE

Perguntas frequentes da comunidade

O que deve vir primeiro, a bebida com vinagre ou a entrada verde? Se você estiver colocando em prática as duas dicas na mesma refeição, então, de preferência, consuma primeiro o vinagre e depois a entrada verde. Ou você pode combinar os dois acrescentando um molho à base de vinagre à sua entrada verde.

Quantos vegetais devo comer?
Procure assegurar que a sua entrada verde represente cerca de 30% do volume total da refeição. Esse é o objetivo. Se um dia você não tiver tempo e só puder comer alguns tomates--cereja, tudo bem — um pouco de entrada verde ainda é melhor do que nada.

Posso comer as entradas verdes na hora do café da manhã? Sem dúvida! Esta semana pede que você acrescente uma entrada verde por dia a uma de suas refeições, e é claro que pode ser o café da manhã — embora a maioria das pessoas não esteja muito animada para comer vegetais logo cedo, de modo que o almoço e o jantar são as escolhas mais populares.

Quanto tempo posso esperar entre a entrada verde e a refeição principal? Você não precisa esperar nada, mas, se quiser, noventa minutos é o limite máximo. O que significa que, se quiser comer sua entrada verde em casa e depois sair para jantar, você pode!

Esqueci de comer minha entrada verde hoje, o que devo fazer? Não tem problema — acontece com todo mundo. São coisas demais para nos lembrarmos de fazer, por isso é normal que alguma fuja da nossa cabeça. Apenas continue no dia seguinte. Lembre-se — desde que você aplique as dicas 80% do tempo, o Método vai funcionar. Use o diário das páginas 28-35 para ajudá-lo a acompanhar seu desempenho.

Chucrute conta como entrada verde? Sim — o chucrute é feito de repolho, e o repolho é um (delicioso) vegetal.

Picles conta? Sim, picles são vegetais, e você pode comê-los como entrada verde. Certifique--se de aumentar a porção para que eles representem cerca de 30% da refeição. E mais algumas boas notícias: os picles também contam como sua dica do vinagre! Apenas certifique-se de que, caso tenham sido comprados prontos, eles não contenham açúcar. Para preparar o seu próprio, veja as páginas 124-9.

Azeitonas, abacates, lentilhas e leguminosas contam? Sim. Para as azeitonas, coma de dez a quinze unidades.

Pode ser uma sopa? Sopas grossas funcionam (veja a página 194 para minha receita de Sopa de 5 Minutos). Mas a sopa muito batida não é a melhor opção, porque nesse processo as partículas das fibras são pulverizadas, tornando--as menos eficazes na criação da malha protetora.

Minha entrada verde pode ser um purê?
De preferência não, porque o purê também compromete as partículas de fibra. Mas, às vezes, você pode não querer usar os dentes (ou talvez tenha acabado de ir ao dentista); neste caso, consulte o Purê de Favas Muito Macio na página 176.

Comi minha entrada verde e acabei perdendo a fome para o resto da refeição. Isso é normal?
Sim, é normal, acontece! Recomendo reduzir o tamanho da porção de sua entrada verde no futuro, para que você ainda tenha espaço para o resto da refeição. Mas está tudo bem.

SEMANA 3. ENTRADA VERDE

Quantas vezes ao dia devo comer uma entrada verde? Uma vez por dia é ótimo, e é esse o seu objetivo. No entanto, se você quiser (e puder) fazer isso tanto no almoço quanto no jantar, ajudará ainda mais a sua glicose.

Como faço para combinar o vinagre com a minha entrada verde? É simples: pegue o seu vinagre preferido e acrescente uma colher de sopa à sua entrada verde. Você também pode usar um dos molhos de vinagre da semana anterior (páginas 136-9).

Minha entrada verde pode ter molho ou ingredientes extras? Sim, ela vai ficar ainda mais saborosa. Azeite, iogurte, vinagre, mostarda, ervas, especiarias: são todos ótimos. Você também pode acrescentar qualquer coisa que seja proteína e gordura (queijo, nozes, carnes, peixes). Contanto que você não adicione montanhas deles (um tomate-cereja coberto com um quilo de queijo não conta propriamente como uma entrada verde) e que o que você acrescentar não contiver nem açúcar nem amido, está liberado!

Devo comer todos os meus vegetais primeiro, depois todas as proteínas e depois todos os carboidratos? Não, você não precisa fazer isso — mesmo que seja a maneira ideal, cientificamente comprovada, de ingerir os elementos de uma refeição para o bem da nossa glicose (veja a primeira dica no meu livro anterior, *A revolução da glicose*). Mas, no contexto deste Método, estamos nos concentrando apenas em começar pelos vegetais. O resto da refeição você pode comer na ordem que quiser: tudo misturado, não importa, e também pode adicionar mais vegetais.

Adicionar calorias a uma refeição com esta entrada não vai me fazer ganhar peso? Quaisquer calorias extras de uma entrada verde são boas calorias: elas vão manter você saciado e reduzir as compulsões por doces, a liberação de insulina e a inflamação. São mudanças positivas, que melhoram nossa saúde e podem levar à perda de peso.

Minha refeição pode ser apenas a entrada verde? Se você achar apropriado, não tem problema. Você pode querer adicionar uma porção de proteína para comer depois da entrada. Confira também nossas principais receitas para se inspirar (páginas 226-51).

O que devo comer como prato principal depois da entrada verde? Preparei algumas ideias de pratos principais para você nas páginas 226-51.

Por que sobremesa é uma boa ideia

Na Semana 1, você aprendeu sobre cafés da manhã salgados e sobre como evitar o consumo de açúcar pela manhã é fundamental para estabilizar nossa glicose. Esta semana, você está aprendendo que é melhor começar uma refeição pelos vegetais para reduzir o pico dos amidos e açúcares que virão a seguir. Essas duas dicas nos ensinam uma lição importante: alimentos que contêm glicose — ricos em amidos e açúcares — não devem ser as primeiras coisas a passar pela nossa boca quando estamos em jejum ou quando acabamos de nos sentar para comer.

A melhor hora para comer alimentos doces é após a refeição, como sobremesa. Quando o açúcar vem por último, ao final de uma refeição, os outros alimentos que já estão em nosso organismo diminuem o pico de glicose que o açúcar provoca. E, se a refeição começou com vegetais, melhor ainda: a malha de fibra protetora desempenhará um papel importante ao retardar a absorção de qualquer açúcar que apareça.

Portanto, se você quiser comer um biscoito ou o seu sorvete de chocolate favorito, procure não comê-los de estômago vazio, mas como sobremesa. Isso significa que você poderá aproveitá-los com menor risco de desencadear uma montanha-russa de compulsões. Uma recomendação bastante poderosa.

SEMANA 3. ENTRADA VERDE

FIBRA EXPRESSA

Você vai precisar de:

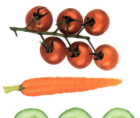

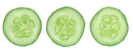

5 tomates-cereja, 5 cenouras baby ou 5 fatias de pepino (ou todos os três)

3 colheres (sopa) cheia de homus (opcional)

Sem tempo? Sem energia? Sem ingredientes? Sem problemas! Pegue alguns vegetais na geladeira, misture-os (ou não!) com um molho saboroso e aí está: uma entrada verde super-rápida e superútil. De preferência, sua entrada verde corresponde a cerca de ⅓ de sua refeição, mas, quando isso não é possível, mesmo alguns tomates-cereja já contam e são melhores do que não comer vegetal nenhum.

Como preparar:

• Misture os **tomates**, as **cenouras** ou os **pepinos** (ou qualquer outro vegetal). Coloque um pouco de **homus** em uma tigela, se quiser (ou use qualquer outro molho de sua preferência).

• Sirva-se!

Rende: 1 porção / Tempo de preparo: 3 minutos
SEM GLÚTEN, VEGANO

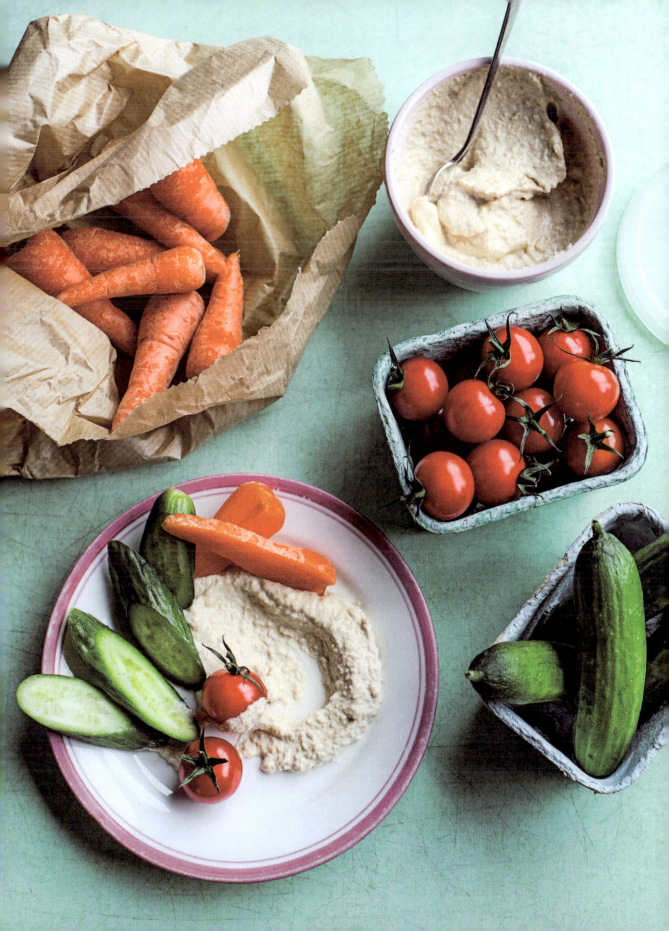

SEMANA 3. ENTRADA VERDE

SALADA DE COUVE-FLOR
TAMBÉM CONTA COMO SUA DICA DO VINAGRE PARA O DIA

Você vai precisar de:

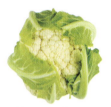

½ couve-flor pequena, picada grosseiramente (use também as folhas)

2 colheres (chá) de mostarda de Dijon

1 colher (sopa) de vinagre de maçã

20 g de queijo cheddar, esfarelado ou cortado em cubos

um punhado de salsinha, apenas as folhas, picadas grosseiramente

+ 4 colheres (sopa) de azeite
+ sal e pimenta-do-reino

Vamos mergulhar direto em uma das minhas entradas verdes preferidas, inspirada em uma receita de Yotam Ottolenghi. Você vai notar, aqui, que estamos adicionando um pouco de queijo para dar mais sabor — pode isso? Pode! Acrescentar um pouco de proteína ou gordura à nossa entrada verde está totalmente liberado e não reduz o poder das fibras dos nossos vegetais.

Como preparar:

● Preaqueça o forno a 220°C (200°C com convecção). Coloque a **couve-flor** picada em uma assadeira, regue com 2 colheres (sopa) de **azeite** e tempere com **sal** e **pimenta-do-reino**. Leve a assadeira ao forno e asse por 25 minutos, virando a couve-flor na metade do tempo.

● Enquanto isso, prepare o molho. Em um pote pequeno, misture as 2 colheres (sopa) de **azeite** restantes com a **mostarda de Dijon** e o **vinagre de maçã**. Tempere com **sal** e **pimenta-do-reino**.

● Quando a couve-flor estiver pronta, retire do forno e espalhe o **cheddar** esfarelado e a **salsinha** picada por cima. Regue com o molho e sirva.

DICA: Avelãs torradas são uma boa inclusão aqui, e você pode acrescentar um pouco de frango grelhado para obter um prato principal adorável.

Rende: 1 porção / Tempo de preparo: 10 minutos
Tempo total de cozimento: 25 minutos
SEM GLÚTEN, VEGETARIANO

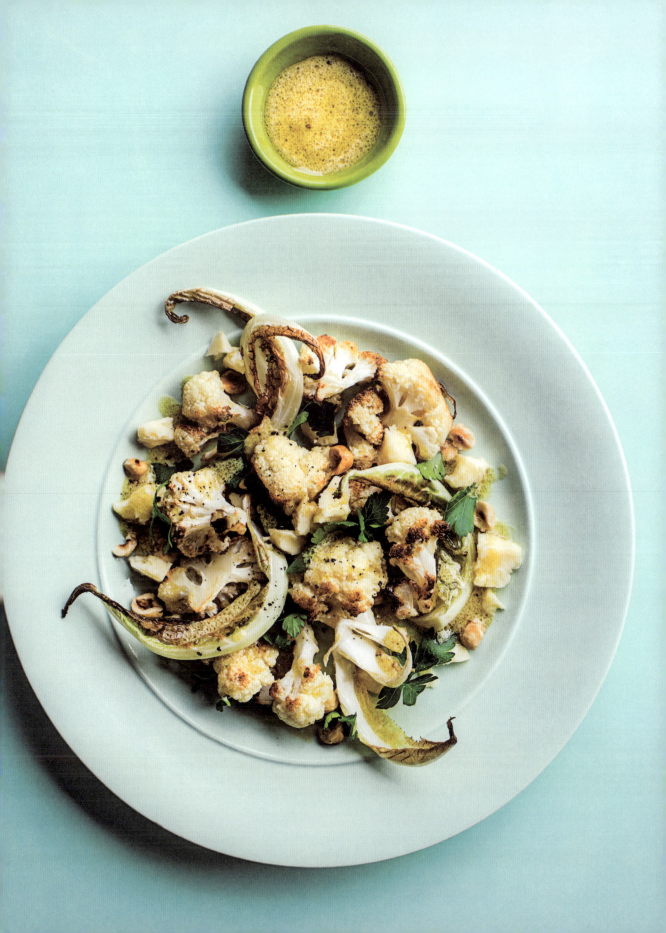

SEMANA 3. ENTRADA VERDE

ESPINAFRE COM MISSÔ
do meu primo

Você vai precisar de:

2 colheres (chá) de tahine

1 colher (chá) de missô claro ou escuro

1 colher (chá) de shoyu (ou tamari, se você não consome glúten)

sumo de ½ limão-siciliano

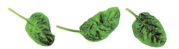

um punhado grande (cerca de 75 g) de espinafre

+ sal e pimenta-do-reino

Eu fico muito feliz em compartilhar a receita de espinafre fresco com molho de missô do meu primo Arthur com você. O molho tem um sabor azedinho sensacional, mas não impede que o espinafre seja a estrela do show. Esta é a entrada verde dos nossos sonhos. E uma das minhas receitas preferidas deste livro. Cuidado: é viciante!

Como preparar:

• Misture o **tahine**, o **missô**, o **shoyu (ou tamari)** e o **sumo de limão** com 2 colheres (chá) de **água** até ficar homogêneo e cremoso.

• Coloque o **espinafre** em uma tigela e despeje o molho sobre ele. Misture e tempere com **sal** e **pimenta-do-reino**. Aproveite sua futura entrada verde preferida!

Rende: 1 porção / Tempo de preparo: 5 minutos
SEM GLÚTEN, VEGANO

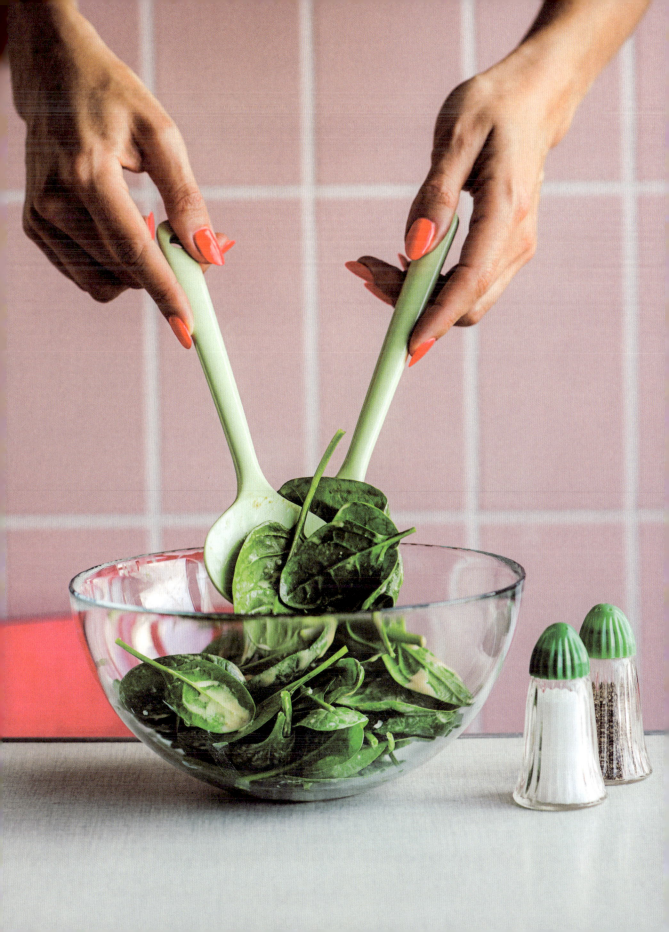

SEMANA 3. ENTRADA VERDE

BRÓCOLIS COM AMENDOIM

Você vai precisar de:

1 colher (chá) de shoyu (ou tamari, se você não consome glúten)

1 colher (chá) de Sriracha

1 colher (chá) de manteiga de amendoim sem adição de açúcar (certifique-se de que seja feita com 100% de amendoim)

1 colher (chá) de água morna

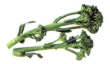

6-7 brócolis compridos, sem as pontas mais duras

castanhas da sua preferência, picadas (opcional)

O brócolis é um dos principais competidores no universo das entradas verdes devido ao seu alto teor de fibras. Com seu molho de manteiga de amendoim (sim, é sério!), esta receita vai surpreender seu paladar e deleitar sua glicose.

Como preparar:

• Em uma tigela pequena, misture o **shoyu** (**ou tamari**), a **Sriracha**, a **manteiga de amendoim** e a **água morna** usando um garfo. A textura pode parecer estranha no começo, mas continue a mexer, que ficará homogêneo.

• Leve uma panela pequena com água para ferver em fogo alto. Acrescente o **brócolis** e escalde por 2 minutos, para amolecer um pouco. Escorra e transfira para um prato de servir.

• Espalhe o molho por cima do brócolis e sirva. Polvilhe algumas **castanhas** picadas para dar textura, se tiver à mão.

Rende: 1 porção / Tempo de preparo: 3 minutos
Tempo total de cozimento: 3 minutos
SEM GLÚTEN, VEGANO

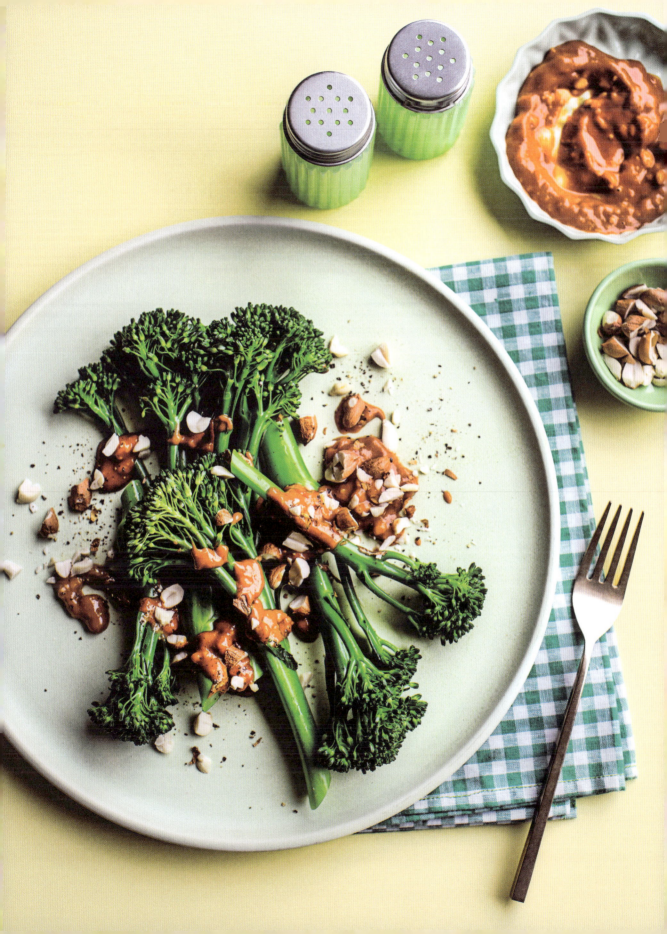

SEMANA 3. ENTRADA VERDE

Uma bela travessa de VEGETAIS ASSADOS

Você vai precisar de:

1 berinjela pequena, cortada em cubos de 2 cm

1 pimentão vermelho pequeno, sem sementes, cortado em quadrados de 2 cm

1 cebola roxa pequena, descascada e cortada em rodelas

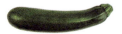

1 abobrinha pequena, cortada em rodelas de 2 cm

1 colher (sopa) de pesto de manjericão

um punhado pequeno de castanhas, como nozes, por exemplo

+ 2 colheres (sopa) de azeite
+ sal e pimenta-do-reino

Um dos principais conselhos da comunidade para deixar as entradas verdes mais fáceis é prepará-las em grande quantidade com antecedência. Portanto, aqui vai uma receita simples que rende quatro porções para você guardar na geladeira e botar pra dentro antes das refeições. Moleza!

Como preparar:

• Preaqueça o forno a 220°C (200°C com convecção) e forre uma assadeira grande com papel-manteiga.

• Espalhe **todos os vegetais cortados** sobre a bandeja. Despeje o **azeite** por cima e misture para revestir. Tempere com **sal** e **pimenta-do-reino**.

• Leve ao forno por 20 a 25 minutos, mexendo na metade do tempo ou até os vegetais ficarem bem tostados.

• Coloque algumas colheradas cheias dos vegetais em uma tigela e acrescente o **pesto**. Misture e polvilhe as **castanhas** por cima.

• Guarde a sobra dos vegetais para o resto da semana. Eles duram 3 a 4 dias na geladeira, em um recipiente hermético.

Rende: 4 porções / Tempo de preparo: 8 minutos
Tempo total de cozimento: 25 minutos
SEM GLÚTEN, VEGETARIANO

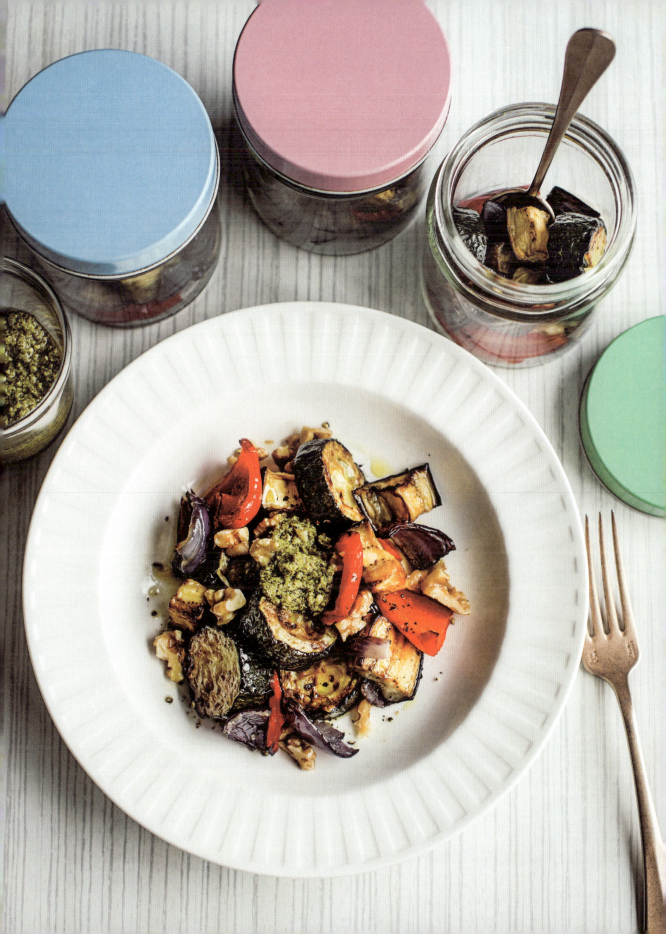

SEMANA 3. ENTRADA VERDE

MÁQUINA DE CHICLETES
TAMBÉM CONTA COMO SUA DICA DO VINAGRE PARA O DIA

Você vai precisar de:

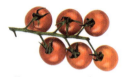

7 tomates-cereja, cortados ao meio

7 bolinhas de muçarela de búfala (bocconcini)

½ abacate, sem o caroço, cortado em pedaços ou boleado

1 colher (sopa) de vinagre balsâmico

+ 1 colher (sopa) de azeite
+ sal e pimenta-do-reino

Esta é uma das primeiras entradas verdes que eu preparei e continua sendo uma das minhas preferidas. Ganha pontos extras por ser bonita e divertida de comer.

Como preparar:

• Arrume os **tomates** cortados ao meio, a **muçarela** e o **abacate** em uma tigela e espalhe o **vinagre balsâmico** e o **azeite** por cima. Tempere bem com **sal** e **pimenta-do-reino** e sirva.

Rende: 1 porção / Tempo de preparo: 5 minutos
SEM GLÚTEN, VEGETARIANO

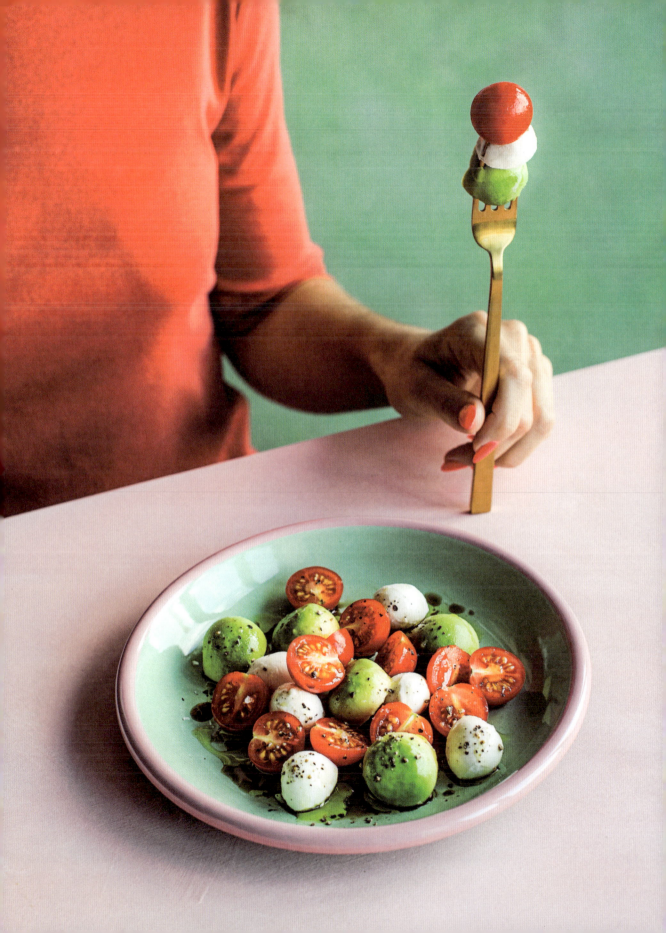

SEMANA 3. ENTRADA VERDE

COUVE-FLOR COM CHIMICHURRI

Você vai precisar de:

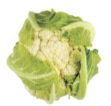

½ couve-flor pequena, cortada em floretes (use também as folhas)

um punhado pequeno de salsinha

um punhado pequeno de coentro

1 colher (chá) de orégano seco

1 colher (chá) de páprica picante (ou qualquer outro tipo)

sumo de ½ limão-siciliano

+ 2 colheres (sopa) de azeite
+ sal e pimenta-do-reino

Eis a couve-flor novamente — um maravilhoso suporte cheio de fibras para um delicioso molho chimichurri (e você terá molho de sobra para mais um dia). Imagine a malha protetora desta entrada para reduzir o pico de glicose e maravilhe-se com quão bem você vai se sentir.

Como preparar:

● Preaqueça o forno a 200°C (180°C com convecção) e forre uma assadeira com papel-manteiga. Coloque os floretes e as **folhas de couve-flor** na assadeira e leve ao forno por 20 a 25 minutos ou até ficarem macios.

● Enquanto isso, prepare o chimichurri. Coloque a **salsinha**, o **coentro**, o **orégano seco**, a **páprica**, o **sumo de limão** e o **azeite** em um miniprocessador de alimentos e bata até ficar homogêneo. (Como alternativa, pique finamente as ervas e misture com os líquidos.) Tempere bem com **sal** e **pimenta-do-reino**.

● Quando a couve-flor estiver pronta, transfira para uma travessa, espalhe metade do chimichurri por cima e sirva.

● Transfira a sobra de chimichurri para um pequeno pote hermético. Ele dura na geladeira por até 5 dias e fica delicioso com qualquer tipo de vegetal assado.

Rende: 1 porção / Tempo de preparo: 8 minutos
Tempo total de cozimento: 25 minutos
SEM GLÚTEN, VEGANO

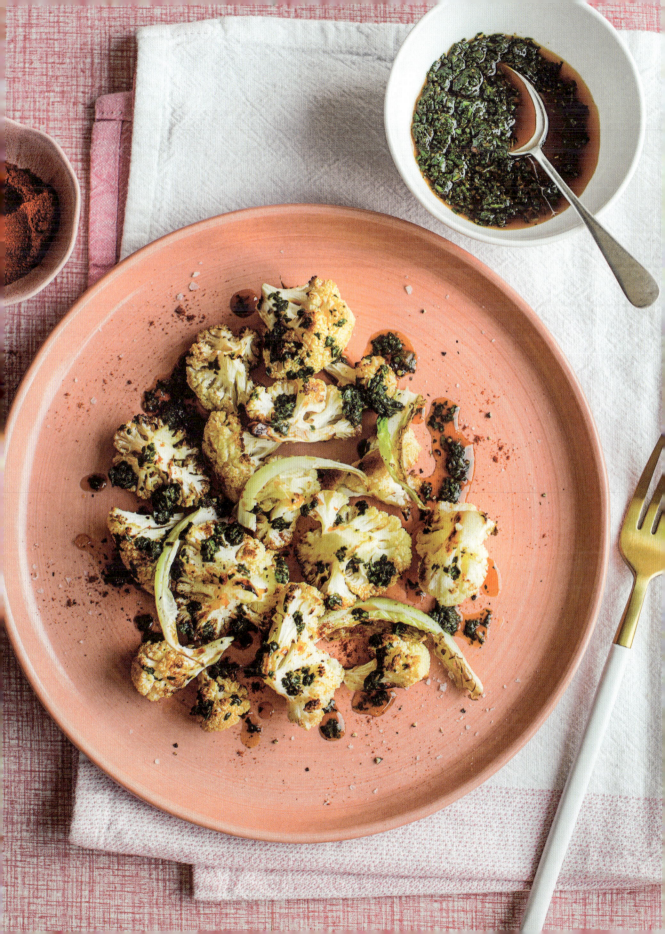

SEMANA 3. ENTRADA VERDE

SALADA DE FOLHAS AMARGAS *com* IOGURTE

Você vai precisar de:

1 colher (sopa) de iogurte grego natural

sumo de ½ limão-siciliano

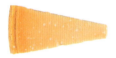

2 colheres (sopa) de queijo parmesão, finamente ralado

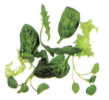

2 punhados de folhas de salada variadas

um punhado pequeno de avelãs, branqueadas, se você preferir (opcional)

+ 1 colher (sopa) de azeite
+ sal e pimenta-do-reino

"É verdade, sou um pouco amarga, mas pelo menos me visto bem" provavelmente seria o slogan desta salada em um site de relacionamentos. Deslize para a direita! Dê uma chance e marque um encontro com esta entrada verde. Tenho certeza de que vocês vão se dar muito bem.

Como preparar:

● Misture o **iogurte**, o **sumo de limão**, o **parmesão** e o **azeite** para fazer um molho e tempere com **sal** e **pimenta-do-reino**.

● Coloque as **folhas de salada** em uma tigela e espalhe o molho. Misture até que as folhas estejam totalmente revestidas, coloque as **avelãs** por cima, se estiver usando, e sirva.

Rende: 1 porção / Tempo de preparo: 8 minutos
SEM GLÚTEN, VEGETARIANO

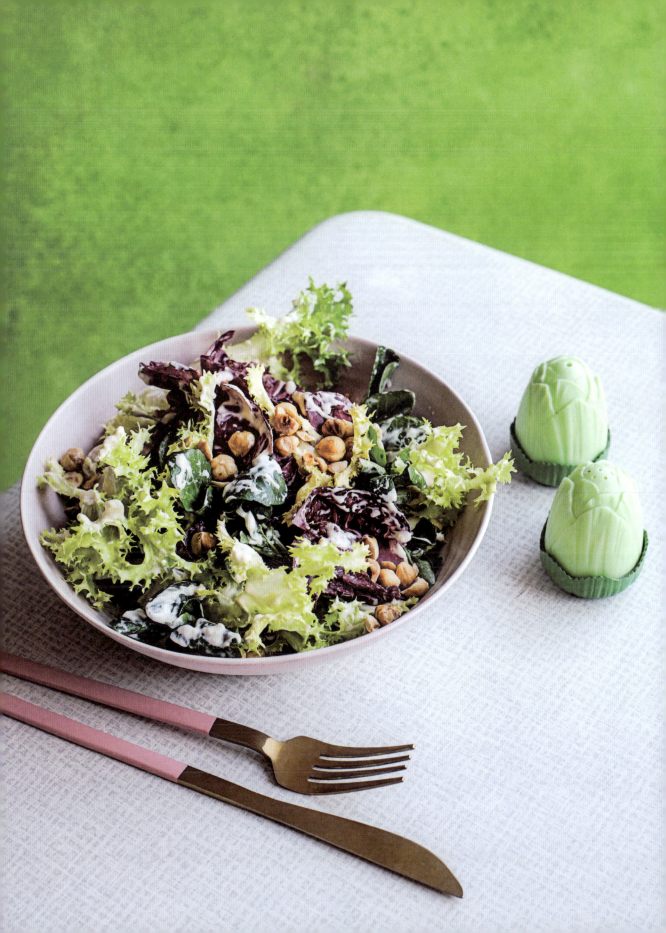

SEMANA 3. ENTRADA VERDE

COUVE-DE-BRUXELAS TOSTADA *com* BACON *e* AVELÃS

Você vai precisar de:

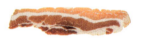

2 tiras de bacon, cortadas em pedacinhos

12 couves-de-bruxelas, cortadas ao meio

20 g de avelãs, branqueadas, se você preferir, picadas grosseiramente

algumas gotas de sumo de limão-siciliano

+ 1½ colher (sopa) de azeite
+ sal e pimenta-do-reino

Você me ganhou no bacon.

Como preparar:

• Coloque ½ colher (sopa) de **azeite** em uma frigideira média e leve ao fogo médio. Adicione as **fatias de bacon** picadas e frite por 3 minutos ou até dourar e ficar crocante. Retire o bacon da frigideira, deixando a gordura solta por ele, e reserve.

• Coloque a **couve-de-bruxelas** na frigideira e aumente o fogo. Frite, mexendo regularmente até que fiquem bem tostadas (cerca de 10 minutos). Volte com o bacon para a frigideira para aquecê-lo. Em seguida, transfira tudo para uma tigela ou um prato.

• Espalhe por cima as **avelãs**, o **sumo de limão** e o restante do **azeite** e tempere com **sal** e **pimenta-do-reino**.

Rende: 1 porção / Tempo de preparo: 8 minutos
Tempo total de cozimento: 15 minutos
SEM GLÚTEN

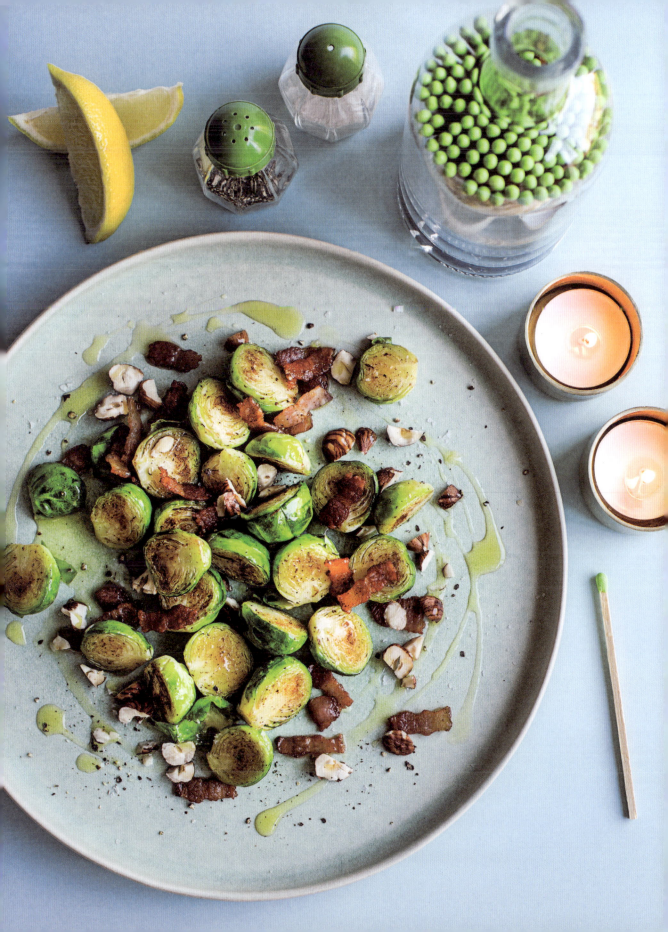

SEMANA 3. ENTRADA VERDE

ASPARGOS À FRANCESA
TAMBÉM CONTA COMO SUA DICA DO VINAGRE PARA O DIA

Você vai precisar de:

2 colheres (chá) de mostarda de Dijon

1 colher (sopa) de vinagre (qualquer tipo)

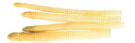

1 pote de aspargos brancos, escorridos (cerca de 200 g, peso líquido)

+ 2 colheres (chá) de azeite
+ sal e pimenta-do-reino

Bonjour! São tantos os primos, e tão pequeno o espaço para compartilhar todas as receitas deles. Esta é mais uma das receitas preferidas da família passada a mim por um parente. O preparo simples e a surpreendente explosão de sabor fazem destes aspargos uma entrada verde obrigatória. Não precisa cozinhar nada e ainda conta como a dica do vinagre do dia. *Oui, oui. Merci beaucoup!*

Como preparar:

● Em uma tigela pequena, misture a **mostarda**, o **vinagre** e o **azeite** com um garfo até que emulsifiquem, para formar um molho. Tempere com **sal** e **pimenta-do-reino**.

● Arrume os **aspargos brancos** em um prato, cubra com o molho e tempere com **sal** e **pimenta-do-reino** a gosto antes de servir.

Rende: 1 porção / Tempo de preparo: 5 minutos
SEM GLÚTEN, VEGANO

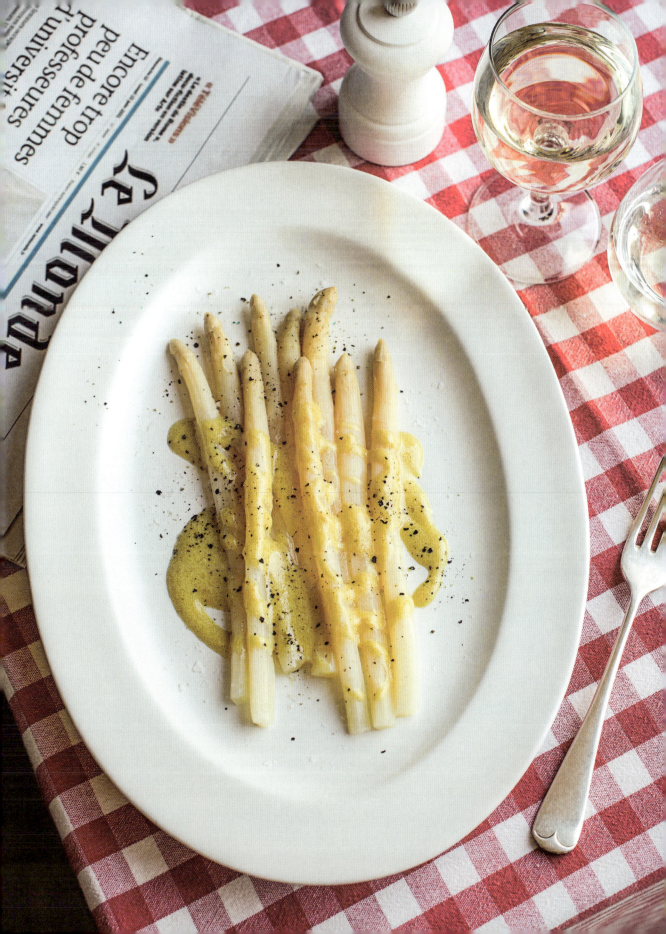

SEMANA 3. ENTRADA VERDE

BRÓCOLIS DO AVESSO

Você vai precisar de:

¼ de pé de brócolis, picado finamente

água quente, de uma chaleira

3 colheres (sopa) de iogurte grego natural

1½ colher (chá) de pasta de *harissa*

+ sal e pimenta-do-reino

Todos nós já jogamos vegetais crus em água fervente, mas você já derramou água fervente em uma tigela de brócolis cru? Imagino que não. Isso pode ser uma daquelas coisas que você precisa ver para acreditar; então encha a chaleira e bote pra ferver.

Como preparar:

• Coloque o **brócolis** em uma tigela refratária e encha com água fervente da chaleira até cobrir. Deixe assim por 2 minutos, para que o brócolis amoleça.

• Enquanto isso, espalhe o **iogurte** em um prato de servir e misture a *harissa*.

• Escorra o brócolis e espalhe-o sobre o iogurte com *harissa*. Tempere generosamente com **sal** e **pimenta-do-reino** e sirva.

Rende: 1 porção / Tempo de preparo: 5 minutos
Tempo total de cozimento: 2 minutos
SEM GLÚTEN, VEGETARIANO

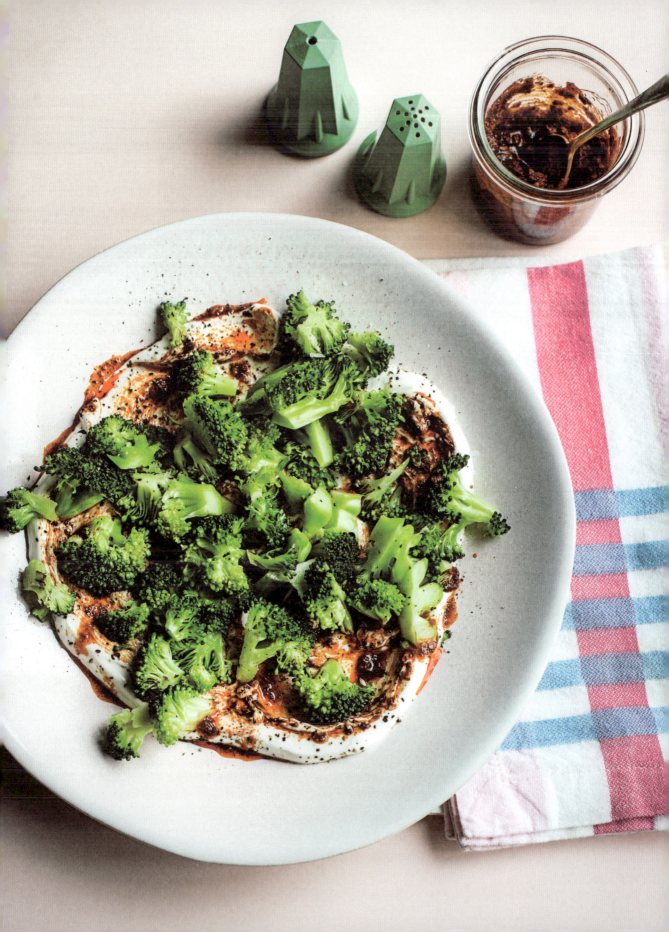

SEMANA 3. ENTRADA VERDE

VERDURAS COM TAHINE

Você vai precisar de:

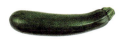

½ abobrinha, cortada ao meio no sentido do comprimento e finamente fatiada em meias-luas

um punhado pequeno de ervilhas-tortas, picadas grosseiramente

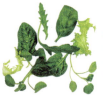

um punhado de folhas de salada variadas

1 colher (sopa) de tahine

sumo de ½ limão-siciliano

1 colher (sopa) de água gelada

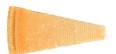

2 colheres (sopa) de queijo parmesão, ralado grosseiramente

+ sal e pimenta-do-reino

Um pouco de tahine, em uma tigela cheia de verdura, manda pra longe toda a amargura. Não pense, por causa desses versos, que o meu próximo livro será de poemas. Não será. Mas uma coisa que vou fazer é preparar esta tigela de delícias como minha próxima entrada verde. Jogue as verduras que tiver à mão — couve-de-bruxelas, alface, vagens ou até ervilhas — em uma tigela grande e cubra com este saboroso molho de tahine e um pouco de parmesão ralado. Hum!

Como preparar:

• Misture a **abobrinha** fatiada, a **ervilha** picada e as **folhas de salada** em uma tigela.

• Em outra tigela pequena, misture o **tahine** e o **sumo de limão** com a **água gelada** e um pouco de **sal** e **pimenta-do-reino**. Espalhe o molho por cima das verduras.

• Salpique com o **parmesão**, tempere com sal e pimenta-do-reino e sirva.

Rende: 1 porção / Tempo de preparo: 10 minutos
SEM GLÚTEN, VEGETARIANO

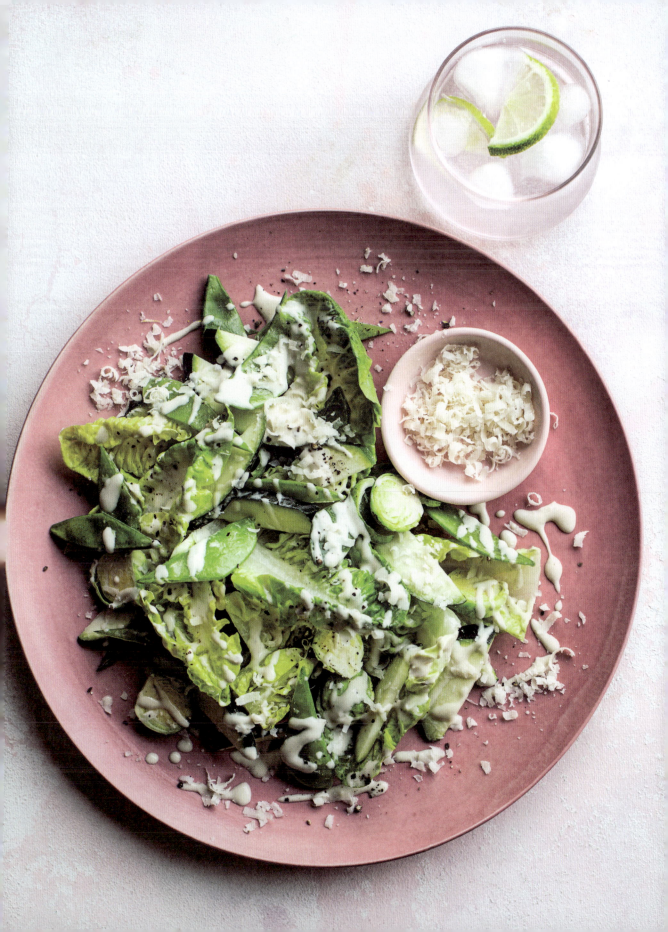

SEMANA 3. ENTRADA VERDE

RATATOUILLE *de geladeira*

Você vai precisar de:

1 cebola roxa, picada grosseiramente

1 berinjela, cortada em cubos de 2 cm

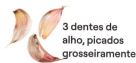
3 dentes de alho, picados grosseiramente

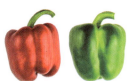
3 pimentões (use cores variadas), sem sementes e picados grosseiramente

1 lata de 400 g de tomate sem pele, picado

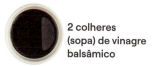
2 colheres (sopa) de vinagre balsâmico

+ 2 colheres (sopa) de azeite
+ sal e pimenta-do-reino

Dica sensacional das pessoas maravilhosas que concluíram o Método Glucose Goddess antes de você: prepare várias porções de entradas verdes com antecedência e deixe na geladeira para comê-las quando for preciso. Bem, aqui está mais uma receita que se enquadra perfeitamente nesse plano. Ela rende quatro porções e é uma ótima opção para levar para o trabalho. Apenas uma observação: embora o vinagre balsâmico esteja presente, não há o suficiente na receita para contar como sua dica do vinagre para o dia.

Como preparar:

• Coloque o **azeite** em uma panela média em fogo médio. Adicione a **cebola roxa** picada e a **berinjela** em cubos e refogue por 2 minutos. Acrescente o **alho** picado e refogue por mais 30 segundos.

• Acrescente os **pimentões**, o **tomate** picado e o **vinagre balsâmico**. Misture e espere começar a fervilhar. Tampe bem a panela e cozinhe em fogo alto por 15 minutos ou até que os vegetais estejam macios, destampando de vez em quando para mexer.

• Tempere o ratatouille com **sal** e **pimenta-do-reino** e espere esfriar antes de transferir para um pote hermético. Dura até 5 dias na geladeira.

Rende: 4 porções / Tempo de preparo: 10 minutos
Tempo total de cozimento: 20 minutos
SEM GLÚTEN, VEGANO

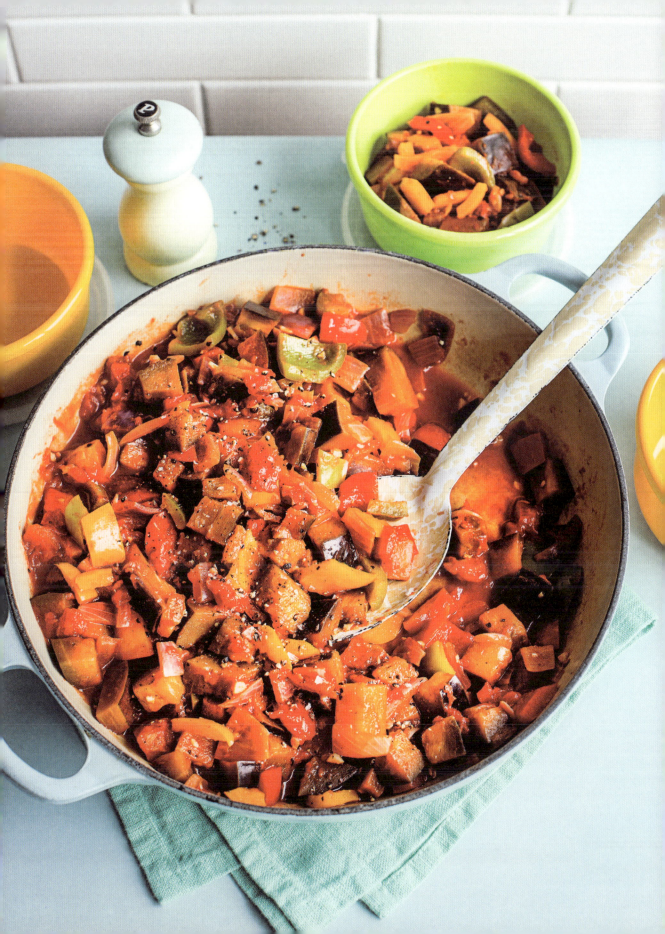

SEMANA 3. ENTRADA VERDE

PURÊ DE FAVAS *muito macio*

Você vai precisar de:

100 g de favas congeladas

1 dente de alho, descascado

as raspas da casca e o sumo de ½ limão-siciliano não encerado

+ 2 colheres (sopa) de azeite
+ sal e pimenta-do-reino

Não quer mastigar nada? Tudo bem. Embora seja melhor consumir os vegetais inteiros (processá-los reduz o poder das fibras que eles contêm), há algumas ocasiões em que tudo de que precisamos é algo pastoso. Este purê também rende uma ótima pastinha, servido com rabanetes ou *crudités* de vegetais variados.

Como preparar:

● Leve uma panela pequena de água em fogo alto até ferver, e em seguida reduza a temperatura. Adicione as **favas congeladas** e o **dente de alho** e cozinhe por 1 minuto ou até que as favas estejam macias.

● Escorra as favas e o alho e transfira para uma tigela funda. Acrescente o **azeite**, as **raspas** e o **sumo de limão**. Usando um mixer de mão, bata até ficar homogêneo. Tempere com **sal** e **pimenta-do-reino**.

Rende: 1 porção / Tempo de preparo: 5 minutos
Tempo total de cozimento: 1 minuto
SEM GLÚTEN, VEGANO

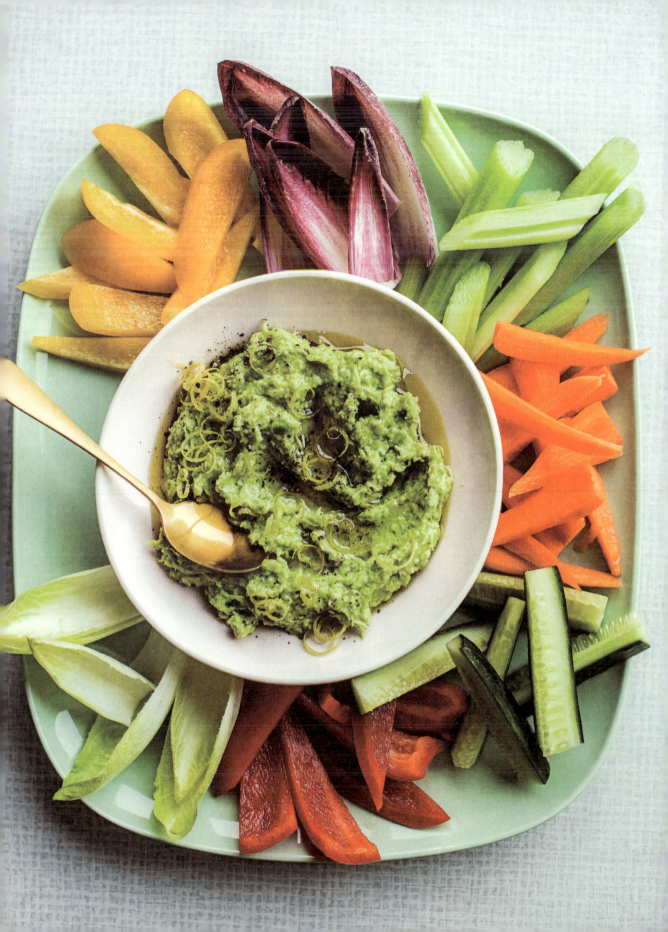

SEMANA 3. ENTRADA VERDE

ROLINHOS DE ABOBRINHA ELEGANTES *para partilhar*

Você vai precisar de:

60 g de ricota

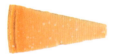

2 colheres (sopa) de queijo parmesão, finamente ralado

50 g de espinafre congelado, descongelado, com o excesso de água espremido

1 colher (chá) de noz-moscada ralada

1 colher (sopa) de *pinoli* tostados

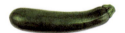

1 abobrinha pequena, cortada em tiras com uma mandolina ou um descascador

+ sal e pimenta-do-reino

Uma dica sensacional na hora de preparar esta receita: certifique-se de retirar todo o excesso de líquido do espinafre. Aperte-o com as mãos — você vai se surpreender com o quanto sai. O que sobra é toda a fibra!
Que é justamente o que estamos procurando. O recheio de ricota desses rolinhos também serve como um delicioso molho para macarrão, finalizado com um toque de limão. Multiplique a receita se estiver alimentando uma multidão.

Como preparar:

• Prepare o recheio misturando a **ricota**, o **parmesão**, o **espinafre**, a **noz-moscada** e os *pinoli* **tostados** em uma tigela e tempere generosamente com **sal** e **pimenta-do-reino**.

• Estique as tiras de **abobrinha** e espalhe quantidades iguais do recheio sobre cada uma. Enrole cada tira, formando uma espiral. Arrume as espirais em uma travessa e sirva.

Rende: 2 porções / Tempo de preparo: 15 minutos
SEM GLÚTEN, VEGETARIANO

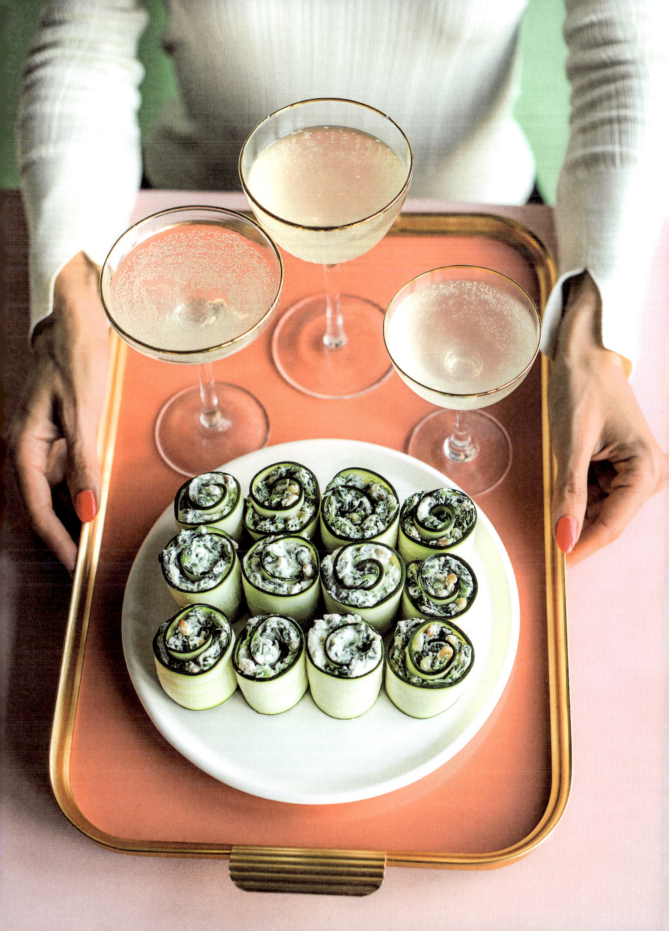

SEMANA 3. ENTRADA VERDE

SALADA DE REPOLHO ROXO
da minha tia

Você vai precisar de:

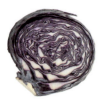

¼ de repolho roxo, finamente fatiado

sumo de ½ limão-siciliano

um punhado pequeno de sementes de romã (cerca de 20 g)

5-6 ramos de coentro, apenas as folhas, picadas grosseiramente

+ 1 colher (sopa) de azeite
+ sal e pimenta-do-reino

Se eu continuar roubando receitas dos meus parentes, isto vai começar a se parecer mais com uma árvore genealógica do que com um livro de receitas. Bom, talvez não seja um problema. De qualquer forma, esta salada de repolho não é apenas agradável ao paladar, é também um colírio para os olhos. O roxo brilhante do repolho e o vermelho profundo das sementes de romã fazem com que ela pareça uma obra de arte. Uma ótima opção de entrada verde para receber amigos.

Como preparar:

● Coloque o **repolho** fatiado com o **sumo de limão** e o **azeite** em uma tigela, acrescente **todos os ingredientes restantes** e misture bem. Tempere com **sal** e **pimenta-do-reino** e sirva.

Rende: 1 porção / Tempo de preparo: 10 minutos
SEM GLÚTEN, VEGANO

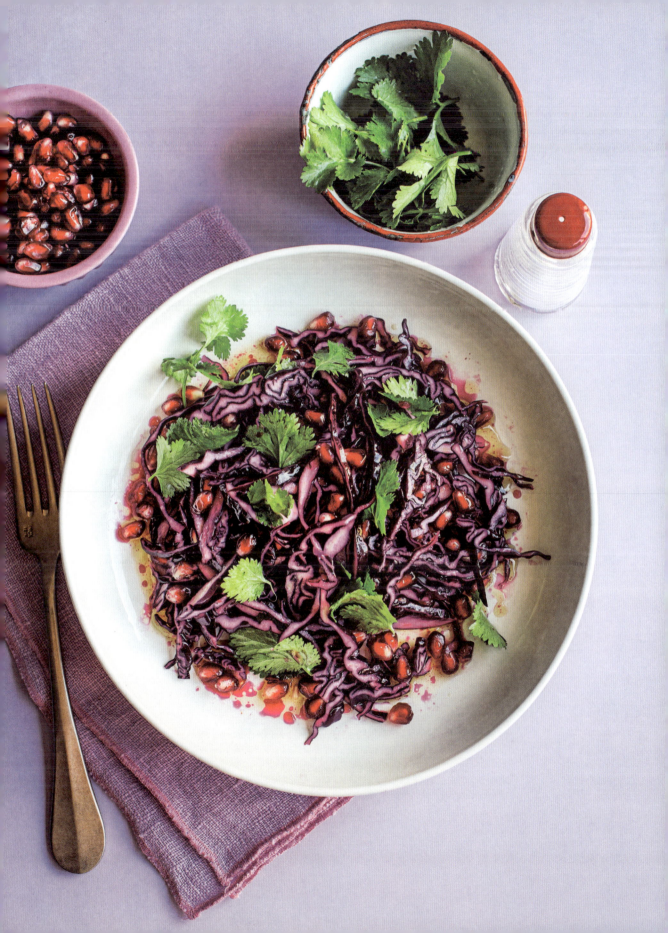

SEMANA 3. ENTRADA VERDE

ALFACE-ROMANA GRELHADA

Você vai precisar de:

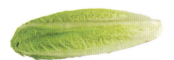

1 pé de alface-romana, cortado ao meio no sentido do comprimento

+ 1 colher (sopa) de azeite
+ sal e pimenta-do-reino

Eu achava que o meu amor por folhas de alface frescas e crocantes era insuperável... até que eu experimentei grelhá-las. Foi uma virada de jogo definitiva para as entradas verdes. Esta receita precisa de apenas um ingrediente principal, a alface, e alguns outros itens que você com certeza tem em mãos. Uma excelente opção quando você está sem ingredientes, sem tempo, ou as duas coisas!

Como preparar:

• Coloque o **azeite** em uma frigideira grande, em fogo alto.

• Assim que o azeite estiver quente, coloque as metades de **alface-romana** com o lado cortado para baixo e grelhe por 2 minutos ou até que comece a dourar. Vire com cuidado cada metade e grelhe do outro lado por mais 2 minutos.

• Tempere generosamente com **sal** e **pimenta-do-reino** e transfira para um prato para servir.

Rende: 1 porção / Tempo de preparo: 2 minutos
Tempo total de cozimento: 4 minutos
SEM GLÚTEN, VEGANO

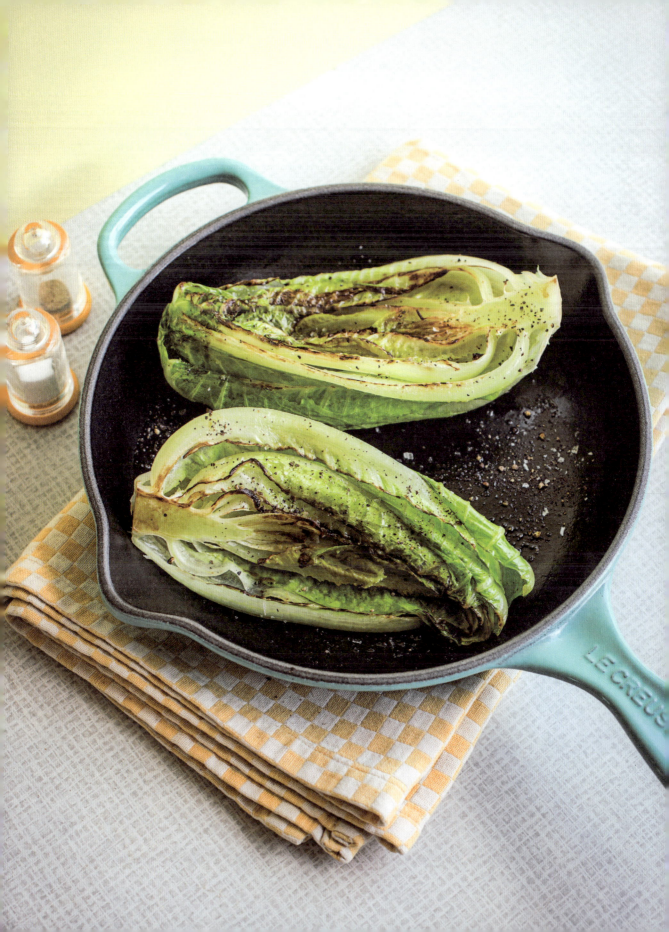

SEMANA 3. ENTRADA VERDE

RABANETES *com* ENDRO *e* IOGURTE

Você vai precisar de:

12 rabanetes, cortados ao meio

1 colher (sopa) de iogurte grego natural

5-6 ramos de endro, apenas as folhas, finamente picadas

+ 1 colher (sopa) de azeite
+ sal e pimenta-do-reino

Um dos preferidos da comunidade, esta entrada verde é tão fácil de montar quanto deliciosa de comer. Uma ótima opção, também, se você tem filhos pequenos em casa que querem embarcar na viagem das entradas verdes.

Como preparar:

• Coloque **todos os ingredientes** juntamente com o **azeite** em uma tigela e misture bem. Tempere generosamente com **sal** e **pimenta-do-reino** e sirva.

Rende: 2 porções / Tempo de preparo: 5 minutos
SEM GLÚTEN

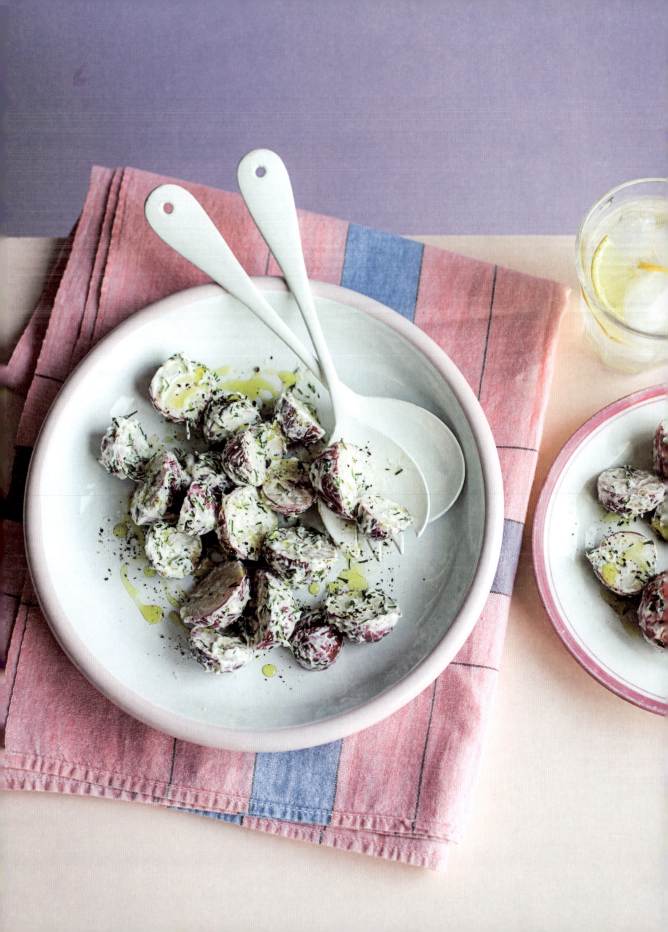

SEMANA 3. ENTRADA VERDE

ALHO-PORÓ REFOGADO LENTAMENTE *da minha mãe*

Você vai precisar de:

manteiga, para fritar

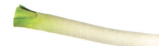

1 alho-poró pequeno, em rodelas

um punhado pequeno de salsinha, apenas as folhas, picadas grosseiramente

+ sal e pimenta-do-reino

Nada representa conforto tão bem quanto comida de mãe. Esta aqui é para quando você tiver bastante tempo de sobra, porque este alho-poró precisa de uns bons 30 minutos para caramelizar lentamente na panela. Vale a espera.

Como preparar:

- Derreta a **manteiga** em uma frigideira média em fogo médio.

- Depois de derretida, reduza o fogo para bem baixo e acrescente o **alho-poró** cortado em rodelas. Refogue por 25 a 30 minutos, mexendo de vez em quando, até ficar macio e brilhoso. Tempere com **sal** e **pimenta-do-reino**, finalize com a **salsinha** picada e sirva.

Rende: 1 porção / Tempo de preparo: 5 minutos
Tempo total de cozimento: 30 minutos
SEM GLÚTEN, VEGETARIANO

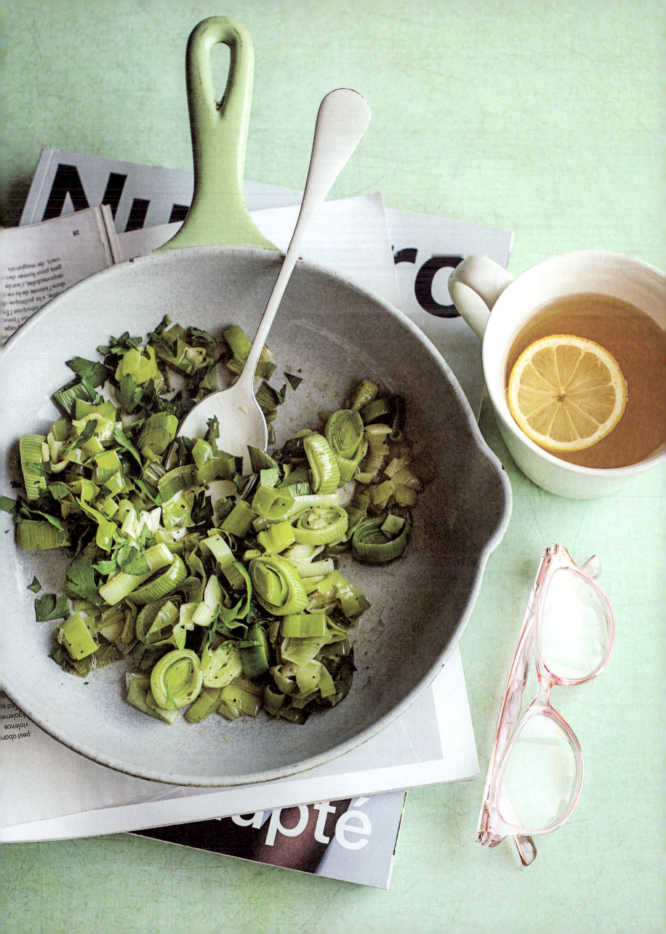

SEMANA 3. ENTRADA VERDE

VAGEM COM ALHO
e, *perdão,* MAIS PARMESÃO

Você vai precisar de:

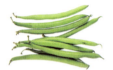

150 g de vagem, as pontas aparadas

1 colher (sopa) de manteiga amolecida

1 dente de alho, picado finamente ou ralado

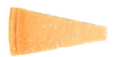

2 colheres (sopa) de queijo parmesão, finamente ralado

+ sal e pimenta-do-reino

Tá bom, *na verdade* eu não vou pedir perdão. De todas as proteínas e gorduras que gostamos de acrescentar às nossas entradas verdes para deixá-las mais saborosas, o parmesão é, sem nenhum arrependimento, uma das minhas preferidas. Uma beleza única.

Como preparar:

• Preaqueça o forno a 200°C (180°C com convecção) e forre uma assadeira pequena com papel-manteiga.

• Em uma tigela, misture a **vagem** com a **manteiga** amolecida e o **alho** picado ou ralado até cobrir bem a vagem.

• Espalhe a vagem sobre a assadeira forrada formando uma única camada e salpique o **parmesão**.

• Tempere com **sal** e **pimenta-do-reino** e leve ao forno por 15 minutos ou até o queijo ficar dourado e crocante. Sirva.

Rende: 1 porção / Tempo de preparo: 5 minutos
Tempo total de cozimento: 15 minutos
SEM GLÚTEN, VEGETARIANO

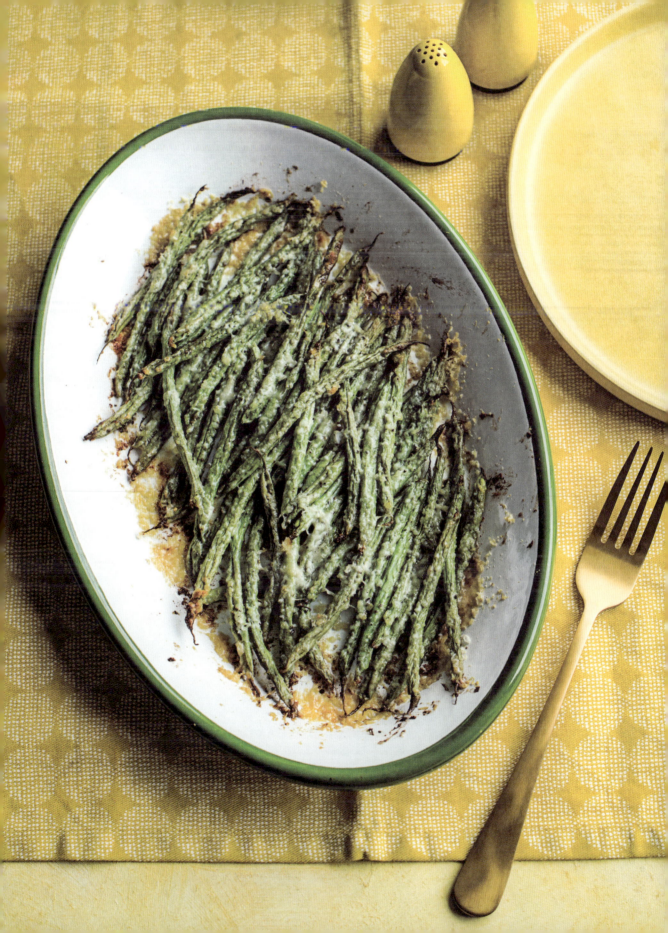

SEMANA 3. ENTRADA VERDE

ABOBRINHA *com* ANCHOVAS

Você vai precisar de:

manteiga, para fritar

1 dente de alho, picado grosseiramente

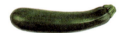

1 abobrinha, cortada em rodelas de 1 cm

2 filés de anchova em conserva, escorridos e picados grosseiramente

um punhado pequeno de salsinha, apenas as folhas, picadas grosseiramente

sumo de limão-siciliano, para servir (opcional)

+ sal e pimenta-do-reino

Mais uma forma potente de acrescentar sabor à sua entrada verde: anchovas! (Elas são polêmicas, eu sei, mas, se você ama, esta receita é para você.) Elas são fantásticas para a saúde porque são ricas em ácidos graxos ômega-3, que proporcionam benefícios poderosos para o coração. Tenha um pote de anchovas na geladeira e use-as da mesma forma em outras verduras, como brócolis picado, repolho fatiado ou couve-de-bruxelas.

Como preparar:

• Derreta a **manteiga** em uma frigideira em fogo médio. Assim que derreter, acrescente o **alho** picado e a **abobrinha** fatiada e refogue por 5 a 7 minutos ou até tudo ficar macio e levemente dourado.

• Junte as **anchovas** picadas e refogue por mais 1 minuto.

• Retire a panela do fogo. Acrescente a **salsinha** picada e tempere com **sal** e **pimenta-do-reino**. Sirva com um pouco de **sumo de limão**, se tiver limões frescos à mão.

Rende: 1 porção / Tempo de preparo: 8 minutos
Tempo total de cozimento: 8 minutos
SEM GLÚTEN

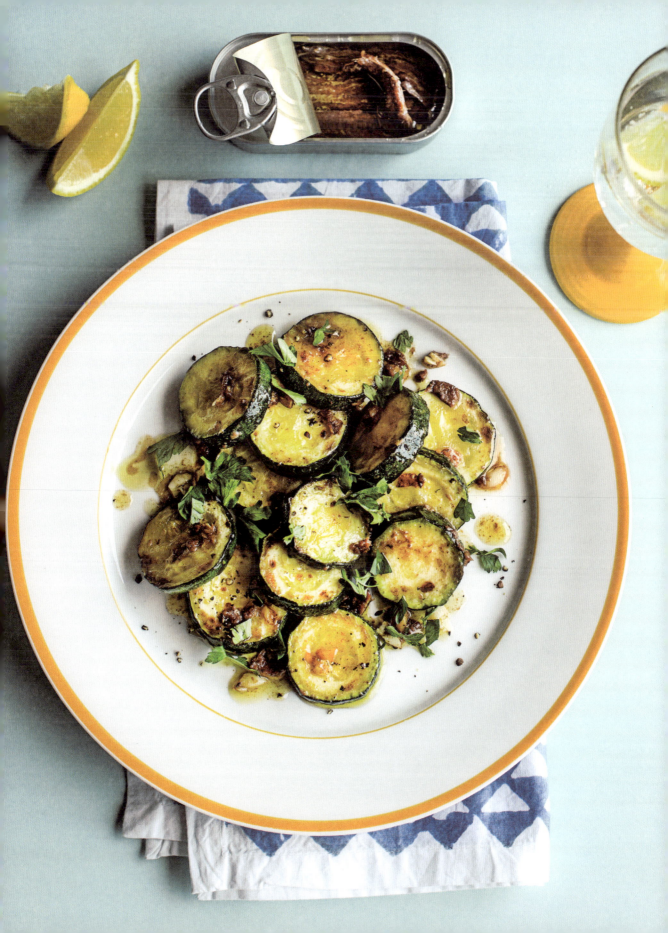

SEMANA 3. ENTRADA VERDE

FUNCHO ASSADO

Você vai precisar de:

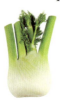

1 bulbo de funcho, aparado e cortado em gomos

½ limão-siciliano, cortado em gomos

cerca de 10 azeitonas verdes, sem caroço, cortadas ao meio

+ 1 colher (sopa) de azeite
+ sal e pimenta-do-reino

Se você nunca assou funcho, esta é sua oportunidade de experimentar. Uma entrada verde de primeira categoria.

Como preparar:

• Preaqueça o forno a 200°C (180°C com convecção). Em uma assadeira, coloque o **funcho**, o **limão** e a **azeitona**, regue com o **azeite** e tempere com **sal** e **pimenta-do-reino**.

• Leve ao forno por 20 minutos ou até o funcho ficar macio e começar a dourar, depois retire a assadeira do forno e deixe esfriar um pouco. Esprema um pouco do sumo do limão assado por cima e sirva.

Rende: 1 porção / Tempo de preparo: 5 minutos
Tempo total de cozimento: 20 minutos
SEM GLÚTEN, VEGANO

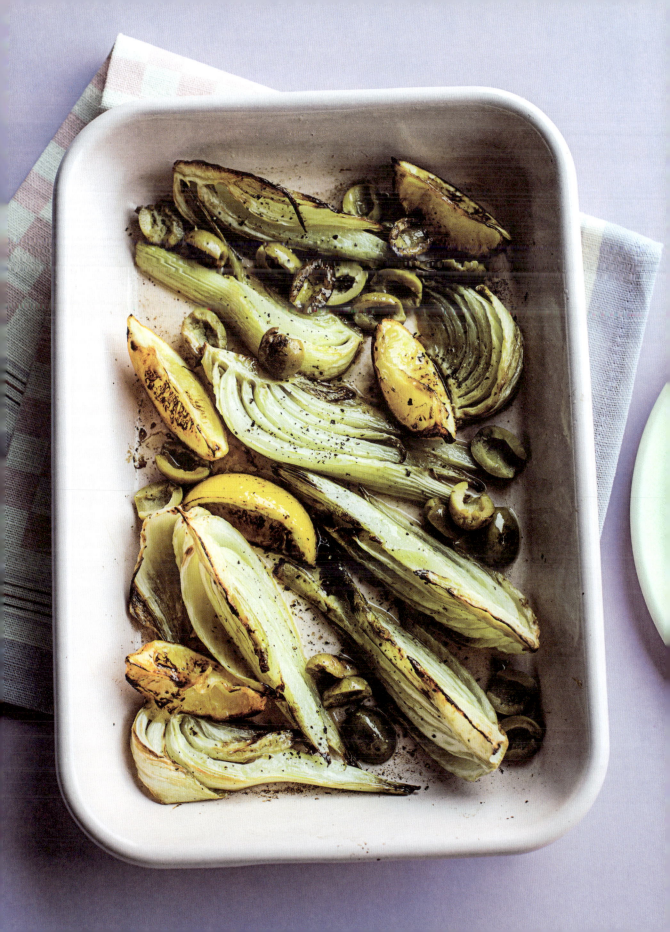

SEMANA 3. ENTRADA VERDE

SOPA DE 5 MINUTOS

Você vai precisar de:

50 g de espinafre congelado

¼ de um brócolis pequeno (cerca de 100 g), picado finamente

300 ml de água fervendo, de uma chaleira

1 colher (sopa) de missô claro ou escuro

1 colher (sopa) de shoyu (ou tamari, se você não consome glúten)

sumo de ½ limão

Ainda não conferi o Guinness World Records, então não posso dizer com certeza, mas esta deve ser uma das sopas mais rápidas de se preparar de todos os tempos. E também uma das melhores para nossa missão das entradas verdes, porque inclui vegetais inteiros (não processados) — então as fibras estão intactas. Preparar, apontar, já!

Como preparar:

• Coloque o **espinafre congelado** e o **brócolis** em uma panela média com a **água fervendo**. Leve a panela ao fogo alto, tampada, e deixe ferver por cerca de 45 segundos ou até que os vegetais estejam cozidos. Retire a panela do fogo.

• Acrescente o **missô**, o **shoyu (ou tamari)** e o **sumo de limão**, misture e sirva.

Rende: 1 porção / Tempo de preparo: 5 minutos
Tempo total de cozimento: 5 minutos
SEM GLÚTEN, VEGANO

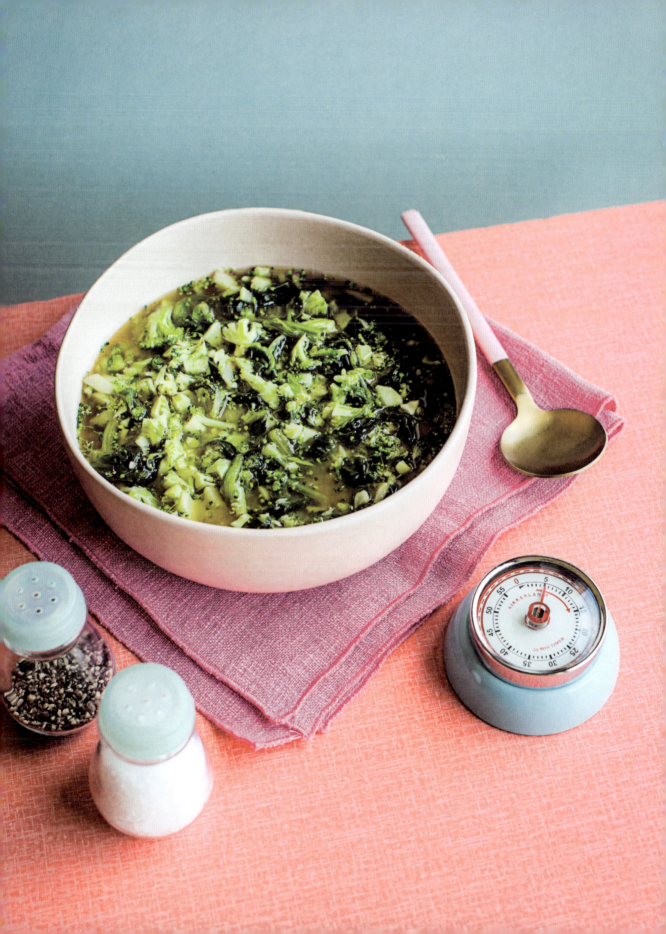

SEMANA 3. ENTRADA VERDE

CHIPS DE COUVE

Você vai precisar de:

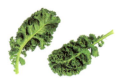

80 g de couve tipo *cavolo nero*, **sem o talo, rasgada em pedaços médios**

½-1 colher (chá) de pimenta calabresa em flocos (de acordo com o quão picante você gosta)

+ 1 colher (sopa) de azeite
+ sal e pimenta-do-reino

Se você já torceu o nariz para couve antes, dê mais uma chance a ela com esta receita. A pimenta calabresa deixa um pouco picante, e assar a couve muda um pouco da textura, que às vezes pode ser desagradável. Uma entrada verde superfácil, que pode ser preparada com antecedência e saboreada fria.

Como preparar:

• Preaqueça o forno a 200°C (180°C com convecção). Coloque os pedaços de **couve** em uma assadeira, regue com o **azeite** e espalhe a **pimenta calabresa** por cima. Tempere com **sal** e **pimenta-do-reino**.

• Use as mãos para espalhar o azeite pela couve, de modo que ela fique bem revestida.

• Leve a couve ao forno por 7 minutos ou até ficar macia e levemente crocante nas bordas, mexendo na metade do tempo. Sirva imediatamente ou saboreie mais tarde, depois de esfriar.

Rende: 1 porção / Tempo de preparo: 3 minutos
Tempo total de cozimento: 7 minutos
SEM GLÚTEN, VEGANO

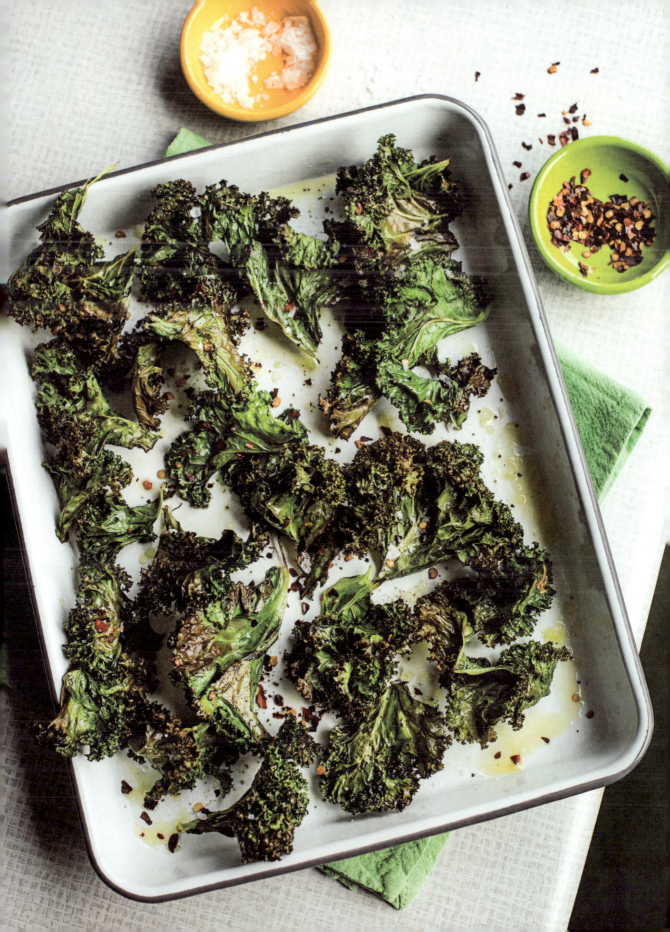

SEMANA 3. ENTRADA VERDE

PEPINOS PREGUIÇOSOS

Você vai precisar de:

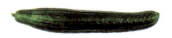

cerca de ½ pepino, cortado ao meio no sentido do comprimento, sem as sementes, cortado em pedaços

2 colheres (sopa) de iogurte grego natural

um punhado grande de folhas de hortelã

+ 1 colher (sopa) de azeite
+ sal e pimenta-do-reino

Trabalhar com inteligência, sem muito esforço, é o espírito do Método Glucose Goddess. E esta receita é um ótimo exemplo: deixe as folhas de hortelã inteiras e corte o pepino em pedaços grandes.

Como preparar:

• Coloque os pedaços de **pepino**, juntamente com o **iogurte**, as folhas de **hortelã** e o **azeite**, em uma tigela. Misture bem para recobrir o pepino. Tempere com **sal** e **pimenta-do-reino** e sirva.

Rende: 1 porção / Tempo de preparo: 5 minutos
SEM GLÚTEN, VEGETARIANO

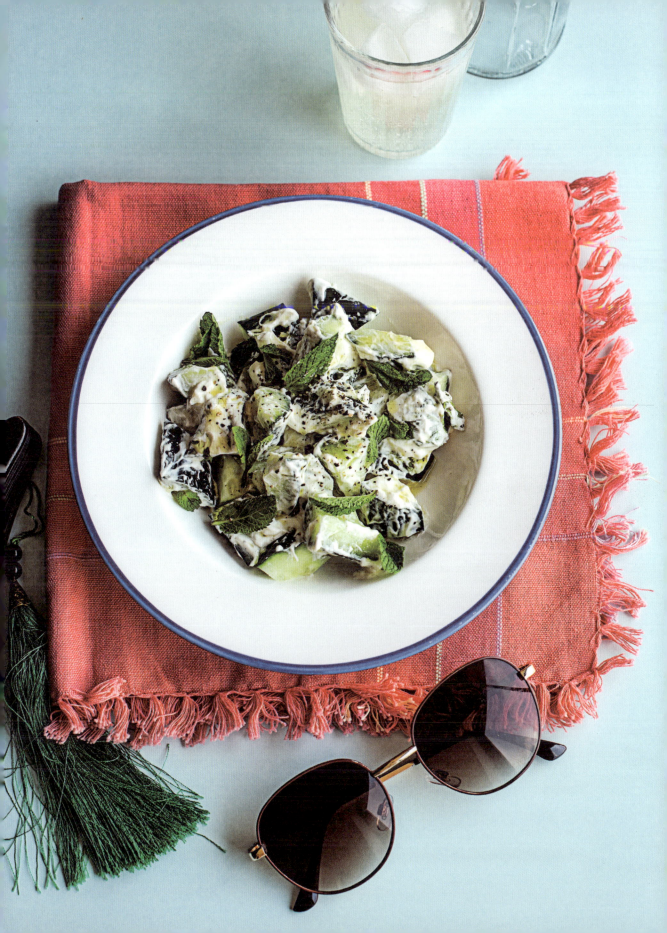

SEMANA 3. ENTRADA VERDE

DUPLINHA *de* BALSÂMICO *e* PARMESÃO

TAMBÉM CONTA COMO SUA DICA DO VINAGRE PARA O DIA

Você vai precisar de:

um punhado grande de rúcula

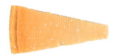

1 colher (sopa) de vinagre balsâmico

2 colheres (sopa) de queijo parmesão, finamente ralado ou em tiras

+ 2 colheres (chá) de azeite
+ sal e pimenta-do-reino

Existem muitos debates no mundo da alimentação sobre quais combinações são verdadeiras duplas dinâmicas. Manteiga de amendoim e geleia, uvas e queijo, chocolate e mais chocolate são alguns dos candidatos mais recorrentes, mas, na minha opinião, parmesão e balsâmico são o melhor casal culinário de todos os tempos.

Como preparar:

• Em uma tigela, misture a **rúcula** com o **vinagre balsâmico** e o **azeite**. Tempere com **sal** e **pimenta-do-reino** e espalhe o **parmesão** ralado fino ou em lascas para finalizar.

Rende: 1 porção / Tempo de preparo: 3 minutos
SEM GLÚTEN, VEGETARIANO

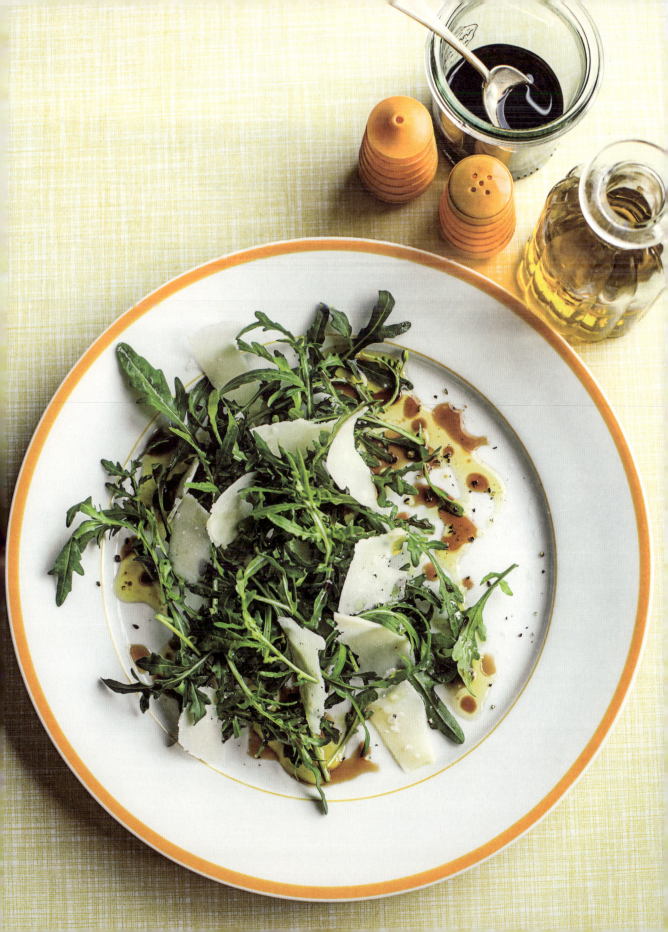

SEMANA 3. ENTRADA VERDE

ALCACHOFRA, ERVILHA, LIMÃO, AZEITONA

Você vai precisar de:

½ pote de alcachofras, escorridas (cerca de 80 g)

80 g de ervilhas descongeladas

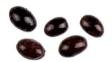

8 azeitonas pretas, sem caroço, cortadas ao meio

raspas da casca e o sumo de ½ limão-siciliano não encerado

+ 1 colher (sopa) de azeite
+ sal e pimenta-do-reino

As alcachofras são uma excelente escolha de vegetais fibrosos, e esta é uma forma fácil de prepará-las.

Como preparar:

• Arrume as **alcachofras**, as **ervilhas** descongeladas e as metades de **azeitona** em uma tigela. Acrescente as **raspas** e o **sumo de limão**, juntamente com o **azeite**. Tempere com **sal** e **pimenta-do-reino** e sirva.

Rende: 1 porção / Tempo de preparo: 8 minutos
SEM GLÚTEN, VEGANO

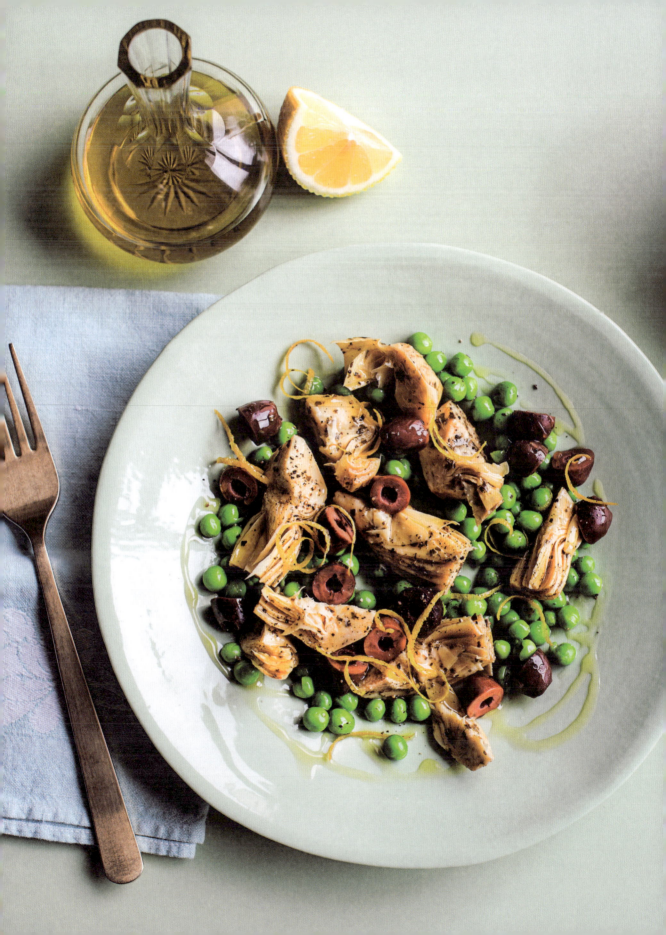

SEMANA 3. ENTRADA VERDE

SALADA ROMÂNTICA

Você vai precisar de:

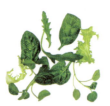

um punhado de folhas de salada (da sua preferência)

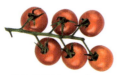

6 tomates-cereja, cortados ao meio

6 rodelas de pepino

5-6 ramos de endro ou manjericão, apenas as folhas

15 g de queijo feta, esfarelado

1 colher (chá) de *zaatar*

sumo de ½ limão-siciliano

+ 1 colher (sopa) de azeite
+ sal e pimenta-do-reino

Não posso afirmar nem negar que este prato uniu, por si só, alguns casais. No entanto, se você está de olho em alguém especial, talvez esta seja a sua deixa: dobre a receita e convide-o para jantar. É só uma sugestão.

Como preparar:

• Coloque as **folhas de salada**, os **tomates** cortados ao meio, as rodelas de **pepino**, as folhas de **endro** ou **manjericão** e o **feta** em uma travessa.

• Espalhe o *zaatar* por cima e coloque um pouco do **sumo de limão** e o **azeite**. Tempere com **sal** e **pimenta-do-reino** e misture bem para espalhar o molho. Sirva.

Rende: 1 porção / Tempo de preparo: 10 minutos
SEM GLÚTEN, VEGETARIANO

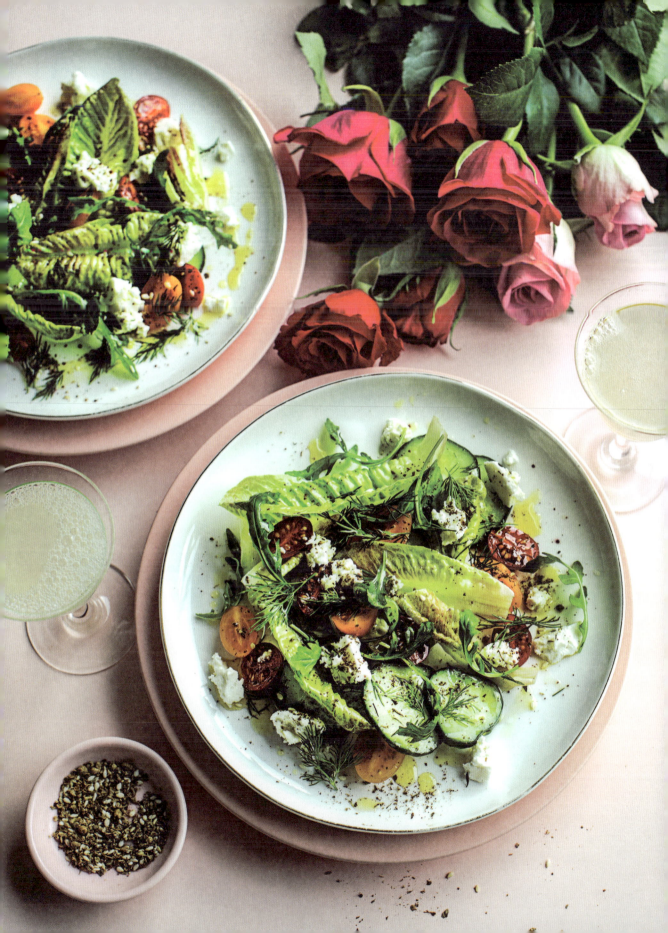

SEMANA 3. ENTRADA VERDE

TIGELA AMARELA

Você vai precisar de:

1 pote de alcachofras em óleo, escorridas (cerca de 160 g)

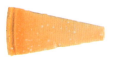

2 colheres (sopa) de queijo parmesão, finamente ralado

2 colheres (sopa) de avelãs, tostadas e picadas

raspas e o sumo de ½ limão-siciliano não encerado

+ sal e pimenta-do-reino

Transporte-se para um mundo monocromático onde tudo é amarelo, mas que conta como uma entrada verde. Opa, o que é aquilo ali? Mais parmesão? Sim, acertou.

Como preparar:

● Coloque as **alcachofras** em um prato e espalhe o **parmesão**, as **avelãs**, as **raspas** e o **sumo de limão**. Tempere bem com **sal** e **pimenta-do-reino** e sirva.

Rende: 1 porção / Tempo de preparo: 5 minutos
SEM GLÚTEN, VEGETARIANO

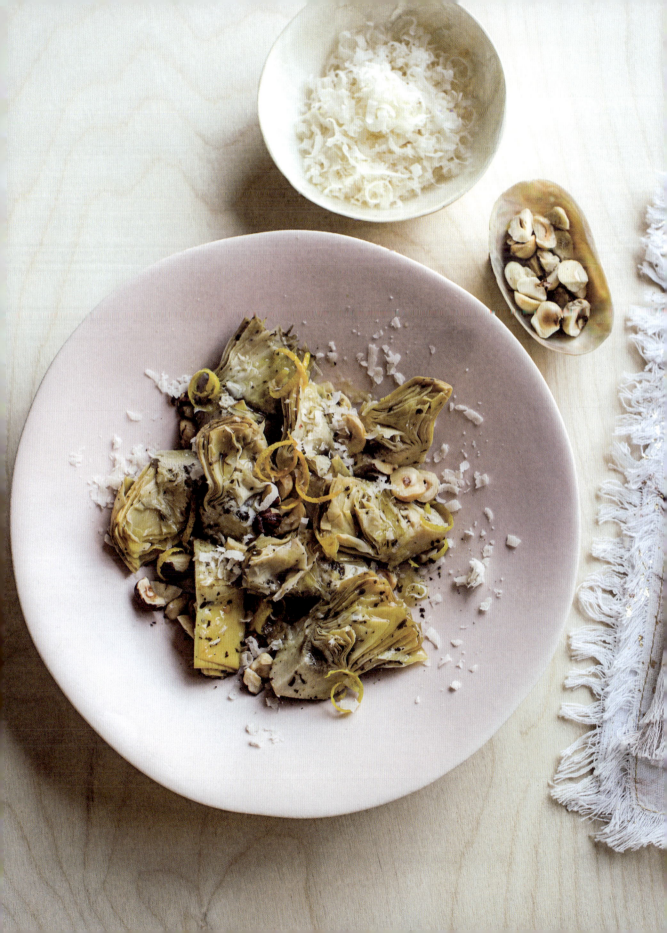

SEMANA 3. ENTRADA VERDE

TOMATES TALENTOSOS

Você vai precisar de:

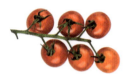

15 tomates-cereja, cortados ao meio

1 colher (sopa) cheia de iogurte grego natural

1 colher (chá) de orégano seco

+ 1 colher (sopa) de azeite
+ sal e pimenta-do-reino

Os tomates não são apenas uma fonte maravilhosa de fibras para nossa entrada verde, mas também são muito bons em se agarrar a este molho de iogurte dos sonhos para que ele chegue à nossa boca. Quanto talento!

Como preparar:

• Coloque os **tomates** cortados ao meio em uma tigela e acrescente o **iogurte**, o **orégano** e o **azeite**. Misture bem, tempere generosamente com **sal** e **pimenta-do-reino** e sirva.

Rende: 1 porção / Tempo de preparo: 7 minutos
SEM GLÚTEN

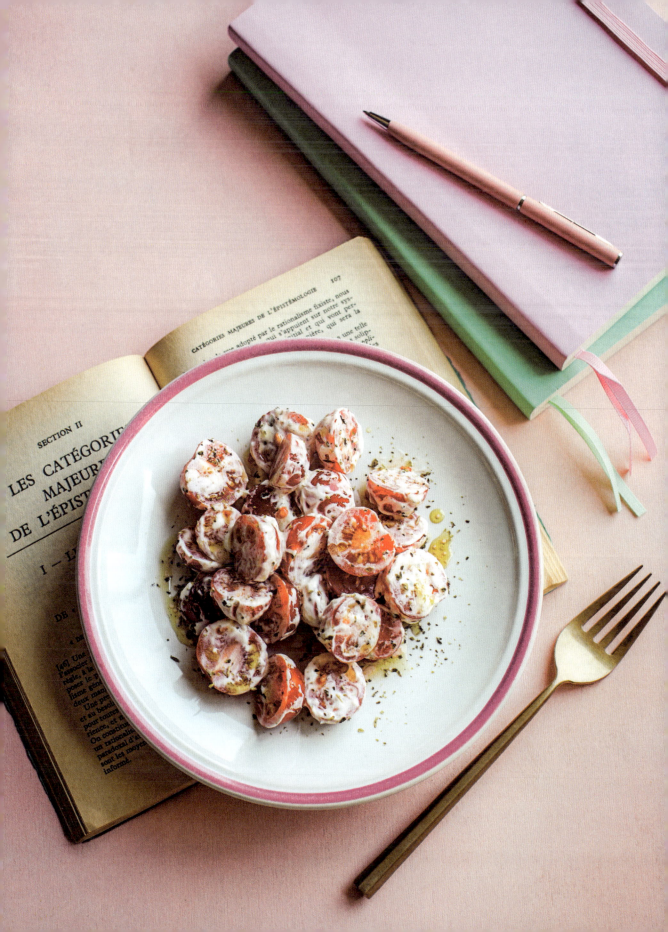

SEMANA 3. ENTRADA VERDE

SALADA DE ERVAS ESQUECIDAS

Você vai precisar de:

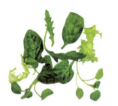

um punhado pequeno de folhas de salada

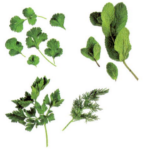

6-7 ramos de cada: coentro, hortelã, salsinha e endro, apenas as folhas

sumo de ½ limão-siciliano

+ 1 colher (sopa) de azeite
+ sal e pimenta-do-reino

"Ei, somos nós. As ervas que você comprou e deixou no fundo da geladeira. Lembra da gente? Íamos adorar estar nesta saborosa entrada verde e ajudar sua glicose a se manter estável."

Como preparar:

● Misture as **folhas de salada** e as **ervas** em uma tigela. Regue com o **sumo de limão** e o **azeite**. Tempere com **sal** e **pimenta-do-reino** e sirva.

Rende: 1 porção / Tempo de preparo: 5 minutos
SEM GLÚTEN, VEGANO

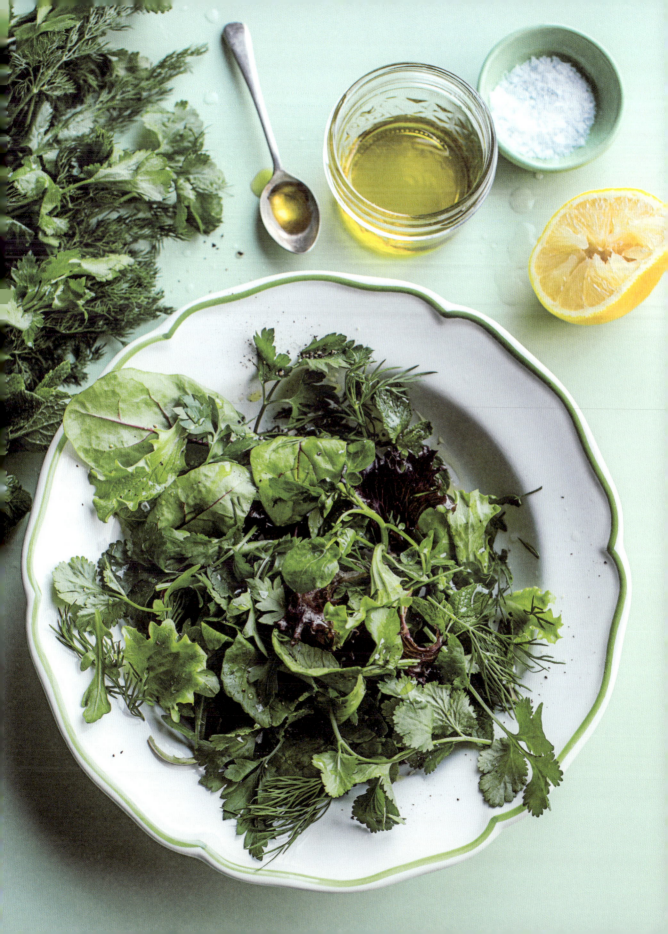

SEMANA 3. ENTRADA VERDE

BONITAS BETERRABAS

Você vai precisar de:

3-4 beterrabas pequenas cozidas, em rodelas

um punhado pequeno de endro, apenas as folhas, finamente picadas

um punhado pequeno de avelãs, picadas grosseiramente

+ 1 colher (sopa) de azeite
+ sal e pimenta-do-reino

Fácil, alegre, bonita. Beterraba.

Como preparar:

• Misture **todos os ingredientes** em uma tigela com o **azeite**. Tempere com **sal** e **pimenta-do-reino** e sirva.

Rende: 1 porção / Tempo de preparo: 5 minutos
SEM GLÚTEN, VEGANO

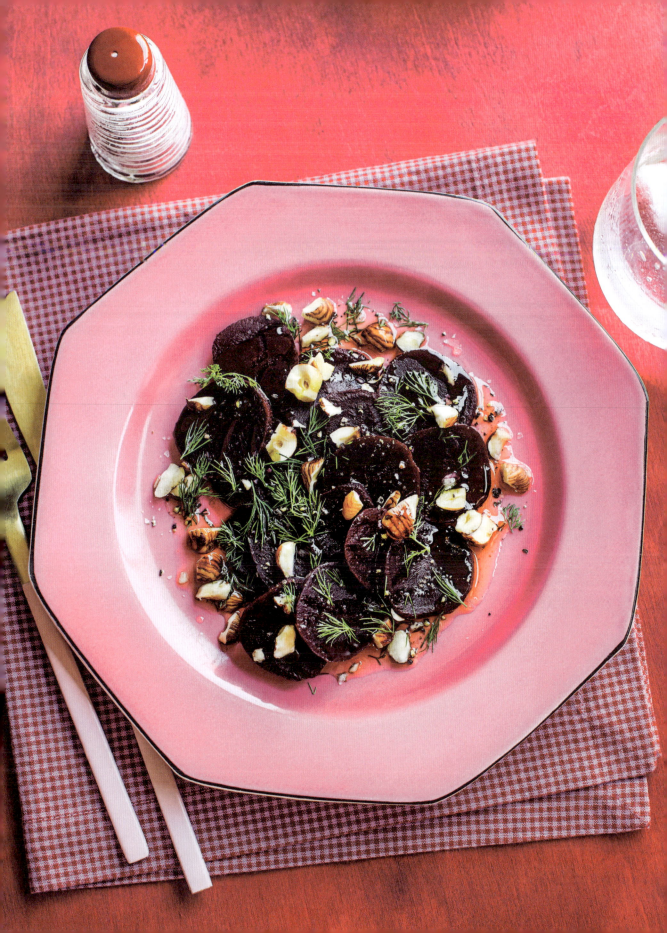

SEMANA 3. ENTRADA VERDE

TOMATES SUCULENTOS
de Tim Spector

Você vai precisar de:

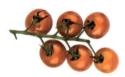

15 tomates-cereja

1 dente de alho grande, em fatias

3-5 folhas de alface baby

+ 2 colheres (sopa) de azeite
+ sal e pimenta-do-reino

Tim Spector é um gênio da glicose, e sua receita de tomates suculentos talvez seja a maior prova disso. Tim gentilmente me permitiu incluir sua criação original aqui, e fico muito feliz em poder compartilhá-la.

Como preparar:

• Preaqueça o forno a 200°C (180°C com convecção). Coloque os **tomates**, o **alho** e o **azeite** em uma assadeira pequena (eles precisam ficar bem apertados) e tempere com **sal** e **pimenta-do-reino**. Leve ao forno por 15 minutos ou até que eles estourem e liberem seus sumos.

• Retire a assadeira do forno e deixe os tomates esfriarem um pouco, então sirva com folhas de **alface baby**. Use as folhas para pegar os suculentos tomates!

Rende: 1 porção / Tempo de preparo: 3 minutos
Tempo total de cozimento: 15 minutos
SEM GLÚTEN, VEGANO

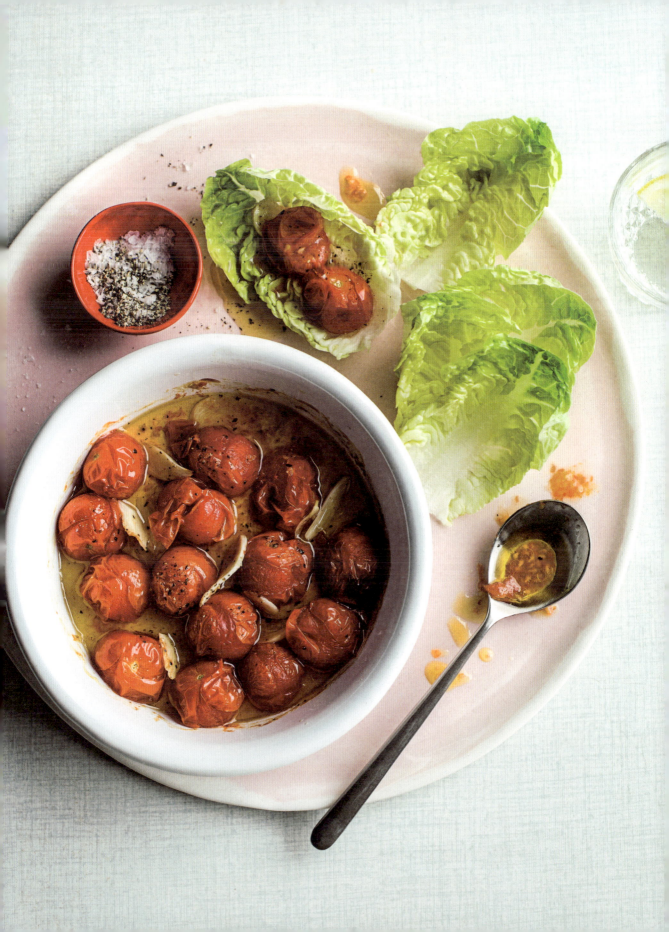

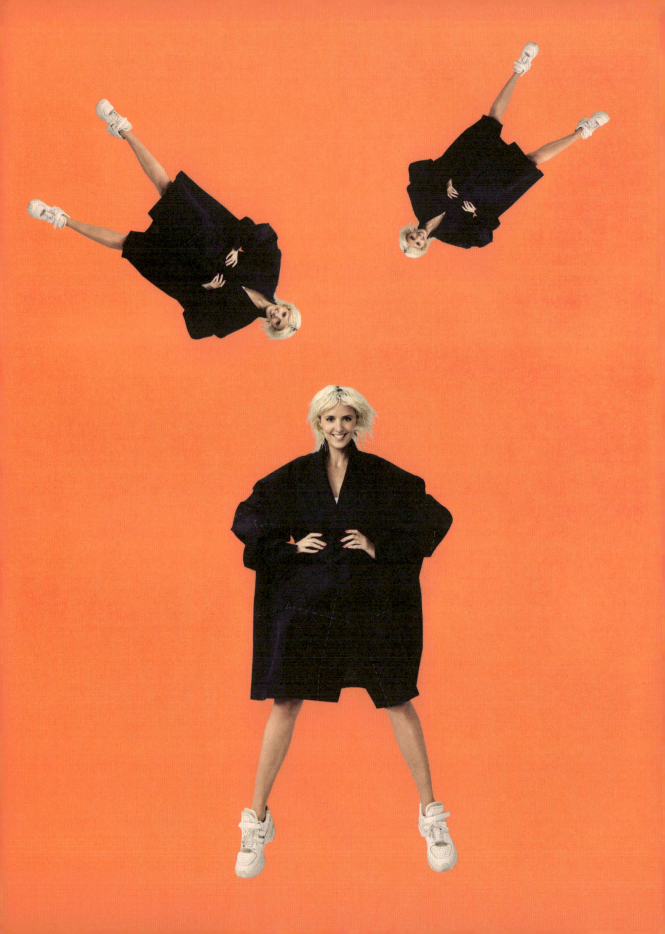

SEMANA 4

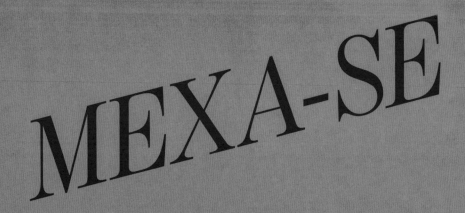

MEXA-SE

Suas células estão produzindo energia com mais eficiência, seu cérebro está funcionando melhor, seu corpo está aprendendo a queimar gordura como combustível, e seus hormônios estão voltando aos trilhos. Bravo!

SEMANA 4. MEXA-SE

DEPOIMENTOS
da COMUNIDADE

"Ainda não consigo acreditar em todas as pequenas mudanças das quais mal nos damos conta mas que, juntas, fazem uma grande diferença... E eu não quero, NÃO QUERO, que o Método acabe. Estou feliz, calmo e sereno."

"Tenho quarenta anos e tive acne por toda a vida. Depois de uma semana no Método, minha pele começou a melhorar, e passadas quatro semanas está quase limpa. Estas não são meras dicas, são a minha vida agora!"

"Quando comecei a me mexer, mudou tudo. Foi quando eu efetivamente comecei a ver resultados. Isso me inspirou a me dedicar 100%, e as coisas só melhoraram. Estou muito contente pelo que fiz."

"O melhor é que não tenho aquela sensação constante de fome e não sinto mais nenhuma ansiedade."

"Minha menstruação voltou!"

"Nada de enxaquecas. Eu normalmente tinha duas ou três enxaquecas por semana e dependia de medicação diária. Tive que parar a medicação há alguns meses e estava sofrendo muito sem ela.

Estava prestes a retomá-la, mas pensei em dar uma chance ao Método pois não tinha nada a perder. Tive algumas dores de cabeça nos primeiros dias, mas depois não tive mais nada! Estou impressionado com os resultados, e muito feliz."

"Com este programa, é como se eu finalmente me tornasse eu mesmo: não tenho mais oscilações de humor e recebo más notícias com algum distanciamento. Sempre achei que esses problemas eram psicológicos e me cobrava muito, mas agora percebo que era puramente fisiológico. Já tinha experimentado várias dietas (vegana, sem açúcar, sem glúten, sem lactose), mas o que eu gosto neste Método é que você pode comer de tudo, não precisa cortar nada. Não é difícil integrar as dicas, e vou segui-las pelo resto da vida (enquanto for fácil, é claro!)."

"Mexer-me após as refeições definitivamente me deixa mais feliz. Mesmo quando não estou com vontade, saio para dar uma volta, e isso muda tudo."

"Meu sono melhorou, sobretudo quando saio para caminhar depois do jantar.

SEMANA 4. MEXA-SE

Sinto que minha mente também está mais calma, o que é um bônus. As ondas de calor que eu sentia com frequência após as refeições mudaram — não desapareceram completamente, mas estão muito melhores."

"Eu como de uma forma muito mais serena, mesmo quando decido comer algo por prazer."

"Hoje, quando estava fazendo compras, minhas escolhas foram naturalmente muito mais saudáveis. Minha vontade era comprar alguns camarões para fazer um lamen no final de semana. Eu ri disso!"

"Meus treinos mudaram: me sinto com mais energia, mais forte e mais capaz de encarar exercícios pesados. Ontem foi meu primeiro dia de hiperextensões unilaterais e... desafio concluído!"

"A maior mudança para mim, provavelmente, são as etapas que agora sigo antes e depois de uma refeição. Tomo meu vinagre de maçã durante o preparo, como minha entrada verde primeiro e faço um pouco de exercício depois. Às vezes, é apenas limpar a cozinha; outras, é brincar com meu cachorro ou dançar um pouco. Também percebi uma mudança de mentalidade, e não sinto que, se deixar de fazer essas coisas, será um

fracasso — é mais um estilo de vida de fazê-las quando for prático e possível, e não ser duro comigo mesmo se deixar passar algumas vezes."

"Não sinto mais compulsões por comida! Em geral eu não tinha muitas, mas na semana anterior à menstruação elas eram bem claras. Nada mais de compulsões!"

"A vida é muito divertida quando a gente não pensa em comida o tempo todo! Posso fazer compras sem ficar tentado a comprar um doce, não percebo mais se o meu colega está comendo um biscoito... Assim fica muito fácil comer só aquilo de que o corpo precisa."

"Embora a perda de peso não fosse um objetivo para mim, acho que perdi alguns quilos de qualquer maneira. Um grande bônus!"

"Minha vida mudou demais, e minha saúde mental melhorou demais! NÃO TENHO PALAVRAS PARA AGRADECER a este Método. MUDOU COMPLETAMENTE A MINHA VIDA!"

"Eu me sinto cheio de energia e menos dependente da comida!!! Obaaaaaaaaaaaaaaaa! Chega de sorvete à meia-noite!"

SEMANA 4. MEXA-SE

Seu objetivo para a Semana 4

Uau. Você é demais! Ao entrarmos na quarta e última semana do Método, pare por um segundo e assimile as suas conquistas. Você merece se orgulhar de ter investido tanto em sua felicidade e sua saúde.

Espero que você tenha descoberto que essas dicas estão pouco a pouco se transformando em hábitos e virando ferramentas em um repertório que você vai carregar pela vida inteira. Vamos conhecer agora a última etapa do Método, uma dica que vai convocar um time poderoso de aliados da glicose, que mal podem esperar para ajudar: seus músculos.

Além de continuar com o seu café da manhã salgado, com as dicas do vinagre e com a entrada verde, seu objetivo nesta última semana é mergulhar em algo que não envolve nem comer nem beber: mexer-se.

Uma vez por dia após uma refeição, use seus músculos por dez minutos. Em termos simples, isso significa: ***mexa-se depois de comer***. Você deve fazer isso idealmente em até de noventa minutos após o fim de uma das refeições, e o movimento pode ser tão simples quanto uma caminhada de dez minutos ou exercícios de panturrilha em sua mesa, ou tão complexo quanto intimar seus colegas de trabalho e organizar um festa dançante na sala dos funcionários ao som das suas três músicas preferidas. Como assim? Às vezes acontece.

Alguns de vocês podem já ter alguma rotina de se mexer pós-refeição (ir andando para o trabalho depois do café da manhã, ir tomar um café depois do almoço, lavar a louça depois do jantar...), o que significa que você está alcançando esse objetivo todos os dias sem que ninguém precise pedir. Se é o caso, ótimo! Continue. Se não, há um monte de ideias para você nas páginas a seguir.

Esta semana não contém receitas. Em vez disso, vou apresentar várias formas de se mexer. E, se dez minutos parecerem muito, comece com um minuto e vá aumentando aos poucos.

A ciência

Existem inúmeras tradições que recomendam fazer uma caminhada depois de comer, como o costume indiano de "cem passos após uma refeição", e elas existem por um bom motivo.

Como expliquei na introdução deste livro, nossas células precisam de glicose para obter energia. E a principal forma de atendê-las é comendo alimentos ricos em açúcar e amido, que contêm glicose. O problema é que nossas dietas modernas tendem a fornecer muita glicose muito rapidamente

SEMANA 4. MEXA-SE

ao nosso organismo — bem mais do que ele precisa ou é capaz de usar. Isso provoca picos de glicose.

Imagine, por exemplo, que você acabou de fazer uma refeição que provoca um pico de glicose. Assim que esse influxo atinge seu corpo, duas coisas podem acontecer. Se você permanecer sedentário quando o pico atingir seu ápice, a glicose extra vai inundar suas células e sobrecarregar suas mitocôndrias. Isso aumenta a inflamação e faz com que o excesso de glicose seja armazenado no fígado, nos músculos e na forma de gordura.

Por outro lado, **se você se mexer depois de comer, parte da glicose que acabou de ingerir será consumida pelas células musculares**. Suas mitocôndrias transformam a glicose extra em energia para alimentar seus músculos em contração, e o pico é menor. No gráfico de um monitor contínuo de glicose, a diferença é chocante.

E eis a melhor parte: quando nos mexemos depois de comer, achatamos nossa curva de glicose *sem aumentar nossos níveis de insulina* — assim como fazemos quando ingerimos o vinagre. Embora nossos músculos geralmente precisem de insulina para estocar glicose, ela não é necessária quando eles estão se contraindo. Esta é uma excelente notícia, pois reduzir nossos níveis de insulina é um fator-chave na melhoria da nossa saúde — o excesso de insulina no corpo provoca inúmeros distúrbios, como síndrome do ovário policístico e diabetes tipo 2.

Em suma, mexer-se por dez minutos após uma refeição é uma dica muito poderosa para achatar nossa curva de glicose, e o melhor é que ela não exige que mudemos nada do que comemos. Além disso, se você é o tipo de pessoa costuma sentir cansaço depois de comer, esta dica vai cortar esse mal pela raiz.

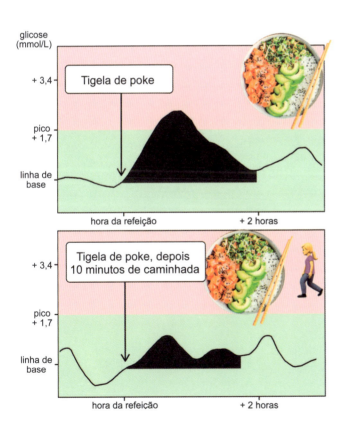

Usar nossos músculos pode reduzir o pico de glicose.

Como pôr em prática a dica de se mexer

Após uma refeição (ou um lanche) durante o dia, mexa seu corpo da forma que desejar. Contanto que você não fique parado e que alguns de seus músculos estejam sendo ativados, está valendo! Escolha qualquer movimento de que você goste ou que ache fácil. A decisão é inteiramente sua. Talvez seja alongamento ou patinação no gelo, talvez seja pintar as paredes, talvez fazer compras, talvez fazer sexo (sim, isso conta!).

Como saber se você está fazendo direito

Você está fazendo direito se conseguir encontrar uma forma de se mexer que se encaixe facilmente na sua rotina. Como eu disse, pode ser que você já esteja fazendo algo que conte para esta dica. Você também deve se sentir bem depois, sem dor, sem ficar ofegante nem exausto. Estamos falando de movimentos leves, durante os quais você pode tirar um tempo para si, dar uma pausa no trabalho, ouvir música, se divertir, ligar para um amigo ou fazer algo em casa que você já queria fazer mesmo. Descubra um exercício que se encaixe em sua vida e que seja prazeroso; não tente inventar nada complicado nem exaustivo. Há mais exemplos nas páginas seguintes.

Tire um momento para revisar suas atividades diárias e reparar se você já não está pondo esta dica em prática: há momentos durante o dia em que você faz uma caminhada? Seu trabalho exige que você seja ativo e não fique sentado? Você arruma sua casa, leva o cachorro para passear ou faz compras? Se você conseguir programar essas atividades para até noventa minutos após o final de uma refeição, estará colocando a dica em prática.

Conselhos da comunidade

- Transforme uma ligação em uma "ligação ambulante". Enquanto estiver ao telefone, levante-se e caminhe — pela casa, pelo escritório, pelo quarteirão. Você terá cumprido sua dica.
- Uma técnica muito popular é a caminhada de dez minutos após o almoço.
- Arrumar a cozinha ou a sala de jantar depois da refeição é uma ótima forma de pôr em prática esta dica.

SEMANA 4. MEXA-SE

- Se você não sente vontade de se mexer logo depois de comer (isso é compreensível, e não precisa ser assim), coloque um cronômetro de oitenta minutos no seu celular para lembrá-lo de se mexer de alguma forma no final da janela de redução de picos.
- Faça exercícios de panturrilha sentado (página 225) em sua mesa enquanto estiver trabalhando.
- Mantenha um halter ou objeto pesado ao lado do sofá e, se for assistir TV depois do jantar, faça alguns exercícios de bíceps com ele.

Perguntas frequentes da comunidade

E se eu estiver no escritório e não tiver onde caminhar? No escritório, as formas mais fáceis de pôr a dica em prática são: subir e descer alguns degraus (se seu escritório ficar em um prédio com escadas) ou fazer exercícios de panturrilha em sua mesa (página 225).

Tem que ser em até noventa minutos após o fim da refeição? Sim!

Depois de qual refeição é melhor colocar esta dica em prática? O melhor momento é quando for mais fácil para você.

Posso me mexer antes da refeição? Você pode se mexer a qualquer hora que quiser durante o dia, e isso é ótimo para você e a sua saúde, mas, para pôr esta dica em prática, você precisa se mexer dentro de uma janela de noventa minutos *depois* de comer.

Posso fazer o movimento durante a refeição? Sim, pode. Mas algumas pessoas acham desconfortável se mexer enquanto comem, por isso é uma opção menos popular.

Posso comer meu prato principal e me mexer enquanto como a sobremesa? Sim!

Pode ser depois do café da manhã? Sim. Pode ser depois de qualquer refeição (ou de um lanche).

Vou sempre para a academia antes do café da manhã — já estou me exercitando bastante diariamente. Ainda preciso usar esta dica? De preferência, sim: se você conseguir encontrar dez minutos para se mexer mais um pouco todo dia após uma de suas refeições, sua glicose agradece.

Preciso seguir esta dica mesmo que minhas refeições não sejam ricas em glicose? Sim. Embora mexer-se depois de comer seja mais útil para conter um pico de glicose de uma refeição que contenha amidos ou açúcares, mesmo que sua refeição não contenha nenhum dos dois, isso ainda é útil para o seu corpo. Experimente e transforme isso em hábito.

Não consigo me mexer com facilidade. O que eu faço? Fique à vontade para pular esta dica e dar continuidade ao café da manhã salgado, ao vinagre e à entrada verde. Você já está indo maravilhosamente bem!

SEMANA 4. MEXA-SE

LISTA DE IDEIAS
para SE MEXER

- Fazer alongamento.

- Caminhar enquanto escuta um podcast.

- Sair de casa e caminhar um pouco — pegar um pouco de ar fresco.

- Ir ou voltar a pé de algum lugar ou passear com o cachorro.

- Caminhar em uma esteira.

- Dançar por dez minutos acompanhando um vídeo do YouTube.

- Colocar suas três músicas preferidas em sequência e dançar sozinho.

- Lavar a louça.

- Limpar a cozinha ou a casa.

- Arrumar coisas.

- Passar aspirador de pó na casa.

- Consertar alguma coisa.

- Subir e descer escadas.

- Se seu trabalho exige que você fique de pé, continue.

- Resolver assuntos fora de casa.

- Fazer compras.

SEMANA 4. MEXA-SE

- Fazer exercícios de panturrilha sentado: sentado e com os dois pés no chão, apoie as mãos na mesa, empurre as pontas dos pés para levantar os calcanhares e coloque-os de volta no chão. Repita por dez minutos. Isso ativa o sóleo, um músculo da panturrilha que é particularmente útil para absorver a glicose do sangue.

- Brincar com seus filhos.

- Fazer agachamentos enquanto assiste TV.

- Fazer agachamentos com salto.

- Levantar objetos pesados (halteres ou garrafas d'água) enquanto assiste TV.

- Ir a uma aula de Pilates ou de outro tipo de exercício.

- Fazer uma trilha.

- Dar um passeio de bicicleta.

- Ir à academia.

- Fazer qualquer tipo de exercício.

- Praticar um esporte de equipe.

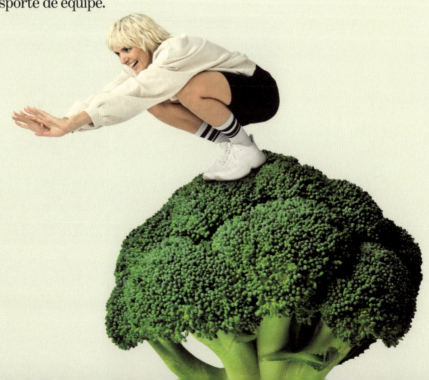

CONTEÚDO BÔNUS

PRATOS PRINCIPAIS PARA TODA HORA

Quer algumas receitas estabilizadoras de glicose para almoço e jantar ou para depois de uma entrada verde? Você veio ao lugar certo. Pode entrar.

PRATOS PRINCIPAIS PARA TODA HORA

FRANGO, PIMENTÃO e FUNCHO ASSADOS com ALCAPARRAS e LENTILHAS DE PUY

Você vai precisar de:

2 pimentões vermelhos, sem sementes e cortados em quatro no sentido do comprimento

1 bulbo de funcho, cortado em gomos (reserve as folhas, se houver)

2 sobrecoxas de frango, com o osso e a pele

1 colher (sopa) de alcaparras, escorridas

125 g de lentilhas de Puy cozidas

um punhado pequeno de salsinha, picada grosseiramente, para servir (opcional)

+ 2 colheres (sopa) de azeite
+ sal e pimenta-do-reino

Vida longa às assadeiras! Sempre que posso diminuir a quantidade de louça para lavar, estou dentro. Esta receita é tão bonita no prato quanto agradável ao paladar.

Como preparar:

● Preaqueça o forno a 200°C (180°C com convecção). Distribua os **pimentões vermelhos** cortados em quatro, os gomos de **funcho** e as **sobrecoxas de frango** em uma assadeira, regue com o azeite e tempere tudo com **sal** e **pimenta-do-reino**. Leve ao forno por 30 minutos, até que os vegetais estejam macios e um pouco tostados e o frango esteja bem cozido.

● Retire a assadeira do forno e espalhe as **alcaparras** e as **lentilhas de Puy** cozidas por cima do frango e dos vegetais. Leve a assadeira de volta ao forno por mais 5 minutos, para aquecer as lentilhas. Sirva com a salsinha e as folhas do funcho espalhadas por cima, se estiver usando.

Rende: 2 porções / Tempo de preparo: 10 minutos
Tempo de cozimento: 35 minutos
SEM GLÚTEN

PRATOS PRINCIPAIS PARA TODA HORA

MINHA SALADA SAN FRANCISCO *predileta*
TAMBÉM CONTA COMO SUA DICA DO VINAGRE PARA O DIA

Você vai precisar de:

½ cebola roxa, em tiras finas

2 colheres (sopa) de vinagre de maçã

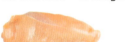

2 peitos de frango, sem osso e sem pele (de cerca de 160 g cada)

3 colheres (sopa) de iogurte grego natural

2 colheres (chá) de endro seco ou fresco, picado finamente

1 toranja, descascada e cortada em gomos, o caldo reservado

100 g de couve tipo *cavolo nero*, sem o talo, rasgada em pedaços médios

1 pé de alface baby, as folhas separadas

+ 4 colheres (sopa) de azeite
+ sal e pimenta-do-reino

Se gosto de uma coisa, eu sou fiel. Quando morava em San Francisco, me apaixonei por uma salada igual a esta em um restaurante grego. Eu provavelmente a pedi duas vezes por semana durante quatro anos! Eis aqui minha versão. Espero que você ame tanto quanto eu.

Como preparar:

• Coloque a **cebola roxa** em uma tigela e tempere com o **vinagre de maçã**. Misture bem e reserve enquanto prepara o frango.

• Ponha 2 colheres (sopa) do **azeite** em uma frigideira grande em fogo alto. Corte os **peitos de frango** ao meio na horizontal (para deixá-los mais finos), tempere com **sal** e **pimenta-do-reino** e leve-os à frigideira. Frite por 3 minutos de cada lado ou até que estejam inteiramente cozidos, retire-os da frigideira, corte-os em fatias finas e reserve.

• Prepare um molho misturando o **iogurte**, o **endro**, o **caldo da toranja** e o restante do **azeite** em uma tigela grande e tempere generosamente.

• Adicione a **couve** à tigela e massageie-a por alguns minutos, até que amoleça e fique completamente revestida pelo molho.

• Adicione as folhas da **alface** e misture-as ao molho junto com a couve.

• Reparta as folhas em duas tigelas e por cima de cada porção coloque os **gomos de toranja**, o picles de cebola roxa e frango fatiado e sirva.

Rende: 2 porções / Tempo de preparo: 10 minutos
Tempo de cozimento: 7 minutos
SEM GLÚTEN

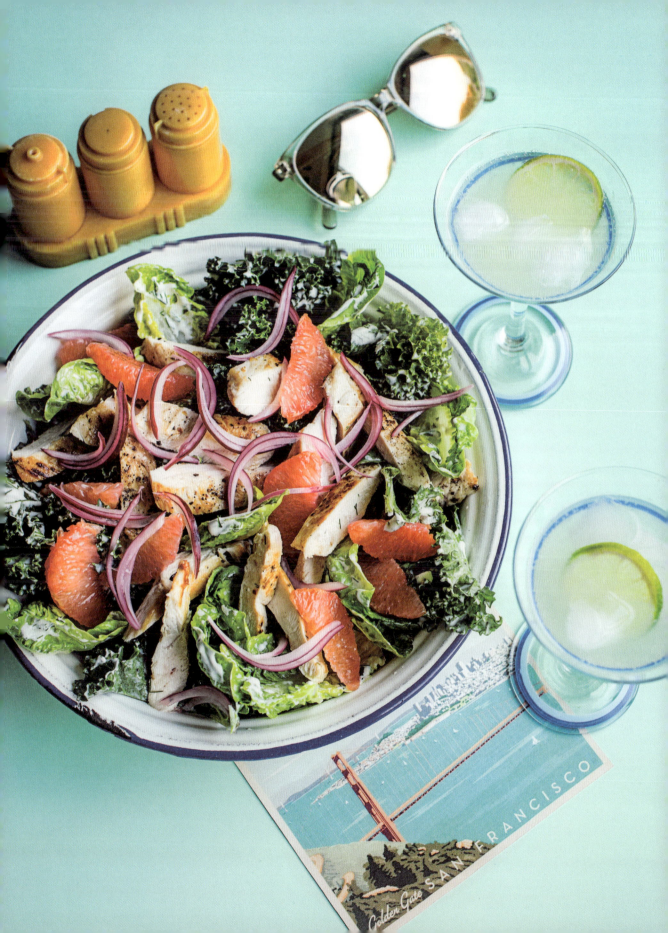

BACALHAU ASSADO COM TAHINE

Você vai precisar de:

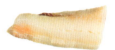

2 filés de bacalhau fresco, sem pele e sem espinha

2 chalotas, finamente picadas

40 ml de tahine

80 ml de água fervendo, e mais se necessário

um punhado generoso de endro, apenas as folhas, finamente picadas

raspas da casca e o sumo de ½ limão-siciliano não encerado

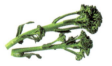

350 g de brócolis compridos, sem as pontas mais duras

+ 2 colheres (sopa) de azeite
+ sal e pimenta-do-reino

O que uma pessoa deve fazer quando bate a compulsão por uma refeição extremamente rica e cremosa, mas o desejo de manter a glicose estável é ainda mais forte? Bem, deve fazer esta receita, é claro. Eu a adoro, e espero que você também.

Como preparar:

• Preaqueça o forno a 220°C (200°C com convecção) e forre uma forma com papel-manteiga. Coloque os **filés de bacalhau** sobre o papel e regue 1 colher (sopa) do **azeite**. Tempere com **sal** e **pimenta-do-reino** e leve ao forno por 10 a 12 minutos, até que estejam inteiramente cozidos.

• Enquanto isso, prepare o molho. Aqueça o **azeite** restante em uma frigideira média e refogue as **chalotas** picadas por cerca de 5 minutos.

• Acrescente o **tahine** e a **água fervendo** e mexa em fogo baixo por cerca de 3 minutos até ficar com a consistência de creme de leite. Acrescente mais água fervendo, se necessário.

• Acrescente o **endro** picado e as **raspas** e o **sumo de limão** e tempere.

• Cozinhe no vapor ou escalde o **brócolis** até ficar macio — por 4 a 5 minutos. Sirva com o bacalhau e o molho de tahine.

Rende: 2 porções / Tempo de preparo: 5 minutos
Tempo de cozimento: 12 minutos

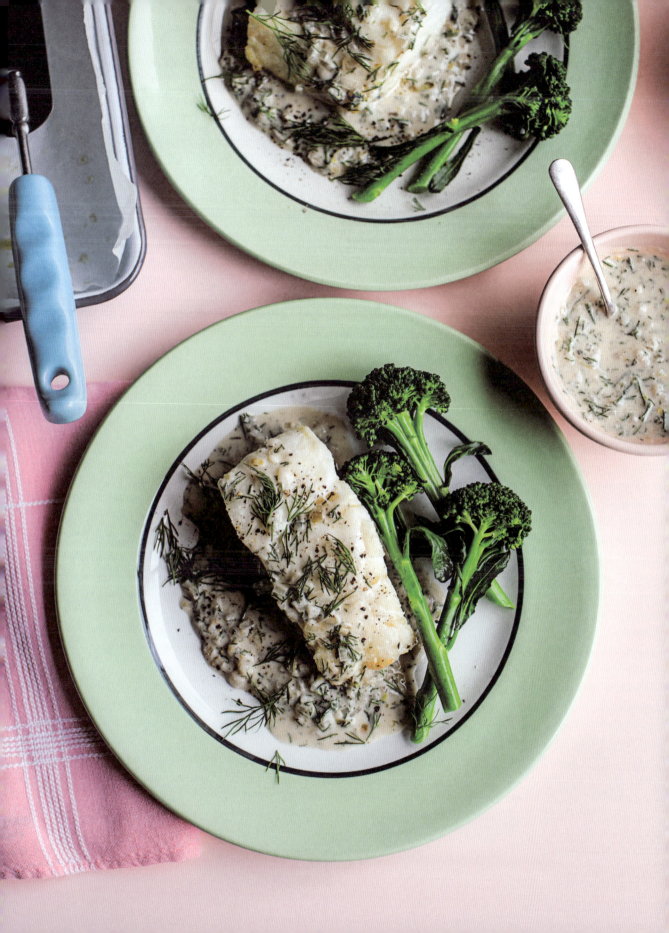

PRATOS PRINCIPAIS PARA TODA HORA

SANDUÍCHE *de* ATUM *no* PÃO ÁRABE

Você vai precisar de:

1 lata de 110 g de atum em óleo, escorrido

1 colher (sopa) de mostarda de Dijon

1 colher (sopa) de maionese

1 colher (chá) cheia de alcaparras, escorridas

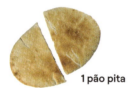

1 pão pita

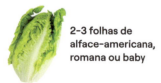

2-3 folhas de alface-americana, romana ou baby

+ sal e pimenta-do-reino

Ahhh, o clássico sanduíche de atum. Esta é uma versão que aprendi com um amigo querido. As alcaparras e a mostarda acrescentam um toque picante ao original, levando este sanduíche, que é presença obrigatória nas lancheiras escolares, a um novo patamar.

Como preparar:

• Em uma tigela misture o **atum**, a **mostarda de Dijon**, a **maionese** e as **alcaparras** e tempere com **sal** e **pimenta-do-reino**.

• Toste o **pão árabe** e abra-o para formar um bolso. Recheie com as **folhas de alface** e a mistura de atum e sirva.

Rende: 1 porção / Tempo de preparo: 10 minutos

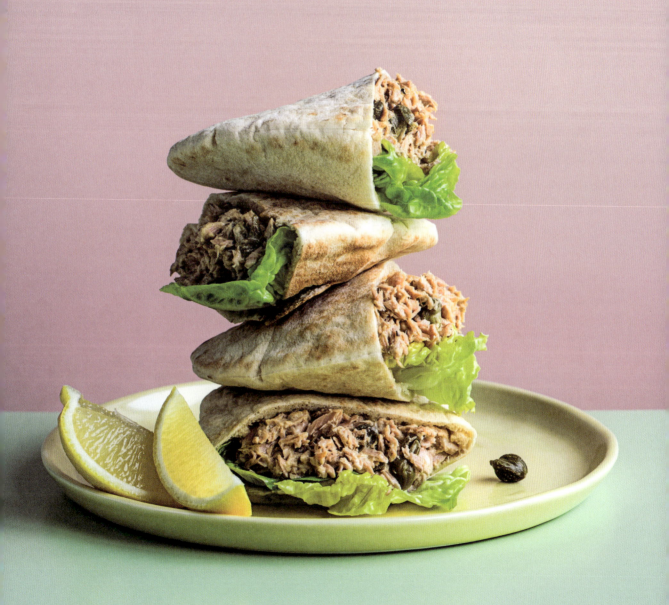

PRATOS PRINCIPAIS PARA TODA HORA

O POTE

Você vai precisar de:

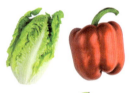

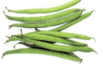

um punhado de vegetais para salada, como alface, pimentão, cebolinha e vagem, cortados em pedaços pequenos

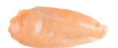

1 peito de frango, cozido e cortado em fatias

2-3 colheres (sopa) de arroz branco ou integral cozido

+ um molho da sua escolha

Esta receita apresenta infinitas possibilidades, desde que você siga o princípio básico (vegetais no fundo, proteína no meio, amido no topo). Prepare, leve para o trabalho, vire em um prato... e aí está — sua refeição praticamente organizada para ser consumida na ordem certa: vegetais primeiro e carboidratos por último. Não se preocupe se você não comer tudo exatamente nessa ordem — a intenção geral é que importa.

Use quaisquer vegetais e folhas que tiver na geladeira. A proteína pode ser carne de frango, carne bovina, ovos cozidos, tofu... e, depois, você pode colocar um pouco de arroz ou de massa curta. Adições simples como pesto, *harissa* ou até mesmo maionese, são uma cobertura perfeita — ou vá até as páginas 136-9 para obter alguma inspiração para molhos que também incluem a dica do vinagre.

Como preparar:

- Comece colocando uma camada de **vegetais** no pote, depois as fatias de **frango** e termine com o **arroz** cozido.

- Para servir, vire todo o conteúdo do pote em um prato, despeje o molho por cima e aproveite!

Rende: 1 porção / Tempo de preparo: 10 minutos
SEM GLÚTEN

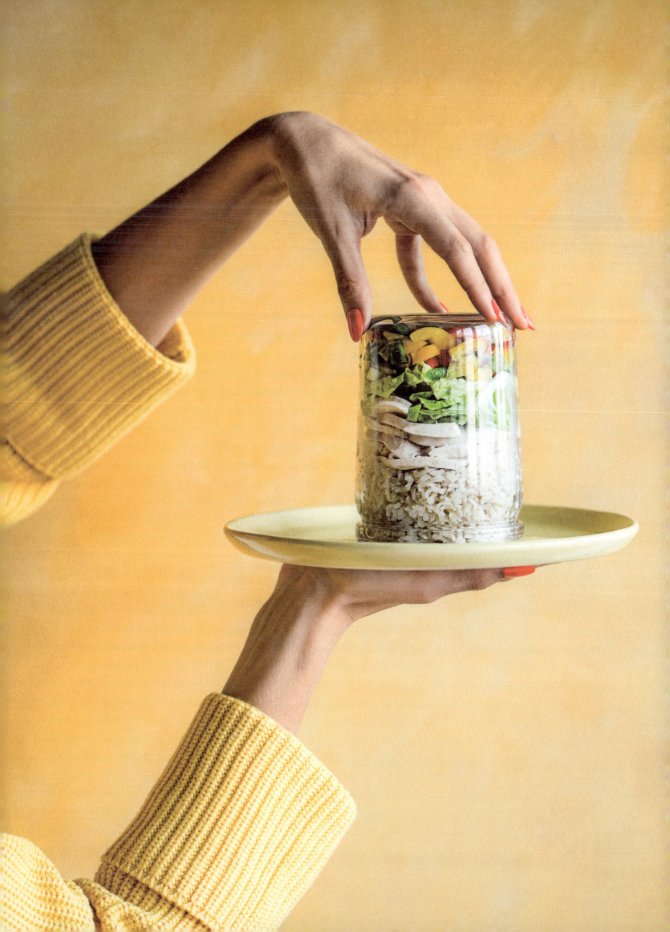

PRATOS PRINCIPAIS PARA TODA HORA

SALADA NIÇOISE *da Jessie*

Você vai precisar de:

2 ovos

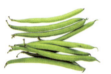

100 g de vagem, com as pontas aparadas

1½ colher (sopa) de mostarda de Dijon

sumo de 1 limão-siciliano

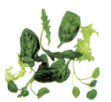

2 punhados grandes de folhas de salada variadas

2 latas de 110 g de atum em óleo escorrido

+ 2 colheres (sopa) de azeite
+ sal e pimenta-do-reino

Sem querer me gabar, mas... ou melhor, quero me gabar, sim! Eu faço uma salada niçoise sensacional. E, como eu gosto muito de você, vou compartilhar minha receita ultrassecreta, nunca antes revelada... Fica só entre nós, o.k.?

Como preparar:

• Leve uma panela pequena com água para ferver em fogo alto. Coloque os **ovos** e cozinhe por 5 minutos, depois acrescente a **vagem**. Cozinhe por mais 2 minutos, ponto em que a vagem deve estar apenas escaldada e os ovos cozidos, mas com a gema mole. Escorra tudo.

• Retire a vagem do escorredor e reserve. Em seguida, passe os ovos em água fria para evitar que continuem a cozinhar. Quando estiverem frios o suficiente para serem manuseados, descasque-os e reserve.

• Para fazer o molho, coloque a **mostarda de Dijon**, o **sumo de limão** e o **azeite** em uma tigela com um pouco de **sal** e **pimenta-do-reino** e bata até emulsionar.

• Em uma tigela grande, misture as **folhas** com metade do molho e divida em duas tigelas ou pratos. Coloque quantidades iguais de **atum** e vagem sobre cada porção.

• Corte cada ovo ao meio e coloque as metades sobre cada porção de salada. Tempere mais uma vez com **sal** e **pimenta-do-reino** e espalhe o restante do molho por cima. Sirva.

Rende: 2 porções / Tempo de preparo: 12 minutos
Tempo de cozimento: 7 minutos
SEM GLÚTEN

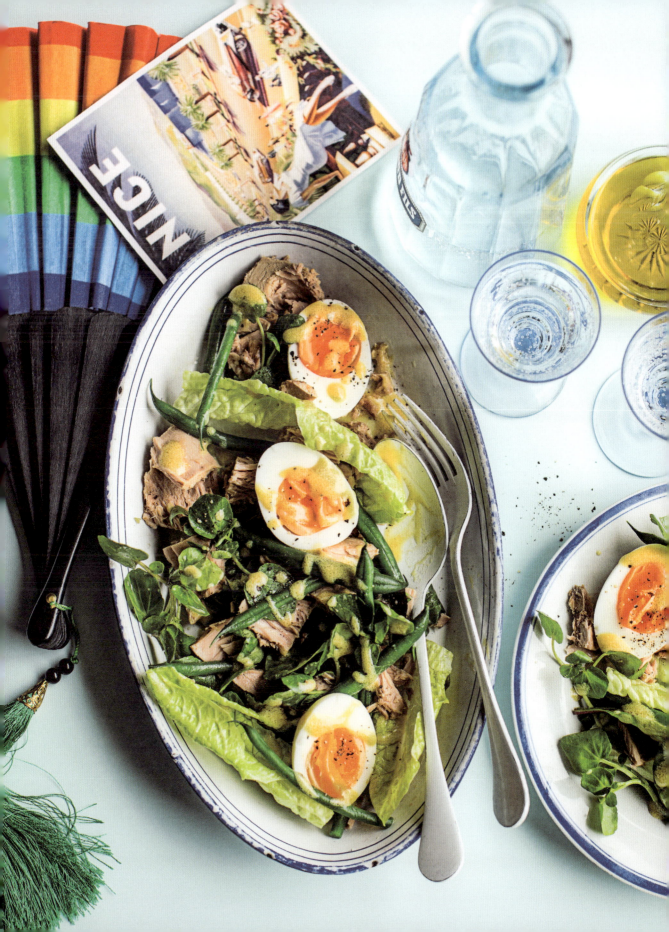

PRATOS PRINCIPAIS PARA TODA HORA

CAMARÃO COM PIMENTA E ALHO

Você vai precisar de:

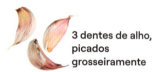

3 dentes de alho, picados grosseiramente

1 pimenta vermelha, picada grosseiramente

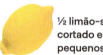

½ limão-siciliano, cortado em pequenos gomos

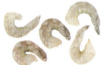

450 g de camarão descascado

um punhado grande de salsinha, apenas as folhas, picadas grosseiramente

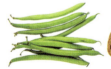

vagem e pão, para servir (opcional)

+ 3 colheres (sopa) de azeite
+ sal e pimenta-do-reino

Alerta: embora esta receita seja absolutamente fabulosa, a combinação de alho e pimenta pode não ser o que você mais deseja saborear antes de um encontro romântico. Os sabores são fortes, assim como a capacidade deles de não desgrudar dos seus lábios.

Como preparar:

• Coloque o **azeite** em uma frigideira grande em fogo médio. Acrescente o **alho** picado e a **pimenta vermelha** picada e refogue por 1 minuto e meio, ou até ficarem macios.

• Acrescente os gomos de **limão** e os **camarões** e refogue por cerca de 3 minutos, até que os camarões estejam rosados e cozidos. Tempere com **sal** e **pimenta-do-reino** e misture a **salsinha** picada.

• Sirva com **vagem** cozida no vapor, se quiser, e talvez um pouco de **pão** crocante para raspar o caldinho.

Rende: 2 porções / Tempo de preparo: 5 minutos
Tempo de cozimento: 5 minutos
SEM GLÚTEN

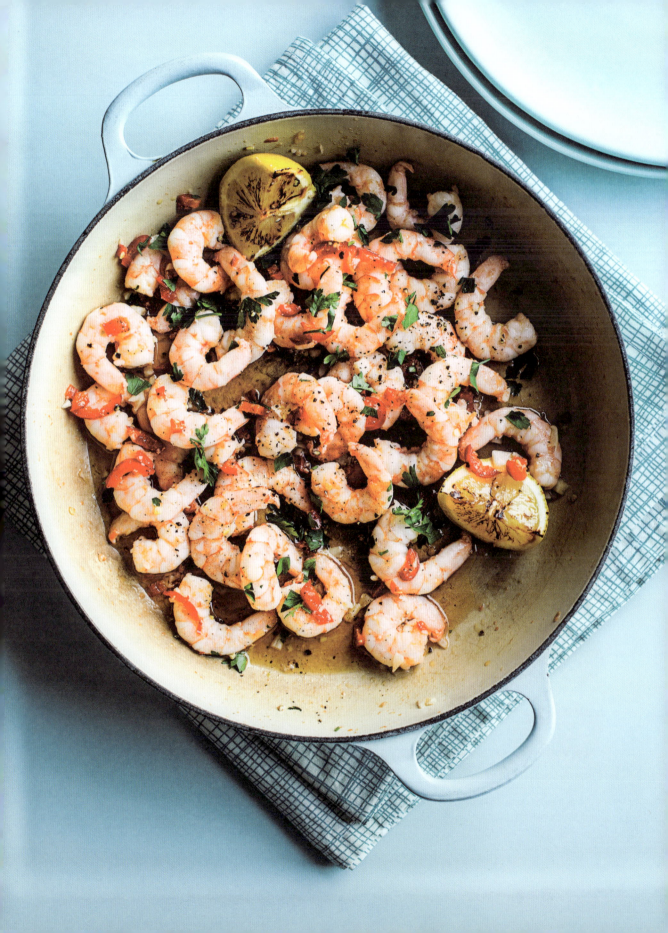

PRATOS PRINCIPAIS PARA TODA HORA

PEPERONATA *com* GRÃO-DE-BICO *e* FILÉ DE COSTELA
TAMBÉM CONTA COMO SUA DICA DO VINAGRE PARA O DIA

Você vai precisar de:

1 cebola pequena, em tiras

2 pimentões amarelos ou vermelhos, sem sementes, em tiras finas

3-4 ramos de tomilho, apenas as folhas

2 dentes de alho, laminados

1 vidro de 400 g de grão-de-bico, escorrido

2 colheres (sopa) de vinagre balsâmico

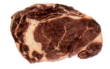
2 filés de costela (200 g cada)

+ 2½ colheres (sopa) de azeite
+ sal e pimenta-do-reino

Quando bater a vontade de fazer uma refeição particularmente farta... o caminho é este!

Como preparar:

• Para fazer a peperonata, coloque 1½ colher (sopa) de **azeite** em uma panela em fogo médio. Junte as **cebolas** e os **pimentões** em tiras e as folhas de **tomilho** e refogue por 10 minutos ou até os vegetais ficarem macios, mexendo de vez em quando.

• Acrescente o **alho** laminado, o **grão-de-bico** e o **vinagre balsâmico** e deixe cozinhar, sem tampa, por mais 3-4 minutos ou até o alho ficar macio e o vinagre reduzir um pouco.

• Enquanto isso, leve uma frigideira grill ao fogo alto. Tempere os filés de costela com **sal** e **pimenta-do-reino** e pincele o restante do **azeite** sobre eles. Quando a frigideira estiver bem quente, grelhe os filés por 2 a 3 minutos de cada lado (para malpassado). Quando estiverem prontos, retire do fogo, cubra com papel-alumínio e deixe descansar por 5 minutos.

• Na hora de servir, tempere a peperonata com **sal** e **pimenta-do-reino**, corte os filés em fatias finas e monte os pratos.

Rende: 2 porções / Tempo de preparo: 10 minutos
Tempo de cozimento: 15 minutos
SEM GLÚTEN

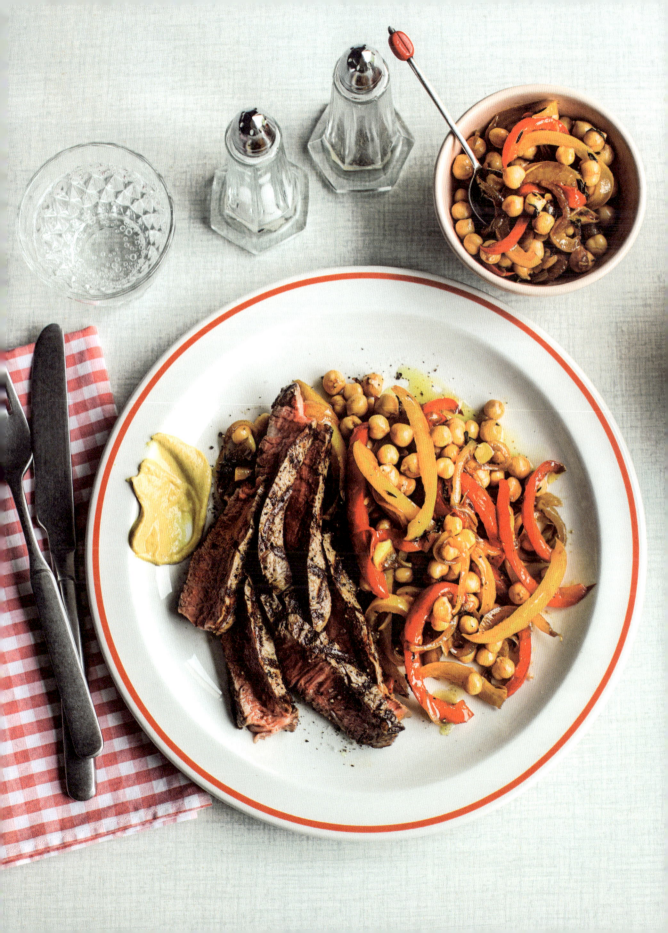

PRATOS PRINCIPAIS PARA TODA HORA

TOFU NO VAPOR *com* MOLHO DE PIMENTA, ALHO *e* GENGIBRE

Você vai precisar de:

1 bloco de 300 g de tofu macio, cortado em dois

1 pé de pak-choi, cortado em 4 no sentido do comprimento

1 pedaço de 5 cm de gengibre, descascado e picado finamente

2 dentes de alho, laminados

2 colheres (sopa) de shoyu (ou tamari, se você não consome glúten)

sumo de ½ limão

½ colher (chá) de pimenta vermelha em pó (picante ao seu gosto)

arroz cozido, de qualquer tipo, para servir

+ 2 colheres (sopa) de azeite

Pimenta, alho e gengibre — como a grande Julie Andrews cantou: "Essas são algumas das minhas coisas preferidas!". O saboroso molho deste prato dá vida ao tofu e rende um prato de dar água na boca.

Como preparar:

• Se você tiver uma vaporeira de bambu, use-a; caso contrário, use um escorredor, uma panela e um prato pequeno. Para este segundo método, despeje um copo d'**água** em uma panela e apoie o escorredor sobre ela — certifique-se de escolher uma panela que deixe o escorredor acima do nível da água. Coloque o **tofu** em um prato pequeno e acomode-o com cuidado dentro do escorredor. Coloque o **pak-choi** cortado no prato, ao lado do tofu. Cubra bem o escorredor com a tampa de uma panela ou com outro prato e cozinhe o tofu e o pak-choi no vapor por 10 minutos ou até que o pak-choi esteja macio.

• Enquanto isso, coloque o **azeite** em uma frigideira em fogo médio e refogue o **gengibre** e o **alho** por cerca de 2 minutos, até o alho começar a dourar.

• Adicione o **shoyu** (ou **tamari**) e o **sumo de limão** e cozinhe por cerca de 10 segundos, depois retire a frigideira do fogo e misture a **pimenta vermelha em pó**.

• Para servir, divida o tofu e o pak-choi em dois pratos e cubra com o molho. Esta receita vai bem com qualquer tipo de arroz cozido.

Rende: 2 porções / Tempo de preparo: 10 minutos
Tempo de cozimento: 12 minutos
SEM GLÚTEN, VEGANO

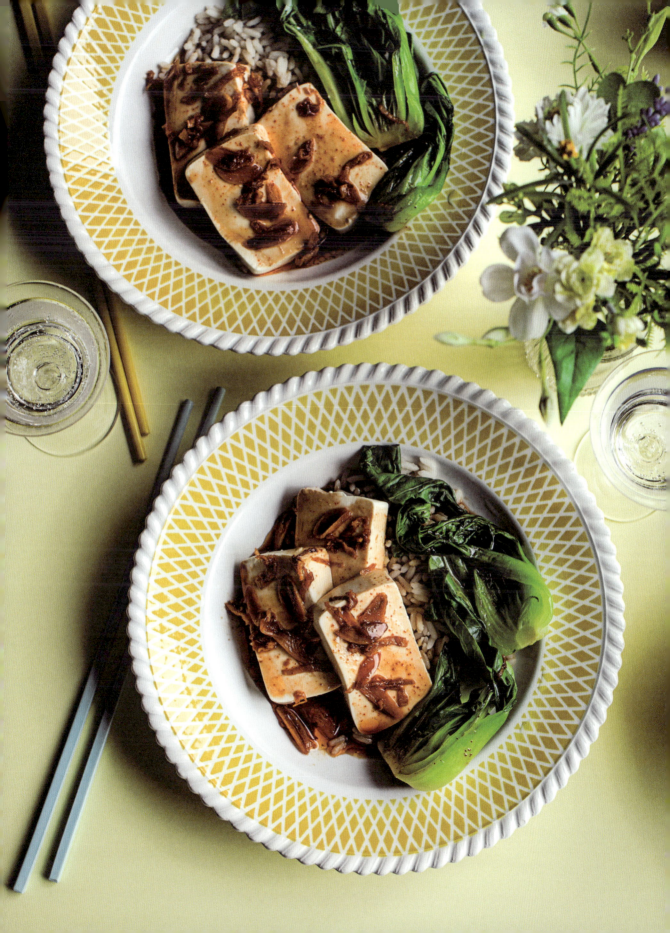

PRATOS PRINCIPAIS PARA TODA HORA

SALMÃO ASSADO com PEPINO e GENGIBRE

Você vai precisar de:

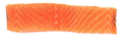

2 filés de salmão, sem pele e sem espinha (de cerca de 150 g cada)

3 colheres (sopa) de gengibre em conserva, escorrido e picado grosseiramente

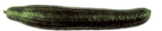

¼ de pepino, sem sementes, em cubinhos

um maço pequeno de coentro, apenas as folhas, finamente picadas

200 g de arroz branco ou integral cozido

2 colheres (chá) de shoyu (ou tamari, se você não consome glúten), opcional

+ 1 colher (sopa) de azeite
+ sal e pimenta-do-reino

Os sabores deste prato são sutis, mas não dá vontade de parar. O gengibre em conserva pode ser encontrado em lojas de produtos asiáticos — se você nunca experimentou, vá correndo experimentar!

Como preparar:

• Preaqueça o forno a 200°C (180°C com convecção) e forre uma assadeira com papel-manteiga. Coloque os filés de **salmão** na assadeira, regue com o azeite e tempere com **sal** e **pimenta-do-reino**. Leve ao forno por 12 minutos ou até que os filés estejam opacos e cozidos por inteiro.

• Enquanto isso, em uma tigela, misture o **gengibre em conserva** picado, o **pepino** em cubinhos e o **coentro** picado e tempere com um pouco de **sal** e **pimenta-do-reino**.

• Quando o salmão estiver pronto, sirva cada filé sobre uma cama de **arroz** cozido e um montinho do acompanhamento de gengibre e pepino por cima. Um fio de **shoyu** (ou **tamari**) é um saboroso incremento, mas o prato também fica ótimo sem ele.

Rende: 2 porções / Tempo de preparo: 10 minutos
Tempo de cozimento: 12 minutos
SEM GLÚTEN

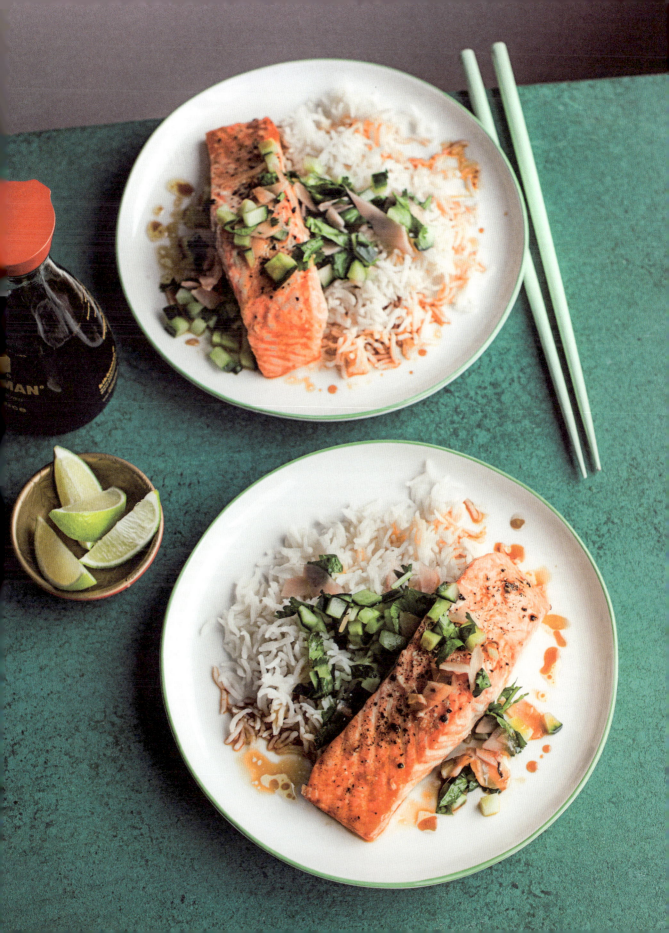

FRANGO ASSADO com LIMÃO e AZEITONAS

Você vai precisar de:

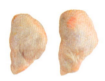

2 sobrecoxas de frango, com o osso e a pele

1 limão-siciliano, cortado em gomos, sem as sementes

100 g de azeitonas variadas, descaroçadas

1 pimenta vermelha, picada grosseiramente (opcional)

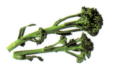

100 g de brócolis compridos, sem as pontas mais duras

+ 2 colheres (sopa) de azeite
+ sal e pimenta-do-reino

Existem algumas receitas que são tão simples, clássicas e saborosas que merecem lugar em todos os menus semanais de estabilização de glicose.

Como preparar:

• Preaqueça o forno a 200°C (180°C com convecção). Coloque as **sobrecoxas de frango**, os gomos de **limão**, as **azeitonas** e a **pimenta vermelha** (se estiver usando) em uma assadeira. Tempere com **azeite** e um pouco de **sal** e **pimenta-do-reino** e leve ao forno por 30 minutos, até que as sobrecoxas estejam cozidas.

• Retire a assadeira do forno, acrescente os **brócolis**, e leve-a de volta ao forno por mais 5 minutos, para que os brócolis fiquem macios e um pouco tostados. Divida o frango e o brócolis em dois pratos e sirva.

Rende: 2 porções / Tempo de preparo: 7 minutos
Tempo de cozimento: 35 minutos
SEM GLÚTEN

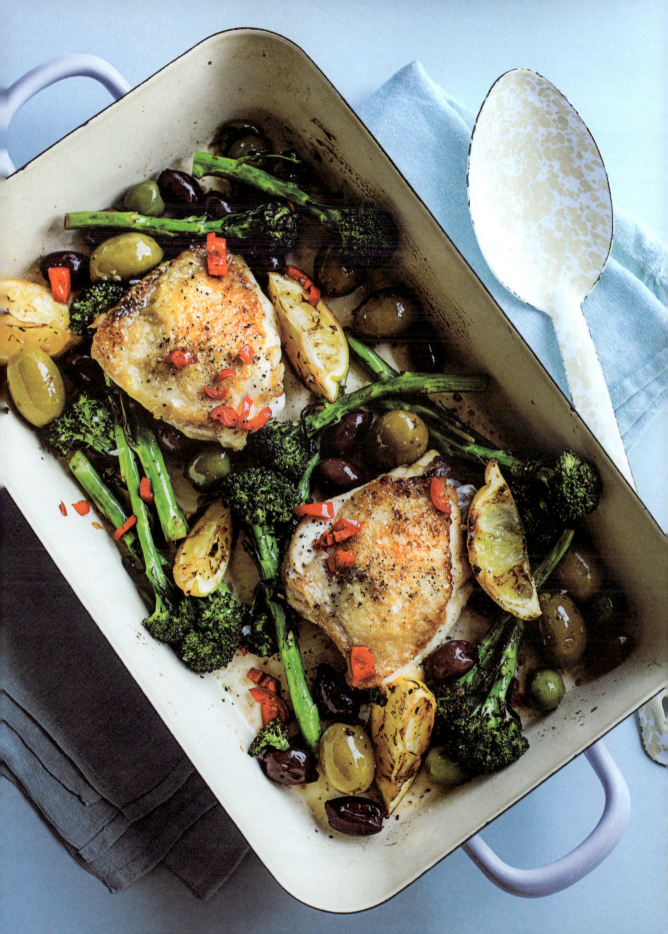

PRATOS PRINCIPAIS PARA TODA HORA

FRANGO COZIDO *com* CEBOLINHA *e* GENGIBRE

Você vai precisar de:

1 pedaço de 5 cm de gengibre, descascado

6 cebolinhas verdes

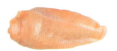
2 peitos de frango, sem pele e sem osso (de cerca de 160 g cada)

1 dente de alho, picado

2 colheres (sopa) de shoyu (ou tamari, se você não consome glúten)

200 g de quinoa, arroz branco ou integral, cozidos

+ 3 colheres (sopa) de azeite

Guarde esta receita na seção "Pratos para cozinhar quando estou tentando impressionar alguém!". Sua nova sogra está indo fazer uma visita? Sirva isso aqui. É delicioso e leva menos de 30 minutos para ficar pronto, do início ao fim.

Como preparar:

• Corte com cuidado 3 fatias finas do **gengibre** no sentido do comprimento e pique finamente o restante. Deixe 1 **cebolinha** inteira e corte finamente as outras 5, mantendo as partes branca e verde separadas.

• Coloque os **peitos de frango**, a cebolinha inteira e as 3 fatias de gengibre em uma panela média e acrescente água até cobrir. Leve a panela ao fogo alto e espere ferver. Em seguida, reduza o fogo e deixe fervilhar por 15 minutos ou até que o frango esteja cozido. Reserve, mantendo o frango no líquido do cozimento.

• Coloque o **azeite** em uma frigideira em fogo médio. Acrescente as partes brancas das cebolinhas picadas e o **alho** picado e refogue por alguns minutos, até que tudo comece a ficar crocante e dourado.

• Acrescente o **shoyu** (ou **tamari**), 120 ml do líquido do cozimento do frango, o restante do gengibre e as partes verdes das cebolinhas. Cozinhe por 1 minuto, mexendo sempre, para que o molho reduza um pouco e o gengibre fique macio.

• Com uma escumadeira, retire o frango do restante do líquido do cozimento e corte-o em fatias finas (o resto do líquido pode ser descartado).

• Divida a quinoa ou o arroz em dois pratos e coloque as fatias de frango por cima. Despeje o molho por cima para finalizar e sirva.

Rende: 2 porções / Tempo de preparo: 7 minutos
Tempo de cozimento: 20 minutos
SEM GLÚTEN

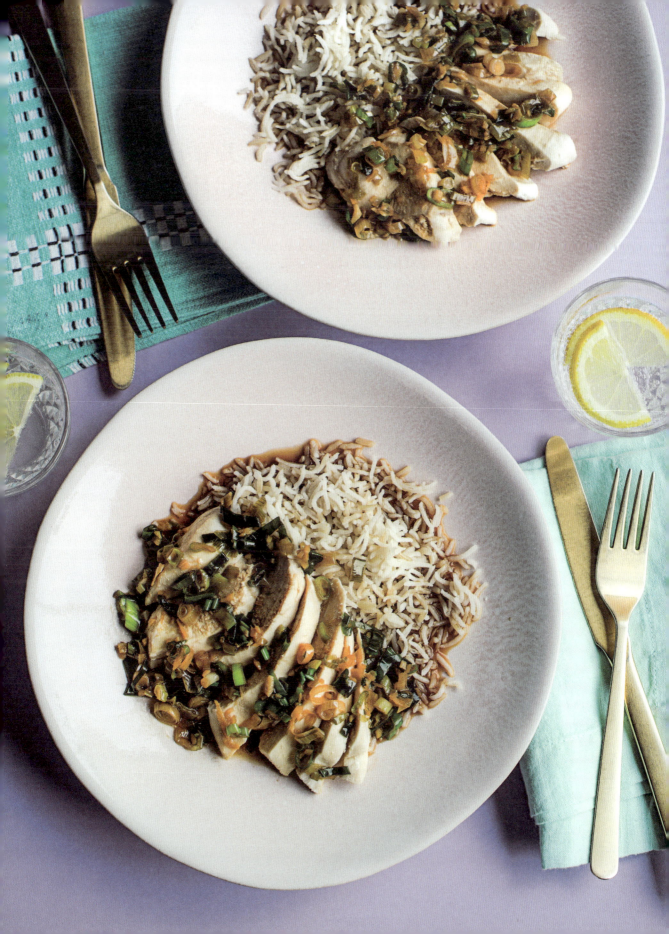

PRATOS PRINCIPAIS PARA TODA HORA

TIGELA DE CARNE CROCANTE
com kimchi

Você vai precisar de:

200 g de carne moída (5% de gordura é uma boa proporção)

2 colheres (sopa) de Sriracha

2 colheres (sopa) de shoyu (ou tamari, se você não consome glúten)

4 folhas de alface-americana, finamente picadas

2 colheres (sopa) generosas de kimchi

1 abacate, sem o caroço, em fatias

+ 2 colheres (sopa) de azeite

Para noites em que tudo o que você quer fazer é se aconchegar com uma comidinha deliciosa e relaxar. O Sriracha acrescenta pungência sem ser picante demais, e o abacate empresta uma textura fresca e cremosa. Absolutamente divino!

Como preparar:

• Coloque o **azeite** em uma frigideira antiaderente média em fogo médio e frite a **carne moída** por cerca de 10 minutos, desfazendo os blocos com uma colher de pau, até dourar e começar a ficar crocante. Acrescente 1 colher (sopa) de **Sriracha** e todo o **shoyu** (ou **tamari**).

• Divida as folhas de **alface-americana** em duas tigelas, juntamente com o **kimchi** e o **abacate** fatiado. Coloque a carne crocante por cima e regue com o restante do Sriracha.

Rende: 2 porções / Tempo de preparo: 10 minutos
Tempo de cozimento: 10 minutos
SEM GLÚTEN

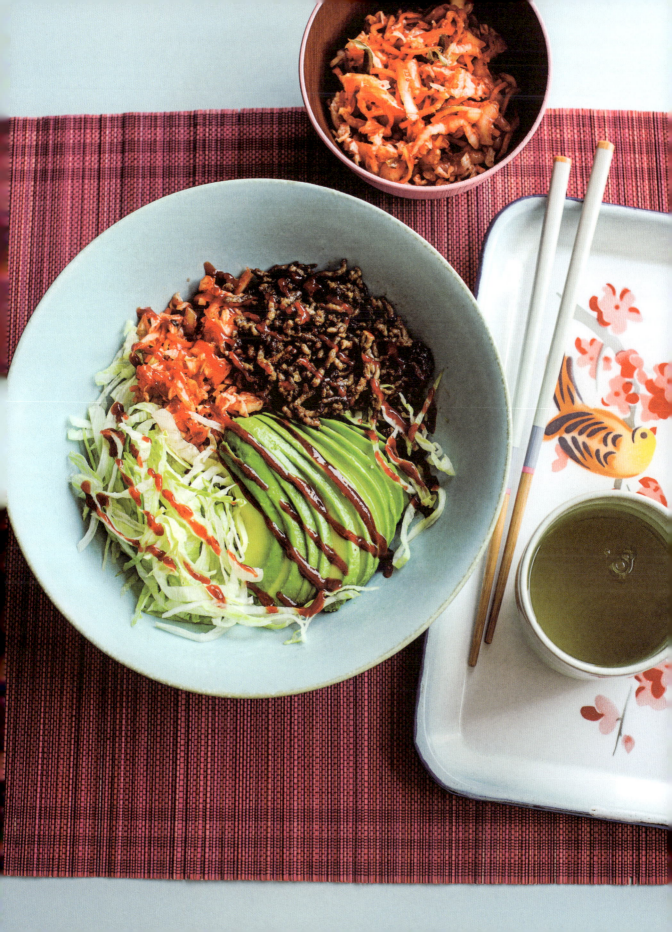

CONTEÚDO BÔNUS

SOBREMESAS PARA TODA HORA

Eu já disse isso antes e vou repetir:
"Sim. Eu. Como. Sobremesa!".
É absolutamente possível comer açúcar
e manter nossa glicose estável —
só precisamos fazer isso após uma refeição,
em vez de no café da manhã ou no lanche.

SOBREMESAS PARA TODA HORA

PAVLOVA *de* TOFFEE *e* PÊSSEGO

Você vai precisar de:

90 g de açúcar refinado

60 g de açúcar mascavo claro

3 claras de ovo

1 colher (chá) de vinagre de vinho branco

100 ml de creme de leite fresco, batido em chantilly, ou 100 g de iogurte grego natural

3 pêssegos maduros, sem o caroço, em fatias, ou 100 g de framboesas

+ uma pitada de sal

A MELHOR receita! A adição do açúcar mascavo a uma receita tradicional de merengue proporciona um inebriante gostinho de toffee. Em termos de frutas, os pêssegos funcionam particularmente bem, mas escolha o que está na estação, que não tem erro.

Como preparar:

• Preaqueça o forno a 180°C (160°C com convecção) e forre uma assadeira média com papel-manteiga. Misture o **açúcar refinado** e o **açúcar mascavo** até que fique bem homogêneo e sem grumos.

• Coloque as **claras** e uma pitada de **sal** na tigela da batedeira e bata em velocidade alta até as claras ficarem firmes.

• Uma colherada de cada vez, acrescente a mistura de açúcares às claras, mexendo para incorporar entre cada adição.

• Depois de acrescentar todo o açúcar, deixe a batedeira bater em velocidade alta por 6 minutos, até obter um merengue firme e brilhante. Acrescente o **vinagre de vinho branco** e bata por mais 1 minuto.

• Transfira a mistura para a assadeira preparada, achatando-a para formar um círculo com cerca de 18 cm de diâmetro e 5 cm de altura.

• Leve o merengue ao forno e reduza imediatamente a temperatura para 140°C (120°C com convecção). Asse por 1 hora e meia, até ficar crocante por fora. Retire do forno e deixe esfriar. Na hora de servir a pavlova, cubra o merengue com o **chantilly** ou o **iogurte grego** e as fatias de **pêssego** ou as **framboesas**.

Rende: 6 porções / Tempo de preparo: 15 minutos
Tempo total de cozimento: 1½ hora
SEM GLÚTEN, VEGETARIANO

MOUSSE DE CHOCOLATE
muito simples

Você vai precisar de:

100 g de chocolate amargo 70%, quebrado em pedaços

60 ml de água fervendo

2 ovos, claras e gemas separadas

20 g de açúcar refinado

frutas vermelhas e iogurte ou chantilly, para servir

Minhas duas palavras preferidas em um mesmo título: chocolate e simples. Ter compulsão por um doce quando você está com pouco tempo pode levá-lo a pegar uma guloseima pronta e ultraprocessada ou procurar por qualquer sobremesa que tenha sobrado na geladeira. Pré-prepare esta mousse fácil de finalizar e este problema terá uma linda solução.

Como preparar:

• Coloque o **chocolate amargo** em uma tigela refratária com os 60 ml de **água** e coloque-a sobre uma panela com água fervilhando (certificando-se de que a tigela não toque na água). Mexa o chocolate de vez em quando, até que esteja derretido, inteiramente misturado com a água e homogêneo.

• Retire a tigela do fogo e deixe o chocolate esfriar por 4-5 minutos. Em seguida, misture as gemas e reserve.

• Em uma tigela, bata as **claras** em neve com o **açúcar refinado**. Com uma colher de metal, incorpore uma colherada de clara em neve à mistura de chocolate e repita com o restante. Misture delicadamente, para não tirar o ar das claras.

• Distribua a mistura de mousse de chocolate em quatro taças e leve à geladeira por 2 a 3 horas ou até firmar. Sirva com algumas **frutas** e um pouco de **iogurte** ou **chantilly**.

Rende: 4 porções / Tempo de preparo: 25 minutos, mais o tempo de firmar
SEM GLÚTEN

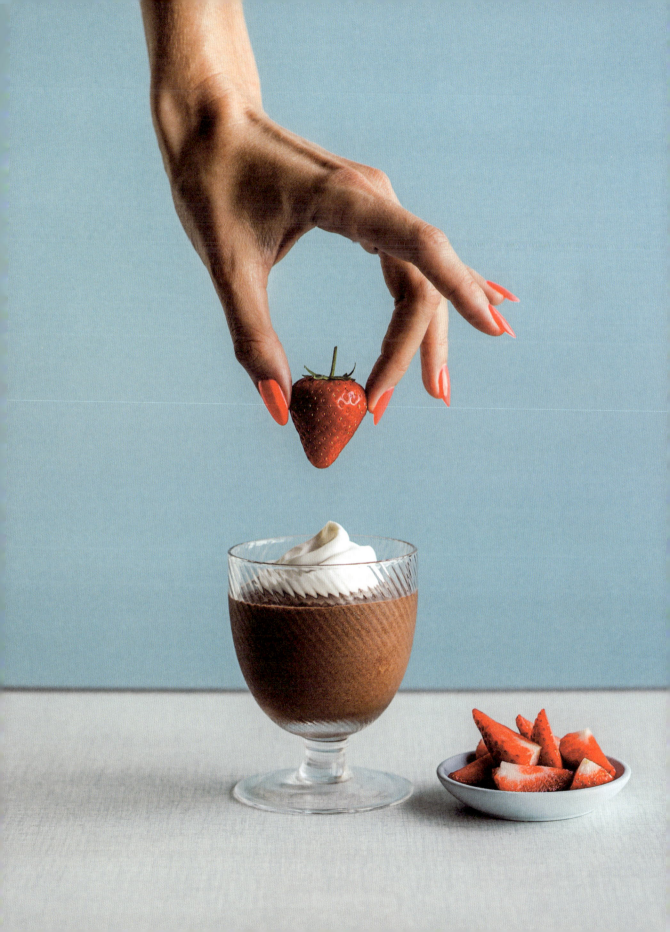

SOBREMESAS PARA TODA HORA

TRUFAS *de* CHOCOLATE *e* MISSÔ

Você vai precisar de:

100 g de chocolate amargo 70%, picado finamente

100 ml de creme de leite fresco

1 colher (sopa) de manteiga

1 colher (sopa) de missô claro (se não encontrar, use o escuro)

1 colher (sopa) de xarope de bordo

uma generosa pitada de flor de sal

60 g de avelãs branqueadas, picadas grosseiramente

20 g de cacau em pó

Se você aprendeu alguma coisa com este livro de receitas, além de uma infinidade de novas receitas incríveis, é claro, torço para que tenha sido esperar o inesperado ao cozinhar no estilo Glucose Goddess. Embora o missô possa não ser um ingrediente típico de trufas de chocolate, deveria! É uma adição bem-vinda a esta sobremesa, que sei que você vai adorar.

Como preparar:

• Coloque o **chocolate amargo** picado em uma tigela.

• Despeje o **creme de leite** em uma panela pequena junto com a **manteiga**. Leve a panela ao fogo baixo e aqueça a mistura até pouco abaixo do ponto de fervura.

• Quando começar a borbulhar, retire do fogo e despeje o chocolate na mistura. Deixe assim por alguns minutos, depois mexa para obter uma ganache lisa e brilhosa.

• Em outra tigela, misture o **missô claro** e o **xarope de bordo** e, em seguida, a **flor de sal**.

• Acrescente essa mistura à ganache de chocolate, seguida das **avelãs** picadas. Leve à geladeira até endurecer (cerca de 2 horas).

• Com as mãos, forme 15 trufas pequenas com a ganache e passe-as sobre o **cacau em pó**. Leve à geladeira em uma caixinha, para você se deliciar a qualquer hora!

Rende: 15 trufas / Tempo de preparo: 25 minutos, mais o tempo de firmar
SEM GLÚTEN

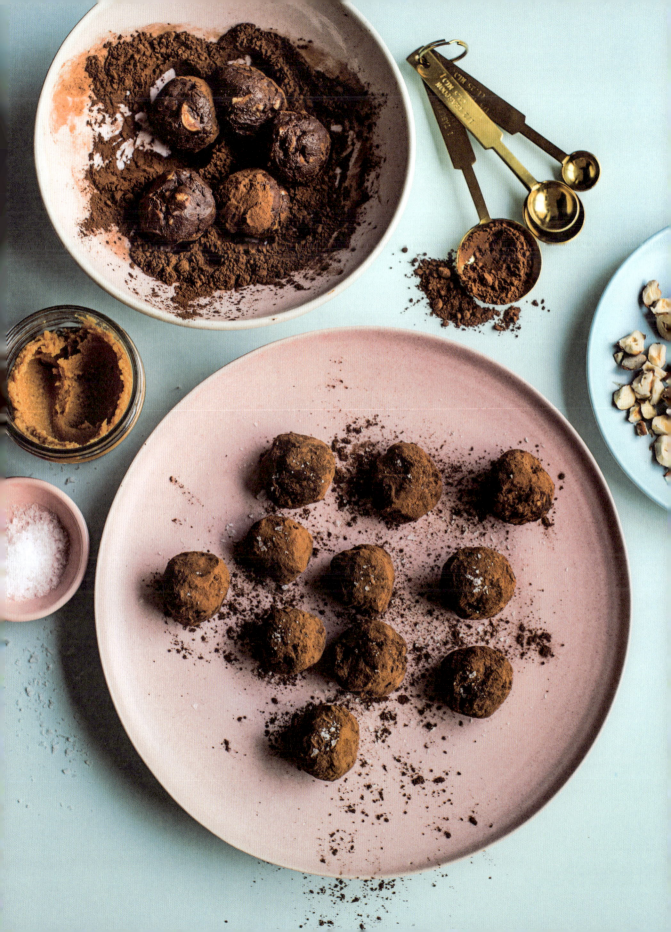

SOBREMESAS PARA TODA HORA

CRUMBLE *de* FRUTAS VERMELHAS *e* PISTACHE

Você vai precisar de:

50 g de farinha de trigo

150 g de açúcar refinado

50 g de manteiga sem sal

100 g de pistache sem casca

350 g de frutas vermelhas congeladas

creme de leite fresco, iogurte grego natural ou sorvete, para servir (opcional)

Frutas vermelhas suculentas, recobertas de pistache — uma combinação perfeita. Qualquer fruta congelada serve, e você pode substituir os pistaches por avelãs ou amêndoas.

Como preparar:

● Preaqueça o forno a 200°C (180°C com convecção). Coloque a **farinha de trigo**, 100 g do **açúcar refinado** e toda a **manteiga sem sal** em um processador e bata até obter uma farofa.

● Acrescente o **pistache** sem casca e bata novamente até que ele fique picado grosseiramente e o crumble ganhe uma tonalidade verde-clara.

● Coloque as **frutas vermelhas congeladas** em uma assadeira redonda ou quadrada de tamanho médio (o objetivo é ficar bem justo) e misture-as com os 50 g restantes do **açúcar refinado**.

● Espalhe a mistura do crumble sobre as frutas e leve ao forno por 20-25 minutos ou até as frutas começarem a borbulhar e o crumble ficar dourado e crocante. Sirva com **creme de leite fresco, iogurte grego** ou **sorvete**, se desejar.

Rende: 4 porções / Tempo de preparo: 10 minutos
Tempo total de cozimento: 25 minutos
VEGETARIANO

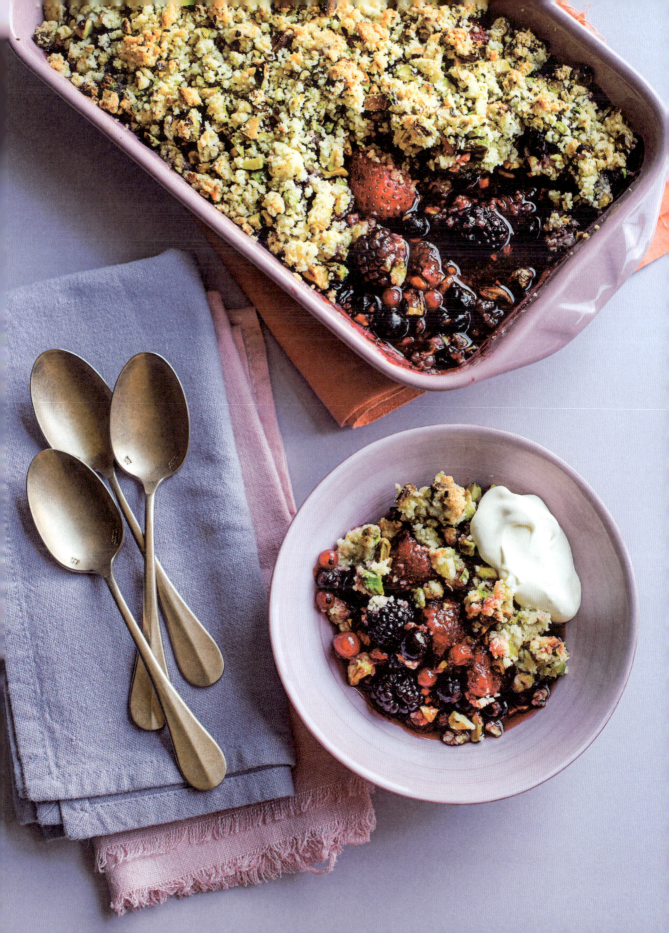

SOBREMESAS PARA TODA HORA

"SORVESTÁVEL" *de* FRUTAS VERMELHAS

Você vai precisar de:

4 colheres (sopa) cheias de iogurte grego natural

100 g de frutas vermelhas congeladas

1 colher de whey protein (ou qualquer proteína em pó sem sabor da sua preferência)

1 colher (sopa) de tahine (opcional)

Um sorvete que mantém seus níveis de glicose estáveis! Você também pode desfrutar dele como um lanche da tarde entre as refeições — seu equilíbrio de baixo teor de açúcar e alto teor de proteína não provocará nenhum pico.

Como preparar:

• Coloque o **iogurte** em uma tigela de plástico e leve ao congelador por 3 a 4 horas ou até congelar.

• Transfira o iogurte congelado para um liquidificador, junto com as **frutas vermelhas congeladas**, o **whey protein** e o **tahine** (se estiver usando) e bata. A mistura vai ficar com um aspecto quebradiço no começo, mas continue batendo, que, logo, você obterá um sorvete deliciosamente cremoso, com textura para formar bolas. Sirva a primeira porção de imediato. Congele a segunda em um recipiente que possa ir ao freezer e bata de novo antes de servir ou simplesmente espere amolecer um pouco fora do congelador.

Rende: 2 porções / Tempo de preparo: 7 minutos, mais o tempo de congelamento
SEM GLÚTEN, VEGETARIANO

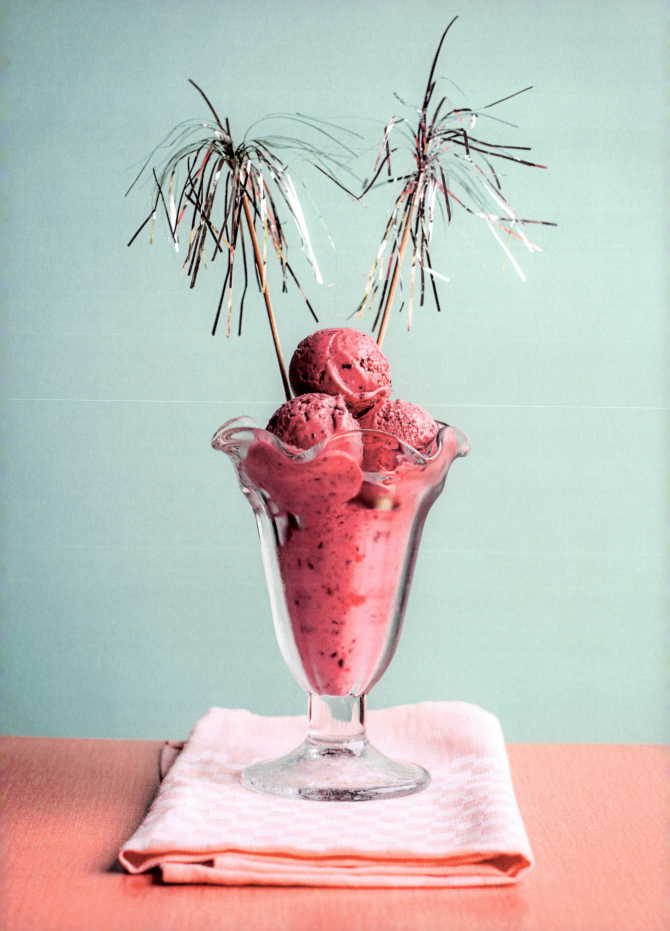

SOBREMESAS PARA TODA HORA

CHEESECAKE
de RICOTA *e* LIMÃO

Você vai precisar de:

Você vai gostar um montão de ricota e limão! Este cheesecake é tão divino que você também vai escrever versinhos para ele.

Como preparar:

manteiga, para untar a forma

90 g de açúcar refinado, mais 1 colher (sopa)

320 g de ricota

25 g de farinha de trigo

3 ovos, claras e gemas separadas

raspas da casca de 3 limões-sicilianos e o sumo de 1

1 colher (chá) de extrato de baunilha

frutas vermelhas e creme de leite fresco ou iogurte grego natural, para servir (opcional)

• Preaqueça o forno a 200°C (180°C com convecção). Forre a base de uma forma de fundo removível (18 cm de diâmetro e 7,5 cm de profundidade) com papel-manteiga. Unte as laterais com manteiga e polvilhe tudo com 1 colher (sopa) do **açúcar refinado**.

• Coloque a **ricota**, 40 g do restante do **açúcar refinado**, a **farinha de trigo**, as **gemas**, as **raspas** e o **sumo do limão** e o **extrato de baunilha** em uma tigela e bata até ficar homogêneo.

• Em outra tigela, use um batedor elétrico para bater as **claras** em neve. Acrescente os 50 g de **açúcar** restantes e continue a bater até obter um merengue espesso e brilhante.

• Incorpore delicadamente o merengue à mistura de ricota até que fique homogêneo.

• Despeje a mistura na forma preparada e asse na prateleira do meio do forno até dourar e crescer — cerca de 35 a 40 minutos.

• Retire a forma do forno e deixe o cheesecake esfriar. Em seguida, leve à geladeira por pelo menos algumas horas antes de servir. Sirva com **frutas vermelhas** e um pouco de **creme de leite fresco** ou **iogurte grego**, se desejar.

Rende: 6 porções / Tempo de preparo: 15 minutos, mais o tempo de esfriar
Tempo total de cozimento: 40 minutos
VEGETARIANO

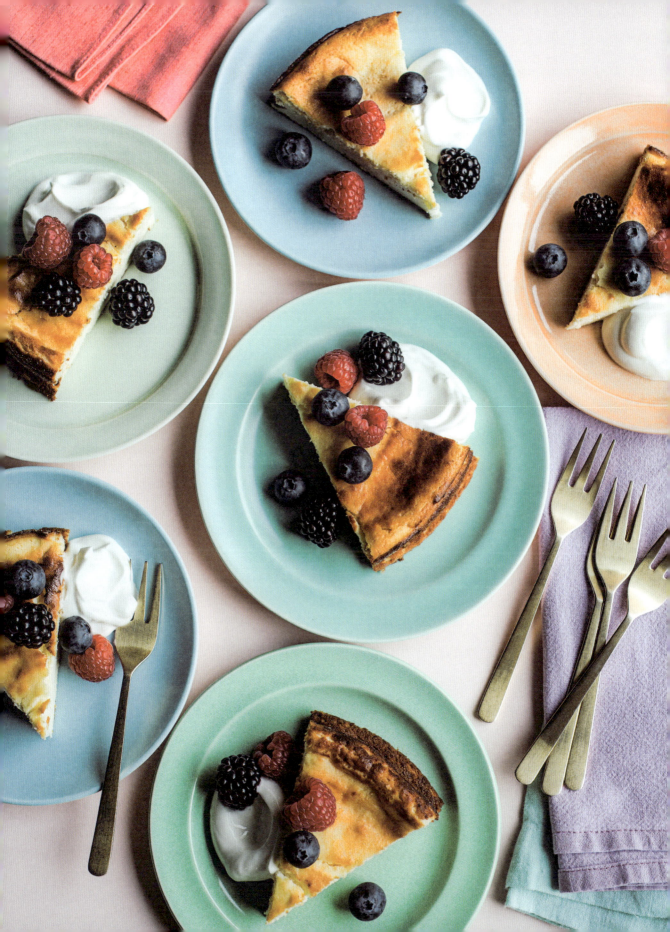

SOBREMESAS PARA TODA HORA

BANANA ATÔMICA

Você vai precisar de:

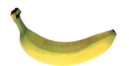

1 banana madura

¼ colher (chá)
de canela em pó

1 colher (sopa)
de nozes finamente
picadas

1 colher (chá)
de tahine (opcional)

Cuidado! Isso vai explodir... sua cabeça! A Banana Atômica é uma receita que eu amo muito, que a minha avó brasileira me ensinou. Ver uma banana girar e estourar dentro do micro-ondas continua sendo uma das coisas mais emocionantes que já fiz na cozinha.

Como preparar:

• Fure toda a casca da **banana** com um garfo. Em seguida, coloque-a em um prato que possa ir ao micro-ondas e cozinhe em potência alta por 2 minutos. A banana vai estourar e ficar mole e pegajosa por dentro.

• Sirva assim mesmo, polvilhada com a **canela**, finalizada com as **nozes** picadas e, se estiver usando, um fio de **tahine**.

Rende: 1 porção / Tempo de preparo: 4 minutos
Tempo total de cozimento: 2 minutos
SEM GLÚTEN, VEGANO

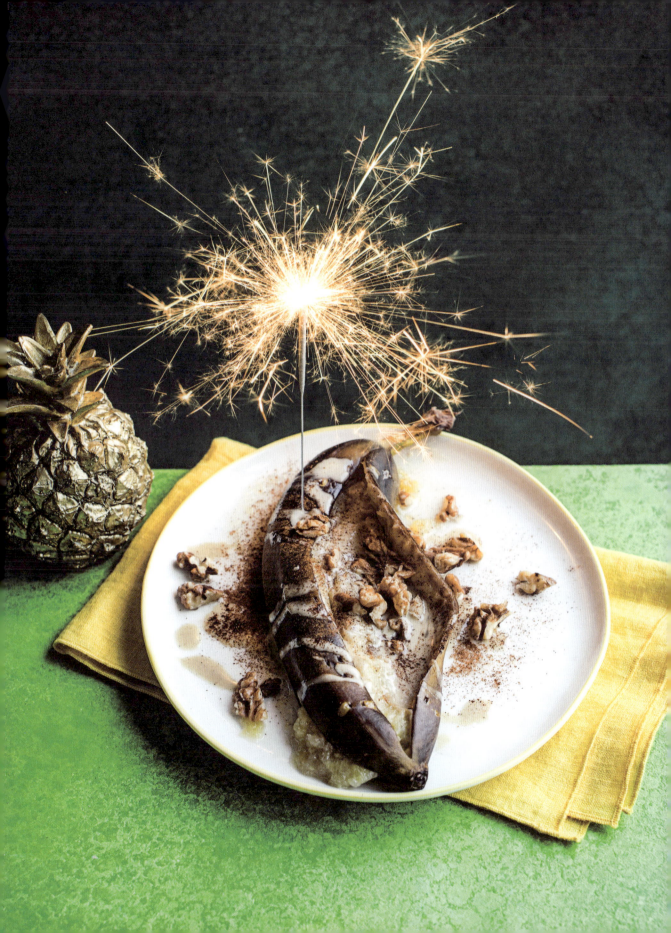

SOBREMESAS PARA TODA HORA

PRALINÉ *de* CHOCOLATE *e* CASTANHAS

Você vai precisar de:

150 g de chocolate amargo 70% de alta qualidade, quebrado em pedaços

30 g de pistaches sem casca

20 g de nozes, picadas grosseiramente

½ colher (chá) de flor de sal

Esta sobremesa é uma síntese da filosofia Glucose Goddess: muito fácil e muito impressionante. Carboidratos (chocolate) vestidos com uma roupa (gordura, fibra e proteína) para reduzir o pico.

Como preparar:

• Forre uma assadeira média com papel-manteiga. Coloque o **chocolate amargo** em uma tigela refratária e apoie-a sobre uma panela com água fervente (certificando-se de que a tigela não toque na água). Mexa de vez em quando até o chocolate derreter por completo.

• Despeje o chocolate derretido na assadeira forrada e espalhe para formar uma camada fina e uniforme. Espalhe os **pistaches**, as **nozes** e a **flor de sal** por cima.

• Leve a assadeira à geladeira e espere o chocolate endurecer (cerca de 30 minutos).

• Retire da geladeira e quebre em pedaços. Guarde essas guloseimas ótimas para levar para qualquer lugar em um recipiente hermético por até 2 semanas.

Rende: 1 porção / Tempo de preparo: 15 minutos
SEM GLÚTEN, VEGETARIANO

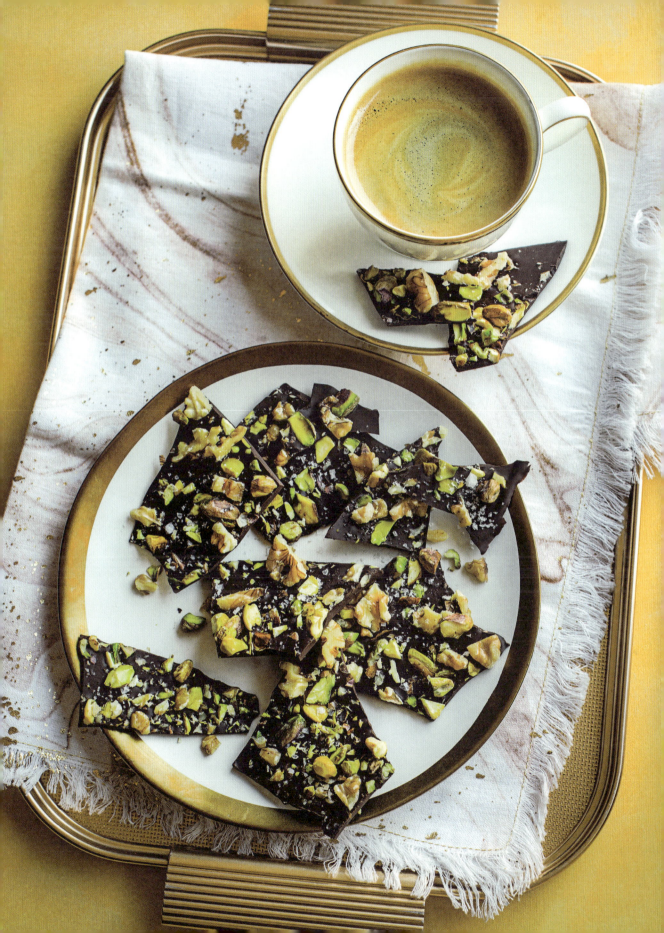

SOS: COMPULSÕES

À medida que você achata seus picos de glicose durante a aplicação deste Método, é esperado que suas compulsões por comida comecem a se dissipar (porque muitos desses casos são consequência de se estar em uma montanha-russa de glicose). Mas ter uma compulsão de vez em quando é perfeitamente normal. Esta é uma checklist do que fazer quando isso acontecer.

Primeiro, espere vinte minutos para que a sua compulsão alimentar abrande. Nos tempos em que éramos caçadores-coletores, quedas em nossos níveis de glicose indicavam que estávamos sem comer há muito tempo. Em resposta, nosso cérebro nos dizia para buscar alimentos saborosos. Hoje, quando nos deparamos com uma redução nos níveis de glicose, costuma ser porque a última coisa que comemos provocou um pico. No entanto, nosso cérebro nos diz para fazer a mesma coisa, buscar alimentos com alto teor calórico, mesmo que não estejamos passando fome — temos reservas de energia de sobra. Após uma queda nos níveis de glicose, rapidamente (em vinte minutos) nosso fígado entra em ação, libera em nossa corrente sanguínea a glicose armazenada nessas reservas e traz os níveis de volta ao normal. Nesse momento, geralmente a compulsão alimentar se dissipa. Portanto, da próxima vez que você estiver prestes a pegar um docinho, marque vinte minutos no cronômetro. Se a sua compulsão alimentar for devida à queda nos níveis de glicose, ela terá desaparecido quando o alarme tocar.

Agora, pergunte-se: você realmente quer comer aquilo ou apenas tem o *hábito* de comer? Seu corpo realmente deseja aquilo ou é uma resposta automática? Essa é uma pergunta importante a se fazer em sua jornada de estabilização da glicose. Seja sempre curioso e atualize seus hábitos se descobrir que o desejo não está mais ali.

Caso tenham se passado vinte minutos e você queira mesmo comer o que estava desejando, eis algumas formas de implementar uma dica a esse momento:

Cenário 1: Coma e aproveite. Nem sempre queremos pôr dicas em prática e isso é inteiramente normal. Às vezes sinto vontade de tomar sorvete no café da manhã e tomo.

Cenário 2: Coma, mas não de estômago vazio. Guarde o alimento que é alvo da sua compulsão para saboreá-lo como sobremesa, após a próxima refeição. Você terá o prazer de qualquer forma, mas com menos impacto na sua glicose e na sua saúde.

Cenário 3: Vista uma "roupa" na comida que você está desejando. Vestir os carboidratos significa adicionar proteína, gordura ou fibra a um alimento que contém basicamente só amido ou açúcar. Por exemplo, coma também um ovo, um punhado de castanhas, uma colherada de iogurte grego com teor de gordura de 5% ou um ramo de brócolis assado.

Cenário 4: Consuma vinagre antes de comer (veja as receitas a partir da página 104). O vinagre vai reduzir o pico de glicose do alimento e evitar que você embarque em uma montanha-russa de compulsões alimentares.

Cenário 5: Use seus músculos por dez minutos depois de saciar sua compulsão. Seus músculos vão absorver um pouco da glicose quando ela chegar à corrente sanguínea, reduzindo o pico. No capítulo Mexa-se (páginas 216-25), dou várias ideias de como usar os músculos.

Você pode combinar os cenários 2, 3, 4 e 5.

Estas são algumas das técnicas de proteção da glicose que mantenho sempre em mente todos os dias. Quando é fácil, ponho uma dica em prática.

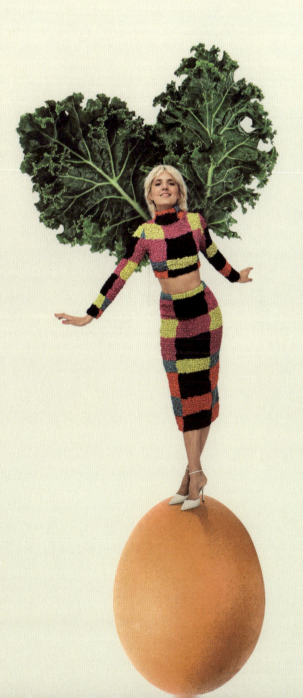

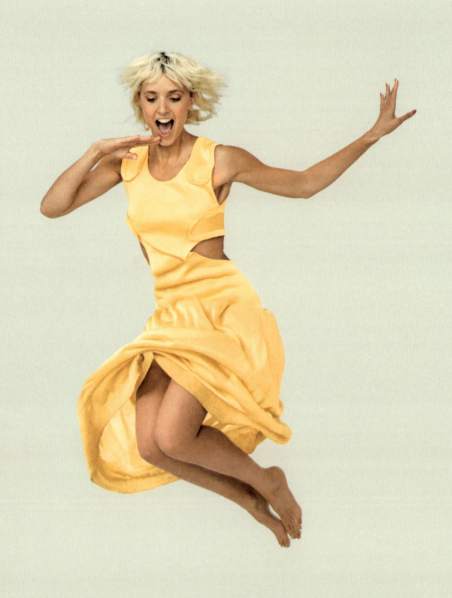

A SEMANA 4 ACABOU —
e agora?

Você conseguiu! Bem-vindo ao futuro. O ano é 3030, e todos nós andamos de skate voador.

Estou brincando. Mas o final deste plano de quatro semanas marca o primeiro dia do resto da sua vida. Você reajustou seus níveis de glicose de uma forma extraordinária. Eles estão mais estáveis do que nunca; você desbloqueou energia, ajudou seu cérebro e — espero — observou uma redução em todos os sintomas que sentia.

Também espero que você tenha se conectado com o seu corpo — que o que se parecia com uma caixa-preta agora seja mais como um parceiro que você vai conhecendo um pouco melhor a cada dia. Espero que você tenha visto em primeira mão como estabilizar seus níveis de glicose ajuda seu corpo e sua mente a funcionarem melhor, e te ajuda a viver a vida que quer — e tudo o que você quer é continuar a se sentir bem deste jeito.

Agora que você conhece as dicas e elas te conhecem, elas estarão à sua disposição para sempre. Cabe a você decidir quais vão se tornar itens indispensáveis ao seu dia a dia e quais serão ferramentas às quais você recorrerá somente quando precisar. Para a maioria de nós, um café da manhã salgado é hoje parte da rotina. O vinagre é um aliado que mantemos em nossa cozinha e utilizamos antes de alimentos ricos em amido ou açúcar. Percebemos que as entradas verdes são fáceis de preparar e sempre pedimos uma quando vamos a um restaurante. Mexer-se depois da refeição é um momento para nós mesmos ao qual adoramos voltar.

Eu, sem dúvida, me diverti muito nestas últimas quatro semanas que passei ao seu lado. Você agora é um deus, uma deusa ou divindade não binária da glicose! Estou muito triste por me despedir, mas confie em mim, vamos nos ver de novo em breve.

Espero ter sido uma boa colega de quarto.

Com amor,
Jessie

P.S.: reguei as plantas.

OS PARTICIPANTES
DO EXPERIMENTO-PILOTO

Caros participantes do experimento-piloto, estendo a vocês minha sincera gratidão. Vocês se ofereceram para testar o Método Glucose Goddess em outubro de 2022, quando ele ainda era apenas um PDF, e o deixaram muito melhor. Suas perguntas deram base ao programa, suas ideias o aprimoraram, seus resultados estão sendo compartilhados com o mundo e seu entusiasmo me motivou ao longo de todo o processo. Foi uma alegria e uma honra me conectar com todos vocês. Como um pequeno sinal da minha gratidão, aqui estão seus nomes (entre aqueles que quiseram ter seus nomes impressos).

Aarthi Balgobind · Abi · Abi Williams · Abigail Baldwin · Abril Escallier · Adela Peralta · Adele Kristensen · Adele Pollard · Aditi Sharma · Adrian Coman · Adriana Dueñas · Adriana Espert · Adriana Pérez P. · Adriana Rebrović · Adrianna Sładek · Adrienn Esik · Adriënne Hazenberg · Aesha Patel · Afton Smith · Aggie · Agnieszka Paszynska · Aidan Belizaire · Aime Broyles · Aimee Waldron · Aimie Guillaume · Ainara Garcia · Alan Zanardi · Alana Calderon · Alba Garrido · Ale Gutierrez Gtz · Alecia Bernardo · Aleena Zahid · Alejandra Corona · Alejandra Torres · Alejandra Vinuesa · Aleksandra Dimitrova · Aleksandra Drewniak · Aleksandra Nazarova · Aleksandra Niemasz · Aleksandra Skierka · Aleksia Aleksieva · Alessandra Peraza · Alessia Del Vigo · Alex Dolly · Alex Lees · Alex Mogck · Alexandra Binder · Alexandra Freemark · Alexandra Lepercq · Alexandra Littwin · Alexandra Pocaterra · Alexandra Tsolakidis · Alexandra Villar · Alexandra Zosimidou · Alexandria Sedar · Alexei Steinmetz · Alexiane Cuenin · Alexis Schüle · Ali Roberts · Ali Smith · Alice Bekima · Alice Kramer · Alice Patin de Saulcourt · Alice Tinaoui · Alice Whitemore · Alicia Esteban · Alicia Zapata · Alina Sliusar · Aline Barré · Aline Borges · Aline Veys · Alisia Humbarger · Alison Elrod · Alison Holcomb · Alison Metcalf · Alissa H. · Alixia Bonte · Allie Ziegler · Allison Bemiss · Alondra Cascante · Alyssa de St. Jeor · Amalia Ileana Pérez Robles · Amalia Módena · Amanda Christenson · Amanda Glidden · Amanda Miller · Amanda Seirup · Amanda Waldon · Amandine Julian · Amandine Poussard · Amanpreet Binner · Amapola Martínez · Ambar Dingemans · Amber Schultz · Amberly Meeker · Amel Alaya · Amelia Diz · Ami-Louise Reid · Amina Syammach · Aminah Husain · Amy Campbell · Amy Carr · Amy Christi · Amy Gingrich · Amy Huff · Amy Johnson · Amy Stewart · Amélie Cosandier · Amélie Martin · Amélie Suire · Ana · Ana Alcañiz · Ana Alejandra Aguayo Topete · Ana B Rodriguez · Ana Cazacu · Ana Dominguez · Ana Duraes · Ana Ferreira · Ana Fragelli · Ana Garza · Ana Gomes · Ana H. Huembes · Ana I. Longás · Ana Lentino · Ana María Martín González · Ana María Rozo Llanos · Ana Márquez Perrusquía · Ana Paiz · Ana Rodriguez · Ana Vargas · Ana Verónica Portilla Santamaría · Anabell Garcia Cuns · Ananda de Jager · Anastasia Isakova · Anastasia Ivanishchenko · Anastasia Michenko · Anastasija Zubova · Anastazija Dimitrova · Anaëlle Fontaine · Anaïs Arlen · Anaïs D. · Anaïs Radé · Anaïs Rodríguez Villanueva · Andrea Benedicto · Andrea Carrera Flores · Andrea Del Rio · Andrea Hazbun · Andrea Jakes · Andrea Jordà · Andrea Klobučar · Andrea Marroquín · Andrea Miles · Andrea Roussou · Andrea Rubin · Andrea Uribe · Andrea Villegas · Andrea's Brichese · Andreea Cioflica · Andreea Roman · Andressa Colombo · Ane M. Zubizarreta · Ángel Riesgo · Àngela Albert · Angela Bradfield · Angela Edel · Angela Greene · Angela Manasieva · Angela Marasco · Angela Nevin Duffy · Angelica Juarez · Angelica Quintero · Angelika Pryszcz · Angelina Jimenez · Angelo Torrente · Ania Mulica · Ania Verkest · Anil Chawla · Anita Durakovič · Anita Fusiara · Anita Visser · Anja Bajdak · Anja Höft · Anja Wolf · Anjuli Feliciano · Anka Mekota · Ann Boblett · Ann Carr · Ann Moran · Ann–Charlotte Syrén · Anna Anasik · Anna Chipperfield · Anna Dean · Anna Dora · Anna Gloth · Anna Grönfeldt · Anna Haunschmid · Anna Kaczmarczyk · Anna Krysiak · Anna Ludwik · Anna Maisuradze · Anna Nickel-Zelazny · Anna Perez · Anna S Bendahan · Anna Sarafianou · Anna Sparkz · Anna Wawra · Annabel Stoddart · Annabelle Albany · Annamaria Lookman · Anne Bourboulon · Anne Czerbakoff · Anne Huffman Wall · Anne Tribout · Anne Van Uytven · Anne-Charlotte Quinten · Anne-Laure Soussan · Anne-Lise Fouché · Anne-Sophie Planet · Anneke Greatrex · Annette Cruz · Annette Gardner · Annie Rodriguez · Annie Wood · Annika Jeromin · Anse Mertens · Antoinette Lynch · Antonia Eyzaguirre · Antonia König · Antonia Magdici · Antonio Muñoz · Antsa Raobanitra · Anuar Chehaibar · Aoife McEvoy · Aoife Treacy · Arantxa Mendez Lara · Ariane Preusch · Ashlee Sharrett · Ashleigh Whitmore · Ashley Bailey · Ashley Day · Ashley Graham · Ashley Newman · Ashley Samuelson · Ashley Strahan · Ashlin Shaver · Astrid Grau · Astrid Stevens · Audrey Carette · Audrey Lambert · Audrey Sidot · Auriane Hégron · Aurora Gustafsson · Aurélia Zambaux · Aurélie Govart · Aurélie Mboule · Aviva Halter · Axelle Leclercq · Azouz Amrouche · Balaban Silvia · Barbara Cardoso · Barbara Csutak · Barbara Guffy · Barbara Luarca · Barbara Tierno · Barbora Krupanská · Barbora Viewegh · Bartosz Gackowski · Beatriz Gomez · Beatriz Navarro · Beatriz Pineda · Bec Hill · Becky Bushell · Belén Molaguero · Belén Paniagua · Benchy · Benedicte De Jaeger · Beril Geldiay · Bernadeta Pietrzak · Bernadett Bohács · Bernadette Zoete · Beth Madeley · Bethsabé Soto · Bettina Lebiu · Bettina Nagy · Bettina Schreck · Bettina Stolz · Bianca Chalfoun · Bianca Meredith · Bianca Nenciu · Bilyana Filiposka · Bilyana Taneva · Bindu Patel · Birgitta Wilson · Birthe Glöß · Blanca Benavides · Bobbie Tootle · Bonni McTighe · Bonnie Troncoso · Bons McLean · Brandi Dorton · Brandi Szoka · Brenda Bailey · Brenda Navarro · Brenda Villapudua · Brittany Lutnick · Brittany Potter · Brittany Walcutt · Brooke Phillips · Bucurenciu Teodora · Bárbara Yu Belo · Béatrice Elattar · Béatrice Prevost · Béthianhelle Gioani · Caetana Varela-Hall · Caitlin BoWell · Caitlin Imhoff · Caitlin Lakdawala · Caitlin

Stooker · Caitlin Vincent · Camarie Naylor · Cameron Wagner · Camila Mondini · Camila Montaldo · Camilla Folci · Camilla Rubino · Camille Flesselles · Camille Toft Knudsen · Camrynne Six · Candela Achával · Capucine de Forton · Capucine Héraud · Cara Meller · Cara Rose Shaw · Caren Yust · Carla Zaffi · Carlotta Della Bella · Carmen Cachafeiro · Carmen Caparrós · Carmen de la Casa · Carmen Haag · Carmen Munteanu · Carmen Schaudt Seyller · Carole Dehlinger · Carole Jagoury · Carole Martelli · Carole Maurel · Carolien Vos · Carolina Alzate · Carolina Bojorquez · Carolina Nazar · Carolina Ochoa · Carolina Pujos · Caroline Bastié · Caroline Demetriou · Caroline Heroufosse · Caroline Hogg · Caroline Janeiro · Caroline Lefebvre · Caroline Marshall · Caroline Mathieu · Carolyn Rodriguez · Carrie Roer · Cassandra Mokdad · Cassandra Smith · Cassie E. Bell · Catalina Rodríguez · Caterina Buonocore · Catharine Anastasia · Catherine King · Catherine Schublin · Cathia Marolany · Cathy Stone · Catia Puhalschi · Cecile Israel · Cecilia Galindo · Cecilia K. · Cecilia Sandoval · Cecylia go · Chantal Martin · Chantal Uildriks · Charissa Hemmer · Charlene Hanania · Charlie Döring · Charlie Harrison · Charlotte Eberbach · Charlotte Rappleyea · Charlotte Seaton · Charlotte Valdant · Charlène Elizabeth Morel · Chelsea Prugh · Cherie Shepherd · Chiara Del Bene · Chiara Parodi · Chiara Risso · Chiara Rottaro · Chitra Ram · Chloe Stoute · Chloé Caltagirone · Chloé Manca · Chris Seaton · Christa Brasser · Christa Trendle · Christel Simon · Christelle Abougou · Christelle Bordon · Christelle Roblin · Christelle Schaeffer · Christin Hoffman · Christina Cowell · Christina Gellman · Christina Llopis · Christina Perou · Christina Robinson · Christine Gendron · Christine Gray · Christine Guillot-Nion · Christine Lecointre · Christine Rieder · Christy Cluff · Chrysta Musselman · Chyne Chen · Ciara Hoey · Cimpanu Anca Aurelia · Cindy Gendt · Cinthya Abarca Delgado · Cinthya Gonzalez · Cinzia Govender · Citlalli Del Moral · Claire Amo · Claire Churm · Claire Etchells · Claire Humphreys · Claire Khidas · Claire Labbe · Claire Sophie Richwien · Claire Tuytten-Nowak · Clara Estévez · Clara Rousel · Clara S. · Clare Clapp · Clare Howes · Clare Jarvis · Clare Salier · Clare Savage · Clarisa Castrilli · Claudia Belitz · Claudia Canepa · Claudia Haschke · Claudia Romero · Clotilde Hanon · Coline Marchand · Connie DiRenzo · Connie Lipovsek · Constance Boissin · Constanza Elissetche · Coralie Henri-Jaspar · Coralie Vierne · Corina Cepoi · Corina Hébert · Cornelia Hellmer Grahn · Cornelia Popescu · Corrin Campbell · Corrina Horne · Courtenay Cabot · Courtney Blair · Courtney Lawler · Cristina Boix · Cristina Calderaro · Cristina Curto · Cristina Fantin Gatti · Cristina Freitas · Cristina González · Cristina Guizar · Cristina Mingione · Cristina Ordinas · Crystal Gonsalves · Cátia Barros · Cèlia Berenguer · Cécile Breysse · Cécile Brouard · Cécilia Wolfstein · Céline Caillaud · Céline Demmerlé · Céline Ollivier Vincent · Céline Rodrigues · D. Idiart · Damla Hepke · Dana Magyar · Dana Rodriguez · Daniela Albert · Daniela Balderas · Daniela Geneva · Daniela Lugo · Daniela López · Daniela López Estrada · Daniela Martínez · Daniela Maya Sarria · Daniela Sitnisky · Daniela Suárez Elías · Daniela Sánchez García-Reyes · Daniela Wilde · Danielle Bowcut · Danielle Dickson · Danielle Jelfs · Danuzia Carvalho Nunes · Daria Jagielska · Darija Forko · Darya Kryzhanouskaia · Dasha Budkina · Daura Dominguez · Dawn Foxcroft · Dawn James · Dawn Vickers · Dayna Mersberg · Deaf Girly · Deanna Lempi · Debbie Canty · Debbie Cook · Debbie Cox · Debbie Lowe Liang · Debbie Schantz · Deborah Afonso · Deborah Allison · Deborah Freeman · Deborah Griffin · Deborah Nasser · Deborah Van Tuijcom · Debra Rice · Dee Stephenson · Deirdre · Delia Messing · Delphine Houbart · Delzina Assao · Dena Weech · Denise Levine · Denysse Gozalez Ovalle · Desara Rugji · Diana Latvene · Diana McKeag · Diana Pelaez V · Diana Poškienė · Diana Simeonova · Diana Tudor · Diane April · Diane Arnoldy · Diane Gervasi · Diane Jervey · Diane Nguyen · Diane Steffey · Didier Cavasino · Dominique Huyge · Donna Blattel · Donna L Davidson · Dorina Rozmann · Dorota Rex · Dorothee Flokstra · Dorothy Nordgren · Dr Gabriela Moreno · Dr. Michelle A. Cabán-Ruiz · Dulcie Walker · Dóra Veress · Ecklund Leysath · Egle Westerfield · Eileen Loomis · Ekaterina Lyashenko · Elaine Wills · Elena Iglesias · Elena Kummer · Elena Pacchioni · Elena Taelma · Elena Álvarez · Eleni Michael · Eliane Rioux · Elina Rose · Eline Aloy · Elisa Baronio · Elisa Ferreras-Colino · Elisa Laudrin · Elisa M · Elisa Monti · Elisabeth Smith · Elise Dulova · Élise Herbin · Élise Servan-Schreiber · Elissa Anaya · Elissa Kordulak · Eliza Puna · Eliza Sears · Eliza-Nicoleta Cotocea · Elizabeth Curran · Elke Hein · Ella Sandu · Ellen Capiot · Ellen Dressen · Ellen Garcia Morillo · Ellie · Ellie Richards · Elodie Fosseux · Elodie Palmier · Élodie Saisselain · Eloisa Della Neve · Eloïse Autran · Elsa Pont · Elvira Zebadúa · Elyse Rokos · Ema Dimitrova · Emelie Bonnier · Emeline Thevenon · Emeline Trichet · Emellie Petersson · Emely Taveras Robbs · Emilia Borges · Emilia Kownacka · Émilie Chriqui · Emilie G. · Émilie Nadal · Emilie Thomson · Emily Askea · Emily Hartley · Emily Luong · Emily Minson · Emily O'Hara · Emily Weincek · Emily Williams · Emma Abelsson · Emma Bosher · Emma Colibri · Emma crocker · Emma Melican · Emmalena Khourey · Erica Woodard · Erika Bustos · Erika Ortega · Erin Jeffers · Erin Sathre · Esperanza Iashi · Esthefanía Latorre G · Esther Hernández · Esther Poquet · Esther Pugh · Eunice Pérez · Eva · Eva Sissener · Eva Werninger · Eva Zobell · Eve Slegers · Ève Giusto · Éveline Bureau · Evelyn Setubal · Evelyne Van Kerckhove · Evolène Loup · Ewa Adair · Ewa Lenczyk-Chmielarska · Ewa Radziszewska · Fabi Easton · Fabienne Kahne · Fabiola Blake · Fabiola Meza · Famina · Fanchon Roger · Fargier Valérie · Farnaz Beikzadeh · Farrah Khan · Fathima Benazir · Fatima Darago · Fatima Solana · Faustina Maria Giaquinta · Faustine Ankelevitch · Faye Holdert · Fee Naysmith · Felicia Caggiano · Fer Palacios · Fernanda Serna · Fernanda Tomba · Filiz Osman · Filomena Tittarelli · Finnian Coyle · Flavia Eleonora Loretano · Fleur Mcgregor · Flor Aikawa · Flora Muijzer · Flore Kalfon · Flore Stockman · Florencia Facciuto · Florencia Fernández Madero · Florencia Girado · Florencia Runco · Franca Mendy · Frances Mc Geoghegan · Francesca Giambarini · Francesca Marchi · Franciska Stroef · Francka Kozarc · Franziska Moeller · Françoise Leroux · Frederike Hopfenmueller · Frida Uddman · Gabby Hernandez · Gabriela Chacon · Gabriela Figueroa-Sosa · Gabriela Gadsden · Gabriela Hurtado · Gabriela Martinez · Gabriela Ramirez Rey · Gabriela Ramírez · Gabriela Sarappa · Gabriela Schuster · Gabriela Welon · Gabriele Gedvile · Gabriella Bachmann · Gabriella Fonseca · Gabrielle · Gabrielle Catti · Gabrielle Lefèvre · Gaby de la Guardia N. · Gaby L Zapata · Gaby Meraz · Gael Edwards · Gaelle Henrion · Gaia Aveta De Felice · Gaia Marzi · Gail Solway · Gaylene H. · Gemma Smiddy · Geneva Bondy Noah · Geneviève Cliquet · Genoveva Aretz · Georgia Chrysovergi · Georgiana Boloha · Georgiana Nutu · Georgiana Stanciu · Georgie Pascanu · Georgina Ingram · Geraldine Chell · Gesa Winkens · Ghizlaine · Giada Sera · Gianna Molica-Franco · Gilda Savonitto · Gillian Coleman · Ginger Fox · Giovanna Hummel · Giulia Malachin · Gloria Chea · Grace Henderson · Grace Reinhalter · Grace Rocoffort de Vinnière · Grace White · Graziella Galea · Greta Pearce · Gretchen Bachner · Grethe Lous · Guillermo Gijon Robas · Guilly Willemsen · Gwen Flinsky · Gwenaëlle Page · Hajnal Daniel · Hana Rika Kodela · Hanna Rosinski · Hanna Weckfors · Hanna Woś-Prusak · Hannah Bisig · Hannah Dennerle · Hannah Fasnacht · Hannah Loui · Hannah Orr · Harshita Cherukuri · Hazel Saltis · Heather Atwood · Heather Gray · Heather Greer · Heather Nelson · Hedwig Mabalay-Lawson · Heidi Groom · Helen Byrne · Helen Collins · Helen Gillespie · Helen Pearce · Helen Smith · Helen Wright · Helen Zeus ·

273

Helena Casco · Helena Schütte · Helene Virgilan · Helene Vågenes · Henrietta Miller · Hijae Platano · Hilda van Zutphen · Hillary A Golden · Holmfridur Sigurdardottir · Héloïse Blazy · Hélène Bitard · Hélène Lallemand · Hélène Masliah-Gilkarov · Hélène Vasquez · Iana Kazantseva · Ida Hammerin · Ieva Lukauskaite · Ilana Bergher · Ileana Garcia · Ileana Treviño · Ilona Cuperus · Ilonca Meurs · Imane · Imen Alexandre · Imogen Gater · Imène Abdou · Ina Flavia Sorop · Indre Zakalskyte · Ine Meester · Ines Likeng · Ingrid Vollmüller · Inma Asensio Crespo · Inès Gyger · Inés Comes · Inês Baldaia · Inês de Sousa · Inês Menano · Irazú Corral Pérez · Irem Ersan Ozcifci · Irene Bindels · Irene Chico · Irene de Gruijter · Irene de Roos · Irene McKeagney · Irene Minneboo · Irene Opositares · Irene Palomar · Irina Petrov · Íris Dögg Steinsdóttir · Iris Leon · Iris Piers · Irma Corado · Isa Solal Celigny · Isabel Abel · Isabel De Pauw · Isabel Echeverri Aranzazu · Isabel Máximo · Isabel Rossello Dasca · Isabel Zúñiga · Isabella L · Isabelle Bouclier · Isabelle Escouboué · Isabelle Fournier · Isabelle Grimm · Isabelle Luberne · Iselin Bay Mjaaland · Iulia Ceparu · Iulia Pascaru · Iva Boneta · Ivana Colo · Ivana Grbić · Ivana Mitrovic · Ivana Zoppas · Ivelina Dekova · Iza Wiśniewska · Izabella Zakrzewska · Jacinta Hennelly · Jackie Gith · Jackie Hernandez · Jackie O'Leary · Jackie Price · Jacque De Borja-Medestomas · Jacqueline L · Jacqueline Mott · Jacqueline Pulido · Jade Carruthers · Jagruti Kamble · Jaime Regan · Jamie Jensen · Jana Enderle · Jana Peruzzi · Jane Cunningham · Jane Kalme · Janet Slee · Janice Misurda · Janie Shelton · Janin Kortum · Jannemieke Renders · Jannie Postma · Jas Sardana · Jasmin Jabri · Javier Van Cauwlaert · Javiera Bugueño · Javiera Lobos · Jaymee Wise-Tylek · Jayshree Chhatbar · Jazmin I. Sandoval · Jazmín Cortes · Jeanne Adams · Jeanne Lamy-Quique · Jeanne Nolf · Jeanne Wessler · Jelena Volgina · Jen Brown · Jen Eastman · Jen Perkins · Jen Windnagel · Jenette McGiffin · Jenifer Eden · Jenireth Rivero · Jenn Klotz · Jenn Waldron · Jennifer Barwell · Jennifer Brandt · Jennifer Brock · Jennifer González · Jennifer Hunter · Jennifer Menendez · Jennifer Meyer · Jennifer O'Neill · Jennifer Patricia Cariño · Jennifer Smetana · Jennifer Soares · Jennifer Todrani · Jenny Moody · Jess Kennedy · Jessica Bruggeman · Jessica Cherniak · Jessica Coles · Jessica De la Rosa Martínez · Jessica Devine · Jessica Fraser · Jessica Marquardt · Jessica Mast · Jessica Peat · Jessica Taussig · Jessica Tetrault · Jessie Dorrity · Jessie James · Jessie Stupka · Jessika Samryd · Jessy Wearne · Jesús Madrigal Melchor · Jhoana M. Durán · Jill Baxter · Jill Kestner · Jill Marie Anderson · Jill Roberts · Jill Shelley · Jill Summers · Jimena Rodríguez · Jo Breeze · Jo Collyer · Joan Sparks · Joana Caetano · Joana Kriksciunaite · Joana Morais · Joana Samujlo · Joanna Kalisz · Joanne Adams · Joanne Kett · Joanne Pledger · Jocelyne Mingant · Jodi Jones · Jodin Rosales · Jody Scholten · Joe Ciampa · Joesanna Richard · Johanna Engels · Johanna Haarstad · Johanna Schröder · Johanne Royer · John Witten · Jolinda Miller · Joscelin Wreford · Josie Garza · Joséphine L-G · Jovana Bogdanović · Joy Kaminski · Joy Molyneaux · Joy Rainwater · Juan Bland · Jude Curle · Judit González Gayol · Judith Heath · Judith Kay-Cureton · Judith Keys · Judith Rasp · Judith Sorgen · Judy Kealy · Jules Maunder · Julia Astier-Bigot · Julia Dietz · Julia Ganter · Julia Goetsch · Julia Kamel · Julia Knolle · Julia Küpper · Julia Ogrodowczyk vel Ogrodowicz · Julia Oliveira · Julia Wallner · Julia Wilkinson · Juliana Bacelar · Juliana Kontríková · Juliana Milenkovic · Juliana Rossi · Juliana Silva · Julie Alp · Julie Clabeau · Julie Crisinel · Julie Delé · Julie Dobish · Julie Draper · Julie Dreno · Julie Gaudin · Julie Hargraves · Julie Marie Ramirez · Julieta García · Julieta Paganini · Juliette Canard · Juliette Cousin · Julio Benitez · Juncal Ruiz · Justyna Mroczek · Justyna Szachowska · K. Adams · Kaan Kaya · Kaisa Grosjean · Kallisto Papaioannou · Kamila Chilewski · Kamila Lípová · Kamilla Cospen · Karen Adler · Karen Banducci · Karen Berger · Karen Churchill · Karen DeGrazio · Karen Goodliffe · Karen Hill · Karen Self · Karen Smith · Karen Tapia · Karen Watson · Karin Junger · Karin Lummis · Karin MacKinnon · Karina Galiano-Nussbaumer · Karine Marianne · Karis Howard · Karla Arevalo · Karla Fierro · Karla Venegas · Karolina · Karolina Spustova · Karolina Łagosz · Karolina Łuczkiewicz · Karyn Hughes · Kasia Bond · Kasia Mitura · Kat Kimber · Kat McS · Katarina Jovanovic · Katarina Markic · Katarina Sahlin · Katarina Đozović · Katarzyna Konieczna · Kate Bowdren · Kate Bowsher · Kate Rivett · Kate Stanford · Kate Stockwell · Kath Lewis · Katharina Molzahn · Katharina Schaber · Katharina Stanasiuk · Katharine Daly · Katherina Reich · Kathleen Seco · Kathrin · Kathrin Schirazi-Rad · Kathrin Schmid · Kathryn Beesley · Kathryn Gouveia · Kathryn Rees · Kathryn Watson · Kathy Calvo · Kathy Farrell · Kathy Palacios · Kati Vellak · Katia Caillou · Katia Nicolas · Katie Anderson · Katie Benjamin · Katie Booth · Katie Fenstemaker · Katie James · Katie Kouchi · Katy Jourdannet · Katy Segal · Katy Syme · Katya Chertkova · Kayla Oeyma · Kaylan Miller · Kayleen Steel · Kelly Brinkman · Kelly Bruxvoort · Kelly Gordon · Kelly Koplin · Kelly Ten · Kelsey Low · Kera Hayden · Keri Yother · Kerry · Kerry Hardy · Kerry Wilson · Kerstin Healy · Kerstin Lesen · Keylor Sánchez · Keziah Austin · Khadija Marchoud · Kim Barnett · Kim Budden · Kim Myers · Kim Sotir · Kimara Solomon · Kimber Westmore · Kimberlee Daugherty · Kimberly Henry Cobb · Kimberly Rofrano · Kinga Łobejko-Janik · Kinsey Mead · Kira Lewis · Kirsten Rincon · Kirsten Vermaak · Klaudia Kijas · Klaudia Zyla · Klementyna Dec · Klementyna Ziomek · Kris Ledesma · Kris Naglich · Krissy Whittenburg · Kristen Hunt · Kristen Smyth · Kristen York · Kristi Downs · Kristi Solt · Kristin Matuszewski · Kristin Rowland · Kristin Vergouwen · Kristina Busilaitė · Kristina Danchevska · Kristina Luković · Kristina Rastauskienė · Kristine Walton · Kristyna Zlesakova · Kristín Bjarnadóttir · Kseniia Rozhko · Kyla Marshall · Kylee Bryan · La Goulip · LaDonna Steele · Laetitia Monvoisin · Laetitia Routin · Lahari Kolanupaka · Lara Bello · Lara Mambuay · Lauma Rafelde · Laura Arenas · Laura Benouari · Laura Bineviciute · Laura Bishop · Laura Camilleri · Laura Campos Velasquez · Laura Carretero · Laura Cavaliere · Laura Chávez · Laura Comte · Laura Echavarría · Laura Eik · Laura Foster · Laura Gallon · Laura Gil · Laura Hecht · Laura Hotchkiss · Laura Janssen · Laura Klimmek · Laura Kramer · Laura Machuca · Laura Seibt · Laura Smet · Laura Vanbellinger · Laura Waite · Laura Weiland · Laure Journeau · Laurel Moore · Lauren Baker · Lauren Floore-Guetschow · Lauren Kato · Lauren Polson · Lauren Rappleyea · Laurence Biboud · Laurence Cauvy · Laurence Girouard · Laurence Mourot · Laurent Amar · Lauriane Boucher · Laurie Scheinman · Lauréna Emmanuel · Laverne Swanepoel · Lazarina Peneva · Leah Eberhardt · Leah Nielson · Leanne Charlton · Leanne Paluch · Leanne Strachan · Leda Rivero · Lee Wiebe · Lee-Sara Davis · Legia Oswald · Lena Grab · Lena Hofbauer · Lena Smets · Lesley Charnick · Lesley Pringle · Lesli Grace Medina · Leslie Fernandez · Leslie Ramirez · Leslie Skolnik · Leyla Prézelin · Lila Jonsson · Lila Jurado · Lilia Chairez · Lilja Lior Polak · Lina Aarnio · Linda Lonsdale · Linda Reece · Linda van Mierlo · Linda Zucker · Lindsay Hindman · Lindsey Comber · Lindsey Ecker · Lindsey Smith · Lindy Graham · Lisa Betzler · Lisa Bice · Lisa Chamberland · Lisa Dhoop · Lisa Harris · Lisa Lipari · Lisa Milner · Lisa Nowak · Lisa Ryan · Lisa Shub · Lisa Tucker · Lisa Vieweg · Lisa Weidinger · Lisa Widener · Lisete Andre Cleary · Lison Génot · Lisseth Naranjo · Liz O'Nions · Liz Rainbow · Liz Smith · Liza Juliana Suárez Rincón · Lois Allen · Lois Howard · Loly Arellano · Lorelee Ljuboja · Lorelei Kelly · Lorena Neira · Lorens Ripoll · Lorenza Mazzone · Lori Stevens · Lou Deyn · Lou-Ann Mir · Loubna Chaoui · Louisa Scott · Louise Hetherington · Louise Hutchings · Louise Johnson · Louise Quinn · Louise Searson · Louise Sklar · Louise Smith · Louise Valentine · Louise van den Broek · Louise Wallet · Louise Wetenkamp · Lourdes Norzagaray · Lovely! Anabela Nunes-Edwards · Loz Cha · Luba Martemyanova · Lucelly Gonzalez · Lucia Guajardo · Lucia Solorzano · Luciana Battistessa · Lucie Morel Collette · Lucie Rebillard · Lucila Macadam · Lucile Dahan · Lucile Robert · Lucille Valentin · Lucinda Ciciora · Lucy Ruffier · Lucía Sández · Lucía Vazquez · Ludivine Cherif-Cheikh · Ludovica Zorzetto · Luis Araujo · Luisa Estrada-Mallarino · Luisa Nodari · Luli Cadenas · Luz María Aragón · Luísa Buogo · Lydia Djender · Lydia Gerritsen · Lydia Vian · Lydie Morin · Lyndall Metherell · Lynn Pulford · Lynne Elliott-Dawson · Lynne Harrop · Léa Choichit · Léa Salgado · Līga Rozīte · M. Daniela Salas · Maaike Teunis-Mudde · Macarena Urzúa · Macarena Vergara · Madalynn Spiller · Madeline A B P · Madison Lovo · Madison Satterfield Mathis · Mafe Agudelo · Magali Duquenoy · Magali Minond · Magalie Nkiani · Magda Bednarczyk · Magda D'Andrea · Magdalena Pappalardo · Magdalena Radosaveljevic · Mai Wong · Maija Milbrete · Maite Hontiveros-Dittke · Maja Alivojvodić · Majda · Majida Husseini · Malgorzata Block · Malgorzata Nowicka · Manahil Saber · Mandie Smith · Mandy de Bruijn · Mandy Peeling · Mandy Whitaker · Mar Cano · Mara Nelson · Marcela Cazenave · Marcela Cotes-Connolly · Marcela Mitrano · Marcela Roberson · Marci Boland · Marcia Darinthe · Mareike Schmidt · Margarita Ludlow · Margaux Liebmann · Mari Carmen Parra · Maria A. Piedrahita · Maria Adelaida Quitero Mesa · Maria Alejandra Giraldo · Maria Butler · Maria Campuzano · Maria Carolina Osorio · Maria Casas · Maria Clara Ribeiro de Lima · Maria Claudia Moreno · Maria Fernanda Peña Prieto · Maria Isabel Caicedo · Maria Lippold · Maria Malcisi · Maria Marta Castillo · Maria Melis · Maria Mendez · Maria Mercedes Agudelo · Maria Newkirk · Maria P · Maria Paula Olaya · Maria Pietrzak · Maria Tangarife · Maria Vittoria Rosa · Mariah Vigil · Mariah Virden · Mariam Abrahamyan · Mariana Corzo · Mariana Fernandes · Mariana Ramírez-Degollado · Marianthi Tsitlaidi · Maribel Villa · Maricarmen Aguilar · Marie · Marie Paiser · Marie Pinart · Marie Vanbremeersch · Marie Wagner · Marie-Aude Blakeway · Marie-Eugénie Laurent · Marie-Pierre Deshayes · Marie-Pierre Dura-Swiderski · Marie-Sara Vigouroux · Marija Kontrimaite · Marija Zorić · Marilena Sapienza · Marilyn Morales Mora · Marina Dorn · Marina Todorovic · Marina Zărnescu · Marine Aznar · Marine Maize · Marine Quilichini · Marion Baniant · Marion Depéry · Marion Jentsch · Marion Mauvoisin · Marion Richter · Marion Schmidt · Mariquiña Gómez · Marisa Arroyo · Marisa Asheim · Marissa Schwent · Marit Nordstad · Marit Oosterwijk · Marjelle Alkema · Marjolaine Taussat · Marjorie Sburlino · Marla Glabman · Marlene Molina · Marlina Sol · Marloes Albers · Marloes Wolkenfelt · Marlous Bertens · Marni Levy · Marta Candeias · Marta Causapé · Marta Chiesa · Marta González · Marta Guarch · Marta Haering · Marta Rajca · Marta Rędowicz · Marta Yustos · Marta Zielinska · Martha Cortez · Martha Félix · Martin Huschka · Martina Đođo · Martine de Graaf · Marty Barbui · Maru Schulz · Maru Villarreal · Mary Ann Welch · Mary Ciampa · Mary Coates · Mary LaBuz · Mary Mayne Moore · Mary-Anne Osborne · Maryam Krupa · Maryann Pellegrini · María Bausili · María Deleito-Campos · María Elena Nieto Pena · María Fernanda Liñares · María Luengo García · María Paula Bustos Moreno · María Pazos · MaríaJosé Jorquera · Mas-udah Essop · Mathilde · Mathilde Thin · Mattea Romani · Maura Cullum · Maura Martinez · Maureen White · Mayra Fernandes · Mayra Quevedo Cardoso · Maïa Birn · Maïté Bellet-Wedgwood · Maÿlis Puyfaucher · MC Casal · Meagan Rogers · Meagan Toulouse · Mechi Ginzo · Meg Hoke · Megan Barrett · Megan Goodwin · Megan Julio · Megan Moniz · Mei Ling Giada Jang · Melanie Bichler · Melanie Mauldin · Melanie Terrill · Melina Glogger · Melinda Antol · Melissa Boddaer · Melissa Bommarito · Melissa Bradford · Melissa Daenzer · Melissa LaRoche · Melissa Lot · Melissa Morrison · Melissa Rodarte · Melissa Scott · Melissa Shepherd · Melissa Vassenelli · Mendy van de Ven · Meral Diepeveen · Merari Medellín · Mercedes Rivero · Mercedes Velarde · Meredeth Flores · Meredith Tracy · Merel Holtrop · Merriam Conte · Micaela Bartolucci Cuacci · Michaela Kastelovicova · Michaela Koch · Michaela Landau · Michaela Maier · Michela Pola · Michele Kelly · Michele Michaeli · Michele Sullivan · Michele Weatherford · Michelle Aregger · Michelle C · Michelle Ciavola · Michelle Cleary · Michelle van Beek · Michelle Vargas · Michelle Wingfield · Micu Andreea · Miguel Figueroa · Mihaela Indricean · Mila Martín · Milagros Meléndez · Milena Sokolic · Milla Suvikannel · Mille Toft Sørensen · Mina Kalina · Mirana Lince · Miriam Fernandez-Mendez · Miriam Outabarrhist · Mirona Grzybowska · Missy Beach · Mitra Buicki · MJ Feeke · Moira Sananes · Mollie Mubeen · Monica Cao · Monica Ghenta · Monica Prieto · Monica White · Moniek de Ruijter · Monika Dabrowska · Monika Kurek · Montse Juárez · Morgane Duval · Mouna Rabih · Munera Adel · Muriel Bad · Muriel Eberlin · Muriel Mureau · Mylène Colombat · Myriam Chebbi · Méghane Favrel · Mélanie Caspar · Mélanie D.Vendette · Mélanie Lemmens · Mélanie Vallas · Nadezhda Todorova · Nadia Cantisani · Nadia Janssens · Nadia Roessler · Nadina Duma · Nadiya Bazlyankova · Naiara Martín · Nancy Ocampo · Nancy Rudolph · Nani Glover · Nanna Browning · Naomi Kambere · Naomi Vingron · Nashira Yanez · Natacha Licata · Natacha Marin Lindez · Natalia Gutiérrez Támara · Natalia Janowicz · Natalia Maczka · Natalia Novoa · Natalia Rostova · Natalie Baxter · Natalie Berthiaume · Natalie Franz · Natalie Frisby · Natalie Gaulin · Natalie Kaar · Natalie Palmer · Natasha Cabral de Lacerda · Natasha Kuchinski · Nataša Mandić · Nathalie Alvarez · Nathalie Badin · Nathalie Bourgeois · Nathalie Erbrech · Nathalie Feliu · Nathalie Michaux · Nathalie Peyre · Navneeta Pathak · Nellie Hill · Neoshi Chhadva · Nerina Keiner · Nesrina Schweizer · Nevena Banovic · Neža Tepina · Nichole Crawford · Nichole Peasley · Nichole Sorenson · Nicola Kelly · Nicole Behrens · Nicole Burpo · Nicole Cantrell · Nicole Couto · Nicole Kas · Nicole Offerman · Nicole Saad · Nicole Weigel · Nicole Wielandt · Nicolette Ardelean · Nika Štrus · Niki VanValkenburg · Nikki Pearson · Nikolina Mihaylova · Nils H. Johansson · Nina Bate · Nina Craig · Nina Gaggiano · Nina Pahor · Nina Thörnqvist · Nisaa Seedat-Motlekar · Niyati Seth · Noe Ortega · Noemi Burgos · Nora Benneter · Nora Centioni · Nora Noske · Nora Sandig · Nora Tomac · Noreen Dowling · Norma Ghamrawi · Nour Boukhari · Oana-Raluca Miclea · Odessa Tseng · Ola Jacukowicz · Olga Aguilar · Olga Bellido · Olga Bergmann · Olga Fidalgo · Olimpia Yepez · Olivia Battisti · Olivia Maida · Olivia Salvia · Olivia White · Olívia Hancová · Oriana Ceffa · Oriana Rossi · Ornella Bernardi · Osvelia Ramírez · Page Peoples · Paloma Hidalgo · Paloma Lopez · Paloma Sánchez · Pamela Assandri · Pamela Brotherton · Pamela MCGeachan · Pamela Rivera · Pamela Valerio · Paola Colesnik · Paola Della Rocca · Paola Esteves · Paola Rodríguez Guaba · Paola Stellari · Pascale Weber · Pat Volza · Patricia Consales · Patricia Estrada · Patricia Knebel · Patricia Rodríguez · Patricija Pabalytė · Patrick Hudson · Patrizia Fusco · Patrícia Rodrigues · Patti Jo Capelli · Patti Wilcox · Paula Bock · Paula Capodistrias · Paula García · Paula Méndez González · Paula Reisen · Paula Sanin · Paula Álvarez · Paulina Amador · Paulina Carlström · Paulina Galka · Paulina Mendez · Pauline Chabert · Pauline Lula Dagron · Pauline Mahu · Pauline Ott · Pavlina Reka · Peggy Calmettes · Peggy Kierstan · Penny Eubanks · Petra Chappell · Petra Zborilova · Petya Stankova · Philippine Marle · Phillipa Selfe · Pholisa Fatyela · Pia-Celina Stang · Pim Sottomayor · Pola Capuano · Polona Juricinec · Prisca Salaï · Priscilla Cruz · Priscilla Moradel · Priscillia Treacy · Priya Patel Sathe · Priyanka Sadhu · Quinn Walsh · Rachael Chandler · Rachael

Dean · Rachel Blair · Rachel Cook · Rachel Cornet · Rachel Ilett · Rachel Kruse · Rachel Macleod · Rachel Park · Rachel Sherve · Rachel Simmet · Rachel Thokala · Rachel Utain-Evans · Rada Kemilova · Radhia Alvi · Rafaela I · Rafaela Sinopoli · Raffy · Raluca Lupulescu · Raluca Najjar · Randa El Dirini · Randi Sternberg · Rani Russy · Ratna Mamidala · Raziye Akilli · Raïssa Ronda · Rebeca Coman · Rebecca Bloor · Rebecca Finsterwalder · Rebecca H. · Rebecca L · Rebecca Lowrance · Rebecca Olave · Rebecca Ottusch · Rebecca Pulliam · Rebeka Pregelj · Regina Gruden · Regina Loft · Regina Nielsen · Regina Solomon · Renata Dibou · Renate Prees · Resham Shah · Rey Campbell · Rhea Ghotgalkar · Rhianne Pearson · Rhym Abdennbi · Rica Schlegel · Rietha Mueller · Rima Linaburgyte · Riëtte Cawthorn · Roberta Green · Robin Caceres · Robin Matheny · Robyn Butler · Robyn Heynes · Rocio Martin · Rocio Villagra · Rocío Corso · Rocío Saborido · Rod Hutchings · Roisin Kanupp · Roma Lakhani · Romane Pierrot · Romina Rueda · Ron Domingo · Ronda Ruckman · Rosa Crespo · Rosa Crespo Sanchidrian · Rosa May · Rosalie El Awdan · Rosana Festa · Rose Evans · RoseMarie Jensen · Roser Pellicer · Rossella De Angelis · Roxana Knies · Roxana Treviño-Wilson · RoxAnne Tierney · Roz B · Rozanne Stevens · Rubaiya Hussain · Rusudan Martirosyan · Ruth González · Ryanne den Ouden · S. Andert · Sabina van Boxtel · Sabina van der Heijden · Sabine Mosca · Sabrina Kress · Sabrina Mahrougui · Sabrina Silva · Sabrina Stiller · Sabrina Wouters · Sabrine Stabile · Sadia Awan · Safa Awad · Sally Bricker · Sally Buchanan Nicol · Sally Cordier · Sally Higgs · Sally Turney · Salma Belouah · Salomé Diament · Sam Wright · Samah Zarif · Samantha Burroughs · Samantha Epstein · Samantha Griffiths · Samantha Gutierrez · Samantha Hipperson · Samantha Moss · Sandi Minneci · Sandra Aguilar · Sandra Chabrerie · Sandra Chavez · Sandra Durakovic · Sandra KlipN · Sandra Petri · Sandra Vallecillo · Sandra Yates-Smith · Sandrine de Meyer · Sandrine Debetaz · Sandrine Deliaud · Sandrine Duclos · Sandy Gill · Sanju Shampur · Sanna Ljungqvist · Sanne Hopman · Santiago Bedoya · Sara Archer · Sara Cameron · Sara Cangelosi · Sara Canullo · Sara Dias · Sara Freitas · Sara Gardner · Sara Kelley · Sara Krdzavac · Sara L. Oliver · Sara Lenzi · Sara McGrath · Sara Miguel · Sara Polanc · Sara Shoemake · Sara Willmore · Sarah Bouziane · Sarah Brunton · Sarah C · Sarah Cohen Valle · Sarah Cooper-Gadd · Sarah Delang · Sarah Ellis · Sarah Evison · Sarah Ford · Sarah Gee · Sarah Habri · Sarah Hartmann · Sarah Johnson · Sarah K. Weiss · Sarah K.-T. · Sarah Kahn · Sarah Nunes · Sarah Pandoursky · Sarah Rayner-Royall · Sarah Rossiter · Sarah Seely · Sarah Slizovitch · Sarah Turner · Sarah Wagner · Sarah Waite · Sarah-Rose Muldoon · Saralina Barragan · Sarolta György · Sasha Rashid · Saskia Burauen · Saskia van Ewijk · Savanna Brady · Savanna Marsicek · Savannah Ball · Selin Okunak · Sergia Maria Schiratti · Shanda Metzinger · Shanna Vasquez · Shannon DeLello · Shannon Grzybowski · Shannon Spaulding · Sharisa Lewis · Sharon Bosch · Sharon Humphrey · Shasta Garcia · Shauna Perger · Sheila Dominguez · Shelby Falk · Shelley Herron · Shelley Martel · Shelley Sonand · Shelli Kennedy · Shermila Paula · Sherri Robertson · Shilpa K K · Shonda Palmer · Shonette Bason · Shonna Menzo · Shpresa Sadiku · Sibilla Rižova · Sidonie André · Sigrid Jochems · Silja Neisskenwirth · Silvana Gonzalez Capria · Silvia Castelan · Silvia Solé · Simina-Larisa Iancu · Simona Balaban · Simona Braileanu · Simone Broos · Simran Mann · Sina Perez · Sinéad Burke · Siobhan Burke · Siobhán Hallissey · Sirma Tsvetkova · Sissel Gram Warringa · Sittana Abdelmagid · Siyavuya Vukutu · Slava De Gouveia · Sneha Somaya · Snæfríður Pétursdóttir · Sofia BAM · Sofia Camargo · Sofia Muraru · Sofía Giubergia · Sofía Pardo · Sofía Ramos · Sol Magana · Sonia García · Sonia Jerez · Sonia Kaminska · Sonia Santana · Sonja Lewis · Sonya Stocker · Sophie Andrews · Sophie Cherry · Sophie Gétaz · Sophie Kenneally · Sophie Koet · Sophie L · Sophie Mouton · Sophie Reinwarth · Sophie Saulnier · Sophie Schirmer · Sophie Schyns · Sorana V · Soraya Moussaoui · Soreya Dessai · Špela Čuk · Špela Koštrun · Stacey Freier · Stacey Noah · Stacia Hanley · Stacie Mackay · Stefani Peters · Stefanie Dellepiane · Stefanie Grayeski · Stefanie Panhuyzen · Stefanie West · Steffi · Stela Dimitrova · Stella Kirby · Steph Moran · Stephania Solano · Stephanie Cutlip · Stephanie Dion · Stephanie Gao · Stephanie Guinn · Stephanie Kaiser · Stephanie Lois · Stephanie Martire · Stephanie St Hill · Stephanie Whalen · Stojanka Palko · Stuthi Vijayaraghavan · Stéfanie Mercier · Stéphanie Belrose · Stéphanie Reimat · Stéphanie Salvador · Sue Hara · Sunmy Jo · Susan Arbing · Susan Hammer · Susan Kilmer · Susana Conde · Susana Salazar · Susannah Bleakley · Susie KB · Susie Morrison · Suzanne Bahls · Suzanne Giblett · Suzanne Jekel · Suzanne O'Dowd · Suzanne Owens · Suzica · Suzie Coucher · Suzie Murphy · Suzy Tenenbaum · Svetlana Krassa · Sydney Cruz · Sylina Sabir · Sylvia Stoyanova · Sylwia Oakley · Székely Tímea · Tabatha Villarroel · Talia Laird Wasch · Talia Siller · Tamara Diaz-Varela · Tammy de Nobrega · Tammy Russell · Tammy Warner · Tamrin de Robillard · Tania Briceño · Tania Searle · Tania Yunes · Tanja Sørfjord · Tanya Henley · Tanya Merriott · Tanya Sutton · Tatiana Infante · Tatiana Ketelbuters · Taylor DaSilva · Taylor Naber · Taylor Roakes · Telva Mejia · Teodora Tănase · Teresa Lima · Teresa Pimentel · Teresa Villanueva Delgado · Teresita Carrasco · Teri Willis · Terri Kluck · Terry Holmes · Tess Tegenbos · Thalyssa Duarte · Thaís Linguanotto · Theresa Vaccari · Thirza Parton · Tiffany Singh · Tiia Neeme · Tijana Pljakic · Tijana Veljković · Tina Rice · Tina Scheliga · Tina Sedigh Mirazimi · Tina Turnbull · Tiziana T · Tonia Collett · Tonia Devolder · Toota Maher · Tova Nathanson · Tracy Bermeo · Tracy Matthews · Tregaye Lacey · Tricia Honey · Tricia Wilkins · Trisha Helms · Triza Mihigo · Tsvetina Vekova · Tsvetomila Toncheva · Tullia Santorin · Tynley Bean · Tícia Knap · Ula Miśko · Ulrike Brucher · Unam Arshad · Ursula Gradl · Ursula Guilfoyle · Urvi Thakkar · Vaiva Miliukaite · Valentina Indino · Valentina Riva · Valeria Bodò · Valeria Myklebust · Valeria Pace · Valeria Rijana · Valerica Mihai · Valerie Artrip · Valerie Steisslinger · Valeriia Prydvor · Valérie Cormier · Vanessa Cruz · Vanessa Farfán · Vanessa Milewski · Vanessa Sears · Vanessa Vetencourt · Vanina Franco · Verity Jones · Vero López Barrios Acuña · Vero Seguí · Veronica Anica · Veronica Martin · Veronica McBride · Veronica Wintoneak · Veronika Vidic · Veronique Tutenel · Verónica Miguel · Verónica Monge Gómez · Vesela Kostova · Vicki Goodsell · Vicki Kehres · Vicky Balliere · Vicky Ribbens · Victoria · Victoria Herrera · Victoria Holtby · Victoria Milbrath · Victoria Monod · Victoria O'Brien · Victoria Yao · Viktoria Szeles · Vilma Zigmantaitė · Vini B · Vinice Cowell · Vino Lakshminarasimhan · Viola Lutchman · Violeta Petkov · Virginia Evans · Virginia Mena R. · Virginia Riva · Virginie Boittiaux · Virginie Palliser · Virginie Souverain · Vita Trkulja · Viviana Lobos · Vivien Hamed · Vivienne May · Višnja Tasić · Véronique Palma · Wafa Sahil · Wafaa Amin · Wajeeha MKhan · Wendy Lane · Wendy R. Raymond · Weronika Łapka · Whitney Morrison · Whitney Swander · Wies van Lieshout · Wiktoria Czyż · Xanthia Walker · Xchel Palafox · Xennia Montoya · Xhenete Ramadani · Xiomara Del Rio · Yagna Beltran · Yara Yung · Yasmin Andraca · Yaël Grossmann · Yelena Garcia · Yiviani Estrada · Yolanda Aguilera · Yolanda Perez · Yurany Del Castillo · Yvonne Woods · Zannatul Akter · Zelipah Mitti · Zerimar Gonzalez · Zofia Wójcik · Zohra Jebari · Zoi Montatore · Zoë Van Daele · Zuzanna Czolnowska · Zuzanna Michalewicz

REFERÊNCIAS CIENTÍFICAS

Em meu primeiro livro, *A revolução da glicose*, listei mais de trezentos artigos científicos que fundamentaram o meu trabalho. Eles também serviram de base para este livro. Nesta página, listei outros artigos aos quais recorri para escrever *O método da glicose*. Se você quiser ver as referências científicas completas, acesse: www.glucosegoddess.com/science.

Sono ruim

ST-ONGE, Marie-Pierre; MIKIC, Anja; PIETROLUNGO, Cara E. "Effects of Diet on Sleep Quality". *Advances in Nutrition*, v. 7, n. 5, pp. 938-49, 15 set. 2016. Disponível em: <https://pubmed.ncbi.nlm.nih.gov/27633109/>.

TSERETELI, Neli et al. "Impact of Insufficient Sleep on Dysregulated Blood Glucose Control Under Standardised Meal Conditions". *Diabetologia*, v. 65, n. 2, pp. 356-65, fev. 2022. Disponível em: <https://pubmed.ncbi.nlm.nih.gov/34845532/>.

Humor

BUSHMAN, Brad J. et al. "Low Glucose Relates to Greater Aggression in Married Couples". *Proceedings of the National Academy of Sciences of the United States of America*, v. 111, n. 17, pp. 6254-7, 29 abr. 2014. Disponível em: <https://pubmed.ncbi.nlm.nih.gov/24733932/>.

STRANG, Sabrina et al. "Impact of Nutrition on Social Decision Making". *Proceedings of the National Academy of Sciences of the United States of America*, vol. 114, n. 25, pp. 6510-4, 12 jun. 2017. Disponível em: <https://www.pnas.org/doi/10.1073/pnas.1620245114>.

SWAMI, Viren et al. "Hangry in the Field: An Experience Sampling Study on the Impact of Hunger on Anger, Irritability, and Affect". *PLoS ONE*, v. 17, n. 7:e0269629, 6 jul. 2022. Disponível em: <https://journals.plos.org/plosone/article?id=10.1371/journal.pone.0269629>.

Névoa mental

TAKAHASHI, Hironori et al. "Glycemic Variability Determined with a Continuous Glucose Monitoring System Can Predict Prognosis After Acute Coronary Syndrome". *Cardiovascular Diabetology*, v. 17, n. 116, pp. 1-10, 18 ago. 2018. Disponível em: <https://pubmed.ncbi.nlm.nih.gov/30121076/>.

WATT, Charles; SANCHEZ-RANGEL, Elizabeth; HWANG, Janice Jin. "Glycemic Variability and CNS Inflammation: Reviewing the connection". *Nutrients*, v. 12, n. (12)3906, 21 dez. 2020. Disponível em: <https://pubmed.ncbi.nlm.nih.gov/33371247/>.

YANG, Junpeng et al. "The Mechanisms of Glycemic Variability Accelerate Diabetic Central Neuropathy and Diabetic Peripheral Neuropathy in Diabetic Rats". *Biochemical and Biophysical Research Communications*, v. 510, n. 1, pp. 35-41, 26 fev. 2019. Disponível em: <https://www.sciencedirect.com/science/article/abs/pii/S0006291X18328663>.

Saúde intestinal

KAWANO, Yoshinaga et al. "Microbiota Imbalance Induced by Dietary Sugar Disrupts Immune-Mediated Protection from Metabolic Syndrome". *Cell*, v. 185, n. 19, pp. 3501-19, 15 set. 2022. Disponível em: <https://www.sciencedirect.com/science/article/abs/pii/S0092867422009928?dgcid=autor>.

MINESHITA, Yui et al. "Relationship Between Fasting and Postprandial Glucose Levels and the Gut Microbiota". *Metabolites*, v. 12, n. 7:669, 20 jul. 2022. Disponível em: <https://www.ncbi.nlm.nih.gov/pmc/articles/PMC9319618/>.

SATOKARI, Reetta. "High Intake of Sugar and the Balance Between Pro-And Anti-Inflammatory Gut Bacteria". *Nutrients*, v. 12, n. 5:1348, 8 maio 2020. Disponível em: <https://pubmed.ncbi.nlm.nih.gov/32397233/>.

Fertilidade, síndrome do ovário policístico, problemas hormonais e menopausa

BERMINGHAM, Kate M. et al. "Menopause is Associated with Postprandial Metabolism, Metabolic Health and Lifestyle: the ZOE PREDICT Study". *EBioMedicine*, v. 85, n. 104303, nov. 2022. Disponível em: <https://pubmed.ncbi.nlm.nih.gov/36270905/>.

VITTI, Alisa. *In the FLO: Unlock Your Hormonal Advantage and Revolutionize Your Life*. [San Francisco]: HarperCollins, 2020.

Câncer

LING, Suping et al. "Glycosylated Haemoglobin and Prognosis in 10,536 People with Cancer and Pre-Existing Diabetes: a Meta-Analysis With Dose--Response Analysis". *BMC Cancer*, v. 22, n. 1:1048, pp. 1-12, 6 out. 2022. Disponível em: <https://pubmed.ncbi.nlm.nih.gov/36203139/>.

Alzheimer e demência

ABBASI, Fahim et al. "Insulin Resistance and Accelerated Cognitive Aging". *Psychoneuroendocrinology*, v. 147, n. 105 944, jan. 2023. Disponível em: <https://pubmed.ncbi.nlm.nih.gov/36272362/>.

ZHANG, Xiaoling et al. "Midlife Lipid and Glucose Levels are Associated with Alzheimer's Disease". *Alzheimer's & Dementia: The Jornal of the Alzheimer's Association*, v. 19, n. 1, pp. 181-193, jan. 2023. Disponível em: <https://pubmed.ncbi.nlm.nih.gov/35319157/>.

ÍNDICE REMISSIVO

A

abacates, 26
abacate por acaso, 86;
máquina de chicletes, 160;
pastinha green goddess,
139; quesadilla Califórnia,
58; sardinhas picantes,
90; tigela de carne
crocante com kimchi, 250;
torrada de abacate 2.0, 68
abobrinhas: abobrinha com
anchovas, 190; rolinhos
de abobrinha elegantes
para partilhar, 178; uma
bela travessa de vegetais
assados, 158; verduras
com tahine, 172
ácido acético, 99, 102
acne, 17
adenomiose, 17
adoçantes, 44
alcachofras: alcachofra,
ervilha, limão, azeitona,
202; tigela amarela, 206
alcaparras: frango, pimentão
e funcho assados com
alcaparras e lentilhas
de Puy, 227; molho de
azeitonas e alcaparras,
139; sanduíche de atum
no pão árabe, 232;
uma elegante torrada
de salmão, 64
álcool, 25
alecrim: spritzer (sem sumo)
de laranja, 122
alegre halloumi, 54

alface: alface-romana
grelhada, 182; minha
salada San Francisco
predileta, 228; o pote,
234; salada de ervas
esquecidas, 210; salada
niçoise da Jessie, 236;
salada romântica, 204;
sanduíche de atum no
pão árabe, 232; tigela
de carne crocante com
kimchi, 250; tomates
suculentos de Tim
Spector, 214; verduras
com tahine, 172
alho: camarão com pimenta
e alho, 238; tofu no vapor
com molho de pimenta,
alho e gengibre, 242;
vagem com alho
e, perdão, mais
parmesão, 188
alho-poró refogado
lentamente da minha
mãe, 186
alimentos com açúcar, 10
alimentos proibidos, 24
Alzheimer, doença de, 11, 19
amêndoas, 42, 44, 70, 258;
granola sem picos, 50
amido, 10, 22, 26, 40-5, 98, 102,
149, 220, 223
anchovas, abobrinha com, 190
ansiedade, 15
apneia do sono, 15
arroz, 10, 44-5, 98, 102, 234,
242, 248, 244; frango
cozido com cebolinha

e gengibre, 248; o pote,
234; salmão assado com
pepino e gengibre, 244
aspargos à francesa, 168
atum, 48, 86, 232, 236;
abacate por acaso, 86;
salada niçoise da Jessie,
236; sanduíche de atum
no pão árabe, 232
aveia, 40, 44
avelãs, 50, 70, 152, 164, 165,
206, 212, 256, 258, 278,
281; bonitas beterrabas,
212; couve-de-bruxelas;
tostada com bacon
e avelãs, 166; granola sem
picos, 50; salada de folhas
amargas com iogurte, 164;
tigela amarela, 206; trufas
de chocolate e missô, 256
azeitonas: alcachofra, ervilha,
limão, azeitona, 202;
frango assado com
limão e azeitonas, 246;
funcho assado, 192;
molho de azeitonas
e alcaparras, 139

B

bacalhau assado com tahine,
230
bacon: couve-de-bruxelas
tostada com bacon e
avelãs, 166; uma travessa
é bom à beça, 72
banana atômica, 264
batatas, 42

bebidas: chá de cúrcuma e pimenta-do-reino, 132; chá quente de canela, 130; coquetel de vinagre no restaurante, 114; garrafa de apoio emocional, 112; GG classic, 104; gigante de gengibre, 118; o cantil, 110; opção limão, 106; sidra picante sem igual, 134; slushie de mojito inesperado, 116; smoothie sem açúcar, 80; spritzer (sem sumo) de laranja, 122; spritzer de maçã, 120

berinjelas: ratatouille de geladeira, 174; uma bela travessa de vegetais assados, 158

bonitas beterrabas, 212

brócolis: bacalhau assado com tahine, 230; brócolis com amendoim, 156; brócolis do avesso, 170; frango assado com limão e azeitonas, 246; ovos assados para apressados, 62; sopa de 5 minutos, 194

C

café, 44

café da manhã salgado, 20, 22, 24, 37-93

camarão com pimenta e alho, 238

câncer, 19

canela: banana atômica, 264; chá quente de canela, 130; spritzer de maçã, 120

carboidratos, 10, 45, 97, 145, 149, 239, 266, 269, 278

carne bovina: peperonata com grão-de-bico e filé de costela, 240; tigela de carne crocante com kimchi, 250

castanhas: praliné de chocolate e castanhas, 266; uma bela travessa de vegetais assados, 158,

cebolinha: frango cozido com cebolinha e gengibre, 248; o pote, 234; ovos assados para apressados, 62

cenouras, 145, 150, 278; fibra expressa, 150

chá, 44; chá de cúrcuma e pimenta-do-reino, 132; chá quente de canela, 130

cheesecake de ricota e limão, 262

chips de couve, 196

chocolate: mousse de chocolate muito simples, 254; praliné de chocolate e castanhas, 266; trufas de chocolate e missô, 256

chucrute, 148

coentro: pastinha green goddess, 139

cogumelos: ovos assados para apressados, 62; uma travessa é bom à beça, 72

colesterol, 45

comer fora, 24, 44

comfort quiche, 56

compulsões alimentares, 11, 14-5, 22, 40-1, 43, 45, 98, 101, 149, 268-9

coquetel de vinagre no restaurante, 114

couve: chips de couve, 196; minha salada San Francisco predileta, 228

couve-de-bruxelas tostada com bacon e avelãs, 166; couve-flor; couve-flor com chimichurri, 162; picles de couve-flor com *zaatar*, 126; salada de couve-flor, 152

cream cheese: quesadilla Califórnia, 58; uma elegante torrada de salmão, 64

creme de leite: pavlova de toffee e pêssego, 253; trufas de chocolate e missô, 256

crumble de frutas: vermelhas e pistache, 258

cúrcuma: chá de cúrcuma e pimenta-do-reino, 132; sidra picante sem igual, 134

curry: alegre halloumi, 54

D

demência, 19

depressão, 15-6

diabetes, 7, 11, 13, 18, 221

diabetes gestacional, 18

doenças de pele, 17

dopamina, 40

duplinha de balsâmico e parmesão, 200

E

endometriose, 17

endro, 204, 210, 212, 228, 230; bonitas beterrabas, 212; rabanetes com endro e iogurte, 184

ensopado de grão-de-bico atrevido, 60

envelhecimento, 11-2, 16-7

erva-doce: picles de pepino com erva-doce, 124

ervas: couve-flor com chimichurri, 162

salada de ervas esquecidas, 210

ervilhas: alcachofra, ervilha, limão, azeitona, 202; comfort quiche, 56; verduras com tahine, 172

espinafre: alegre halloumi, 54

espinafre com linguiça fazendo conchinha, 66

espinafre com missô do meu primo, 154; rolinhos de abobrinha elegantes para partilhar, 178; sopa de 5 minutos, 194

F

fadiga crônica, 12, 14

favas: purê de favas muito macio, 176

fertilidade, 17

festa da torrada, 74

fibra expressa, 150

fibras, 23, 42, 44, 141, 144, 145

figos: presunto. ricota. figos. Um beijo do chef, 70

fome, 11, 14, 16, 40-1, 43

forma de gelo, 108

frango, 227, 246, 248; frango assado com limão e azeitonas, 246; frango cozido com cebolinha e gengibre, 248

frango, pimentão e funcho assados com alcaparras e lentilhas de Puy, 227; minha salada San

Francisco predileta, 228; o pote, 234

fruta, 42, 44; smoothie sem açúcar, 80; ver também frutas específicas; frutas secas, 42; frutas vermelhas; crumble de frutas vermelhas e pistache, 258; "sorvestável" de frutas vermelhas, 260; sorvete no café da manhã, 82

funcho: frango, pimentão e funcho assados com alcaparras e lentilhas de Puy, 227; funcho assado, 192

G

garam masala: alegre halloumi, 54

garrafa de apoio emocional, 112

geleia: torrada com geleia salgada, 48

gengibre: alegre halloumi, 54; frango cozido com cebolinha e gengibre, 248; gigante de gengibre, 118; salmão assado com pepino e gengibre, 244; sidra picante sem igual, 134; spritzer (sem sumo) de laranja, 122; tofu no vapor com molho de pimenta, alho e gengibre, 242; GG classic, 104; gigante de gengibre, 118

glicação, 12-3, 15, 16, 19

glicose, 14; o que é, 10-1; picos de glicose, 6-8, 11-3, 14-9, 102; sensibilidade matinal à, 41

gordura, 42; gordura corporal, 13, 15, 99

granola sem picos, 50

grão-de-bico: ensopado de grão-de-bico atrevido, 60; peperonata com grão-de-bico e filé de costela, 240; uma travessa é bom à beça, 72

gravidez, 18, 103

grelina, 14

H

halloumi, alegre, 54

harissa: brócolis do avesso, 170; molho de harissa e iogurte, 138

homus: abacate por acaso, 86; fibra expressa, 150

hormônios, 13-4, 17, 99, 217

hortelã: pepinos preguiçosos, 198; slushie de mojito inesperado, 116; spritzer (sem sumo) de laranja, 122

humor, 15-6

I

inflamação, 11-2, 15-7, 19

ingredientes, 26

insônia, 15

insulina, 13, 15, 17-9, 22, 99, 221

iogurte: brócolis do avesso, 170; comfort quiche, 56; minha salada San Francisco predileta, 228; molho de harissa e iogurte, 138; pepinos preguiçosos, 198; pêssego vestido, 84; rabanetes com endro e iogurte, 184;

salada de folhas amargas com iogurte, 164; "sorvestável" de frutas vermelhas, 260; sorvete no café da manhã, 82; talentosos, tomates, 208

J

jardim de fibras no prato, 92

K

kimchi: tigela de carne crocante com kimchi, 250
kombucha, 102

L

laranjas: picles de rabanete com semente de coentro e laranja, 128; sidra picante sem igual, 134; spritzer (sem sumo) de laranja, 122
leguminosas: purê de favas muito macio, 176
lentilhas de Puy: frango, pimentão e funcho assados com alcaparras e, 227
leptina, 14
limão: pastinha green goddess, 139; limão-siciliano; alcachofra, ervilha, limão, azeitona, 202; cheesecake de ricota e limão, 262; frango assado com limão e azeitonas, 246; opção limão, 106
linguiças: espinafre com linguiça fazendo conchinha, 66

linhaça: smoothie sem açúcar, 80

M

maçãs: maçã vestida, 76; spritzer de maçã, 120
manjericão: molho perfeito de parmesão, 136
manteiga de castanhas: smoothie sem açúcar, 80; sorvete no café da manhã, 82
máquina de chicletes, 160
melancia: salada de café da manhã, 88
menopausa, 11, 15, 17
merengue: pavlova de toffee e pêssego, 253
Método Glucose Goddess: programa de quatro semanas, 20, 21-5; diário, 27, 28-35; experimento--piloto, 7, 24, 45, 144; motivos para fazer parte do, 8-9; semana 1, café da manhã salgado, 37-93; semana 2, vinagre , 95-139; semana 3, entrada verde, 141-215; semana 4, mexa-se, 217-25
mexer-se, 20, 23, 217-25
minha omelete de dois ovos, 52
minha salada San Francisco predileta, 228
missô: espinafre com missô do meu primo, 154; sopa de 5 minutos, 194; trufas de chocolate e missô, 256
mitocôndria, 12, 14, 19, 221

mojito, slushie inesperado de, 116
molho de orégano, 136
molhos, 149
molho de azeitonas e alcaparras, 139
molho de *harissa* e iogurte, 138
molho de orégano, 136
molho perfeito de parmesão, 136
molho picante de Sriracha, 138; pastinha green goddess, 139; salada de folhas amargas com iogurte, 164
monitores de glicose, 24
mostarda: aspargos à francesa, 168
molho de azeitonas e alcaparras, 139
molho de orégano, 136
molho picante de Sriracha, 138; pastinha green goddess, 139; salada de couve-flor, 152; salada niçoise da Jessie, 236; sanduíche de atum no pão árabe, 232
mousse de chocolate muito simples, 254

N

névoa mental, 16, 19
níveis de açúcar no sangue, 10-1
nozes: banana atômica, 264; maçã vestida, 76; praliné de chocolate e castanhas, 266; uma bela travessa de vegetais assados, 158
nozes-pecã: granola

sem picos, 50; jardim
de fibras no prato, 92

O

o cantil, 110
o pote, 234
omelete, minha, de
dois ovos, 52
ovos, 45; minha omelete
de dois ovos, 52
ovos assados para
apressados, 62
ovos de 7 minutos perfeitos,
46; pavlova de toffee
e pêssego, 253; salada
niçoise da Jessie, 236;
uma travessa é bom
à beça, 72

P

pak-choi: tofu no vapor com
molho de pimenta, alho
e gengibre, 242
palpitações cardíacas, 9, 15
pâncreas, 13, 18
pão, 42, 45; festa da torrada,
74; torrada com geleia
salgada, 48; torrada de
abacate 2.0, 68; torrada
de tomate, 78; uma
elegante torrada
de salmão, 64
pão árabe, sanduíche de atum
no, 232
páprica: couve-flor
com chimichurri, 162
pastinha green goddess, 139
pavlova de toffee
e pêssego, 253

peixes: abacate por acaso, 86;
abobrinha com anchovas,
190; bacalhau assado
com tahine, 230; festa
da torrada, 74; quesadilla
Califórnia, 58; salada
niçoise da Jessie, 236;
salmão assado com
pepino e gengibre, 244;
sanduíche de atum
no pão árabe, 232;
sardinhas picantes, 90;
uma elegante torrada
de salmão, 64
peperonata com grão-de-bico
e filé de costela, 240
pepinos: fibra expressa, 150;
pepinos preguiçosos, 198;
picles de pepino com
erva-doce, 124; salada
romântica, 204; salmão
assado com pepino
e gengibre, 244
personalidade, níveis
de glicose e, 16
peso, 7, 15
pêssego: jardim de fibras
no prato, 92; pavlova
de toffee e pêssego, 253;
pêssego vestido, 84
pesto: festa da torrada, 74;
torrada de tomate, 78;
uma bela travessa de
vegetais assados, 158
picles, 102, 148
picles de couve-flor
com zaatar, 126
picles de pepino com
erva-doce, 124
picles de rabanete com
semente de coentro
e laranja, 128

pimenta vermelha: sidra
picante sem igual, 134
pimenta-do-reino: chá
de cúrcuma e
pimenta-do-reino, 132
pimentão: frango, pimentão
e funcho assados com
alcaparras e lentilhas
de Puy, 227; o pote, 234;
ovos assados para
apressados, 62
peperonata com grão-de-bico
e filé de costela, 240;
ratatouille de geladeira,
174; torrada com geleia
salgada, 48; uma bela
travessa de vegetais
assados, 158
pimentas: camarão com
pimenta e alho, 238; chips
de couve, 196; sardinhas
picantes, 90; sidra picante
sem igual, 134; tofu
no vapor com molho
de pimenta, alho e
gengibre, 242
pinoli: rolinhos de abobrinha
elegantes para
partilhar, 178
pistaches: crumble de frutas
vermelhas e pistache, 258
praliné de chocolate e
castanhas, 266
pratos principais, 226-51
presunto: torrada de abacate
2.0, 68
presunto. ricota. figos.
Um beijo do chef, 70
proteína, 42
proteína em pó: smoothie
sem açúcar, 80
purê de favas muito macio, 176

Q

queijos: alegre halloumi, 54; comfort quiche, 56; duplinha de balsâmico e parmesão, 200; festa da torrada, 74; jardim de fibras no prato, 92; maçã vestida, 76; máquina de chicletes, 160; minha omelete de dois ovos, 52; molho perfeito de parmesão, 136; ovos assados para apressados, 62; rolinhos de abobrinha elegantes para partilhar, 178; salada de café da manhã, 88; salada de couve-flor, 152; salada de folhas amargas com iogurte, 164; salada romântica, 204; tigela amarela, 206; torrada com geleia salgada, 48; torrada de tomate, 78; vagem com alho e, perdão, mais parmesão, 188; verduras com tahine, 172; *ver também* cream cheese; ricota; quesadilla Califórnia, 58

quiche, comfort, 56

quinoa: frango cozido com cebolinha e gengibre, 248

R

rabanetes: picles de rabanete com semente de coentro e laranja, 128; rabanetes com endro e iogurte, 184; salada de café da manhã, 88; ratatouille de

geladeira, 174; receitas, 24, 25, 26, 44; remédios, 25

repolho: salada de repolho roxo da minha tia, 180

ricota: cheesecake de ricota e limão, 262; presunto. ricota. figos. Um beijo do chef, 70

rolinhos de abobrinha elegantes para partilhar, 178

rosácea, 17

rúcula: duplinha de balsâmico e parmesão, 200; jardim de fibras no prato, 92; sardinhas picantes, 90; torrada de tomate, 78

rugas, 11-2, 16-7

S

saladas: minha salada San Francisco; predileta, 228; salada de café da manhã, 88; salada de couve-flor, 152; salada de ervas esquecidas, 210; salada de folhas amargas com iogurte, 164; salada de repolho roxo da minha tia, 180; salada niçoise da Jessie, 236; salada romântica, 204

salmão: quesadilla Califórnia, 58; salmão assado com pepino e gengibre, 244; uma elegante torrada de salmão, 64

sanduíche de atum no pão árabe, 232

sardinhas picantes, 90

saúde intestinal, 16

saúde mental, 15

sementes de abóbora; abacate por acaso, 86; granola sem picos, 50

salada de café da manhã, 88

sementes de coentro: picles de rabanete com semente de coentro e laranja, 128

sementes de romã: salada de repolho roxo da minha tia, 180

sentir-se saciado, 43

sidra picante sem igual, 134

síndrome do ovário policístico, 17

slushie de mojito inesperado, 116

smoothie sem açúcar, 80

sobremesas, 149, 252-66, 268

sono ruim, 15

sopa, 148

sopa de 5 minutos, 194

sorvete: "sorvestável" de frutas vermelhas, 260; sorvete no café da manhã, 82

spritzers: spritzer (sem sumo) de laranja, 122

spritzer de maçã, 120

Sriracha: brócolis com amendoim, 156; molho picante de Sriracha, 138; tigela de carne crocante com kimchi, 250

T

tahine: bacalhau assado com tahine, 230; espinafre com missô do meu primo, 154; pêssego vestido, 84; verduras com tahine, 172

tensão pré-menstrual, 17

testosterona, 17

tigela amarela, 206

tigela de carne crocante
com kimchi, 250

tirosina, 16

tofu no vapor com molho
de pimenta, alho
e gengibre, 242

tomates: ensopado de
grão-de-bico atrevido, 60;
fibra expressa, 150;
máquina de chicletes, 160;
minha omelete de dois
ovos, 52; ratatouille
de geladeira, 174; salada
romântica, 204; tomates
talentosos, 208; tomates
suculentos de Tim;
Spector, 214; torrada
de tomate, 78; uma
travessa é bom à beça, 72

toranja: minha salada San
Francisco predileta, 228

torradas: festa da torrada, 74;
torrada com geleia
salgada, 48; torrada
de abacate 2.0, 68;
torrada de tomate, 78;
uma elegante torrada de
salmão, 64; tortilhas, 42;
quesadilla Califórnia, 58

trufas de chocolate
e missô, 256

truta defumada: festa da
torrada, 74

U

uma bela travessa de
vegetais assados, 158

uma elegante torrada
de salmão, 64

uma travessa é bom à beça, 72

V

vagem: o pote, 234

salada niçoise da Jessie, 236;
vagem com alho
e, perdão, mais
parmesão, 188

vegetais, 145; entrada verde,
20, 23, 141-215; uma bela
travessa de vegetais
assados, 158; *ver também
vegetais específicos*

verduras com tahine, 172

vinagre, 18, 20, 22, 95-139;
aspargos à francesa, 168;
chá de cúrcuma e
pimenta-do-reino, 132;
chá quente de canela, 130;
coquetel de vinagre
no restaurante, 114; forma
de gelo, 108; garrafa
de apoio emocional, 112;
GG classic, 104; gigante
de gengibre, 118; molho
de azeitonas e alcaparras,
139; molho de *harissa*
e iogurte, 138; molho
de orégano, 136; molho
perfeito de parmesão, 136;
molho picante de
Sriracha, 138; o cantil, 110;
pastinha green goddess,
139; picles de couve-flor
com *zaatar*, 126; picles
de pepino com erva-doce,
124; picles de rabanete
com semente de coentro
e laranja, 128; salada
de couve-flor, 152; sidra
picante sem igual, 134;
slushie de mojito
inesperado, 116; spritzer

(sem sumo) de laranja, 122;
spritzer de maçã, 120;
vinagre balsâmico;
duplinha de balsâmico
e parmesão, 200

vinagre de maçã *ver* vinagre

Z

Zaatar: picles de couve-flor
com *zaatar*, 126; salada
romântica, 204

Copyright © 2023 by Jessie Inchauspé
Agência literária: Susanna Lea Associates

Grafia atualizada segundo o Acordo Ortográfico da Língua Portuguesa de 1990, que entrou em vigor no Brasil em 2009.

TÍTULO ORIGINAL The Glucose Goddess Method
CAPA Ale Kalko, sobre capa original de Smith & Gilmour
FOTO DE CAPA E PROJETO GRÁFICO Smith & Gilmour
REDAÇÃO DAS RECEITAS Kathryn Bruton
EDIÇÃO DAS RECEITAS Judy Barratt
FOTOS Smith & Gilmour
FOTOS DAS PÁGINAS 4, 13, 25, 103, 216, 225, 269, 270, 286 e 288 Osvaldo Ponton
FOOD STYLIST Annie Rigg
PROPS STYLIST Hannah Wilkinson
PRODUÇÃO Neil Bradford
PREPARAÇÃO Milena Varallo
ÍNDICE REMISSIVO Probo Poletti
REVISÃO Angela das Neves e Márcia Moura

Dados Internacionais de Catalogação na Publicação (CIP)
(Câmara Brasileira do Livro, SP, Brasil)

Inchauspé, Jessie
   O método da glicose / Jessie Inchauspé ; tradução Bruno Fiuza. — 1ª ed. — Rio de Janeiro : Objetiva, 2024.

   Título original: The Glucose Goddess Method.
   ISBN 978-85-390-0825-4

   1. Açúcar – Aspectos da saúde 2. Diabetes – Dietoterapia – Receitas 3. Glicemia – Obras populares 4. Nutrição – Obras populares I. Título.

24-210440   CDD-641.56314

Índice para catálogo sistemático:
1. Diabetes : Dietas : Receitas : Culinária   641.56314

Cibele Maria Dias — Bibliotecária — CRB-8/9427

Todos os direitos desta edição reservados à
EDITORA SCHWARCZ S.A.
Praça Floriano, 19, sala 3001 — Cinelândia
20031-050 — Rio de Janeiro — RJ
Telefone: (21) 3993-7510
www.companhiadasletras.com.br
www.blogdacompanhia.com.br
facebook.com/editoraobjetiva
instagram.com/editora_objetiva
x.com/edobjetiva

Aviso da autora
Neste livro, torno acessíveis a todos descobertas científicas recentes. Traduzo-as em dicas práticas. Sou cientista e não médica; por isso, lembre-se de que este livro não contém recomendações médicas. Caso sofra de alguma condição de saúde ou esteja tomando algum medicamento, consulte seu médico antes de pôr em prática as dicas deste livro.

Aviso do editor
O conteúdo deste livro é meramente informativo. Como cada situação é única, cabe a você a responsabilidade de decidir, consultando seu profissional de saúde, antes de adotar a dieta, as atividades físicas e as técnicas aqui descritas. A autora e o editor declaram expressamente não se responsabilizar por quaisquer efeitos adversos que possam resultar da utilização ou aplicação das informações contidas neste livro.

Esta obra foi composta pelo Acqua Estúdio em Roobert e Benton, e impressa em ofsete pela gráfica Santa Marta sobre papel Alta Alvura da Suzano S.A. para a Editora Schwarcz em outubro de 2024

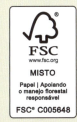

A marca FSC® é a garantia de que a madeira utilizada na fabricação do papel deste livro provém de florestas que foram gerenciadas de maneira ambientalmente correta, socialmente justa e economicamente viável, além de outras fontes de origem controlada.

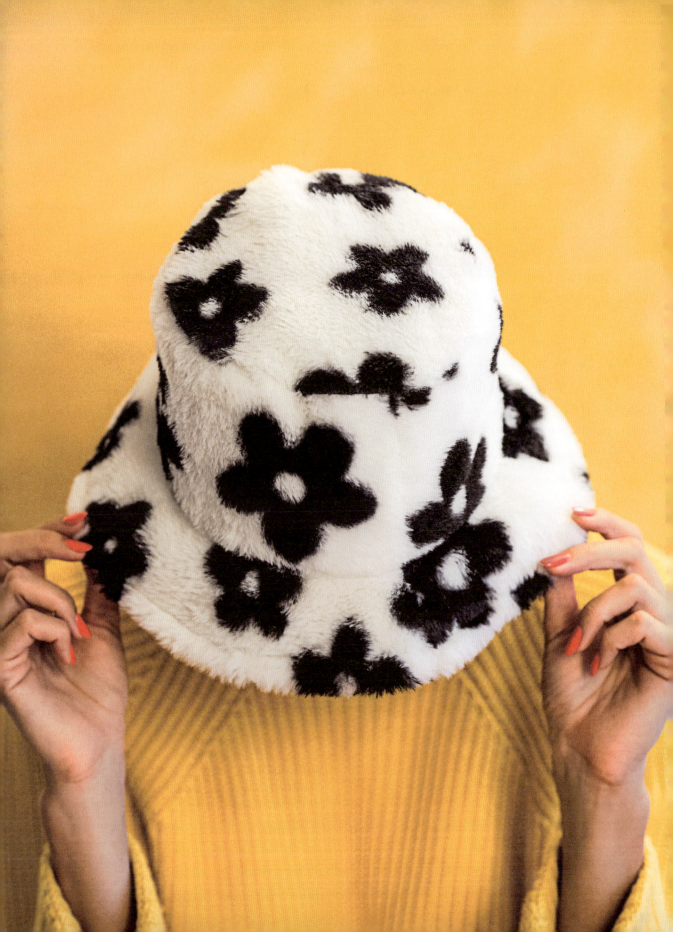

O TIME DOS SONHOS

As pessoas incríveis que fizeram este livro chegar às suas mãos.

Kathryn Bruton, fada das receitas, que captou de forma tão perfeita a essência da Glucose Goddess e decifrou meus resumos abstratos como "Esta receita é uma banana no micro-ondas".

Alex e Emma Smith, criativos extraordinários, que deram vida a este livro e emprestaram seu talento e sua inestimável experiência a este movimento. Foi muito divertido criar o universo do Método Glucose Goddess com vocês.

Annie Rigg, Hattie Baker, food stylists, e Hannah Wilkinson, prop stylist, que deixaram as receitas acessíveis, simpáticas e irresistíveis. Nossos leitores se sentem mais fortalecidos e animados para embarcar nessa jornada graças a vocês.

Judy Barratt e Janey Kaspari, redatoras, que amarraram o texto com um belo laço. Obrigada por garantir que a mensagem fosse clara, e as histórias, deliciosas.

Eloisa Faltoni, Lara Hemeryck, Justin Espedido, a espinha dorsal da comunidade Glucose Goddess. Não estaríamos aqui sem vocês.

Aurea Carpenter e Rebecca Nicolson, minhas fadas madrinhas britânicas. Obrigada por começar essa aventura na New River comigo, e obrigada por sua gentileza e seu apoio. Que possamos sempre trabalhar juntas no "próximo livro".

Leah Miller e Richard Rhorer, e todo mundo na Simon Elements — meus anjos norte-americanos, que entenderam o poder e o potencial deste trabalho. Obrigada por me receber e por carregar a Glucose Goddess em suas mãos tão competentes.

Sophie Rouanet e Sophie Charnavel, e todo mundo na Robert Laffont, minha família francesa. Trabalhar com vocês foi — literalmente — como voltar para casa. Obrigada do fundo do meu coração.

Justine e Louise de Montalembert, Constance Govare, Laetitia Brun e Eugénie Derez, as visionárias: existe um antes e um depois de vocês. Vocês conduziram a Glucose Goddess a uma nova era. Deram a ela as asas que ela merecia, mas que só vocês eram capazes de encontrar.

Osvaldo Ponton, meu incrível fotógrafo. A simples ideia de trabalhar com você já me faz suspirar de alívio. Obrigada por dizer sim aos meus projetos e por ser tão bom.

Meus editores, equipes de vendas e de distribuição em todo o mundo. Vocês são a razão pela qual estas informações científicas estão alcançando milhões de pessoas. Tenho honra em trabalhar com vocês.

Susanna Lea, minha feroz e fabulosa agente. Não sei nem por onde começar a agradecer. Não haveria página nenhuma para escrever agradecimentos se não fosse por você. Você me convidou para uma jornada de uma vida. Obrigada por me oferecer esta incrível oportunidade de crescer e me mostrar ao mundo. Foi um presente sem igual.

A todo mundo na SLA, trabalhar com vocês é como um sonho que virou realidade. Obrigada.

E, por fim, Dario, o homem que viu tudo dos bastidores. Sou a mulher mais feliz do mundo por compartilhar minha vida com você. Obrigada por fazer macarrão para mim quando eu estava chorando sobre as capas dos meus livros. Te amo.

SOBRE A AUTORA

Jessie Inchauspé é uma bioquímica e escritora francesa. Ela tem a missão de traduzir ciência de ponta em conselhos fáceis para ajudar as pessoas a melhorarem sua saúde física e mental. Em seu primeiro livro, *A revolução da glicose*, best-seller internacional traduzido para quarenta idiomas, ela compartilhou sua descoberta sobre o papel essencial do açúcar no sangue em todos os aspectos das nossas vidas, e as dicas surpreendentes para otimizá-lo. Jessie é a fundadora da popular conta do Instagram @glucosegoddess, onde ensina mais de 1 milhão de pessoas sobre hábitos alimentares transformadores. É bacharel em matemática pelo King's College, em Londres, e mestre em bioquímica pela Georgetown University.

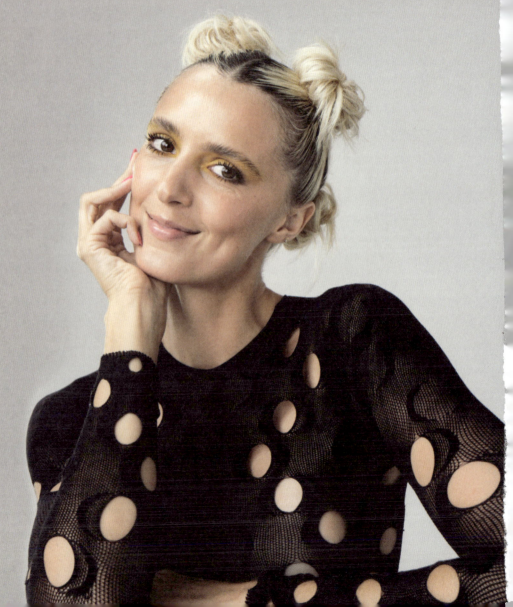